U0251369

心血管病内科护理手册

主编◎游桂英　温　雅

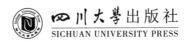
四川大学出版社
SICHUAN UNIVERSITY PRESS

项目策划：周　艳
责任编辑：张　澄
责任校对：谢　瑞
封面设计：墨创文化
责任印制：王　炜

图书在版编目（CIP）数据

心血管病内科护理手册 / 游桂英，温雅主编 . — 成
都：四川大学出版社，2021.8
ISBN 978-7-5690-4972-5

Ⅰ．①心… Ⅱ．①游… ②温… Ⅲ．①心脏血管疾病
—护理—手册 Ⅳ．① R473.5-62

中国版本图书馆 CIP 数据核字（2021）第 173850 号

书名	心血管病内科护理手册
	XINXUEGUANBING NEIKE HULI SHOUCE
主　　编	游桂英　温　雅
出　　版	四川大学出版社
地　　址	成都市一环路南一段 24 号（610065）
发　　行	四川大学出版社
书　　号	ISBN 978-7-5690-4972-5
印前制作	四川胜翔数码印务设计有限公司
印　　刷	成都金龙印务有限责任公司
成品尺寸	185mm×260mm
印　　张	24.5
字　　数	592 千字
版　　次	2021 年 8 月第 1 版
印　　次	2021 年 10 月第 2 次印刷
定　　价	96.00 元

◆ 读者邮购本书，请与本社发行科联系。
　电话：(028)85408408/(028)85401670/
　(028)86408023　邮政编码：610065
◆ 本社图书如有印装质量问题，请寄回出版社调换。
◆ 网址：http://press.scu.edu.cn

四川大学出版社
微信公众号

编 委 会

主　编　游桂英　温　雅
副主编　郑明霞　王雅莉　屈模英　徐　英　陈忠兰
编　委（按姓氏拼音排序）

四川大学华西医院/华西护理学院：

陈忠兰　丁　杰　段淋佳　范　婷　辜　桃　古丽丹　贺　莉
贺小兰　黄　岑　黄　丹　李　欧　廖先珍　刘秋梅　骆　敏
屈模英　沈　玉　孙丽莎　唐　焰　王雅莉　王　瑶　温　雅
文　颐　徐　蓉　徐　英　晏　婷　杨婷婷　游桂英　张　萍
赵雪梅　郑明霞　周雅欣

秘　书　贺　莉

目　　录

第一章　心血管病专科护理概述

第一节　心血管病现状

随着社会经济的发展、人口老龄化及城镇化进程的加速，我国心血管病的流行呈上升趋势，心血管病的患者数量持续增加。2017 年，心血管病仍占城乡居民全部死因的首位，农村和城市心血管病相关死亡病例分别占全部死因的 45.91％和 43.56％，每 5 例死亡病例中就有 2 例死于心血管病。《中国心血管健康与疾病报告 2019》显示，我国心血管病患病率处于持续上升阶段，推算心血管病现患人数 3.30 亿，较《中国心血管病报告 2018》推算的心血管现患人数增加 4000 万。其中，脑卒中 1300 万、冠心病 1100 万、肺源性心脏病 500 万、心力衰竭 890 万、风湿性心脏瓣膜病 250 万、先天性心脏病 200 万、下肢动脉疾病 4530 万、高血压 2.45 亿。

心血管健康影响因素包括吸烟、不合理膳食、身体活动少、超重与肥胖、心理状况欠佳。而心血管病危险因素包括血脂异常、糖尿病、慢性肾脏病、代谢综合征、睡眠障碍、大气污染。如何维持心血管健康，开展健康知识普及行动，提高全民健康素养，控制心血管病危险因素，降低日益增加的心血管病疾病负担，是心血管病防治面临的重要挑战。

与此同时，随着医疗技术的飞速发展，我国心血管病诊疗技术也不断提高。2018 年我国大陆地区冠心病介入治疗总数为 915256 例，冠心病患者平均植入支架 1.46 个。射频消融术已在我国 600 余家医院广泛应用，2018 年射频消融术达 15.16 万例，其中房颤导管消融术占总消融术 31.9％。2018 年起搏器植入量较 2017 年增长 7.9％，其中植入型心律转复除颤器（ICD）植入术 4991 例，心脏再同步化治疗起搏器（CRTP）植入术 4432 例。全国每年瓣膜手术约 8 万台，2019 年经导管主动脉瓣置入术/置换术（TAVI/TAVR）完成 2000 台左右。2018 年我国先天性心脏病介入治疗总量约 36705 例，其中房间隔缺损、动脉导管未闭和室间隔缺损封堵术数量占先天性心脏病介入手术数量的前 3 位。2018 年，我国完成心脏移植 490 例，移植者院内存活率为 92.3％。

不断增加的心血管病负担、快速发展的心血管病诊疗技术和心脏康复技术，都对心血管护理工作者的理论知识和护理技能提出了更新、更高的要求，并推动心血管病专科护理水平的不断提高。

（温雅）

第二节　心血管病专科护士的发展

随着医疗技术的发展和人们健康素养的提高，大众对于护理服务的需求日益增加，护理工作者的角色和功能也相应得以拓展，以此来满足大众的需要。护理工作者对自身的专业能力要求不断提高，护理工作正在向专业化发展的道路迈进。在探索护理专业化发展的过程中，专科护士逐渐出现、发展并成熟壮大。

专科护士最早出现在 20 世纪 40 年代的美国，指通过培训成为某一专业领域的护理人才，为患者提供高水平护理服务。国际护士协会（ICN）将专科护士定义为：在某个护理领域拥有丰富的知识、复杂问题的决策能力和临床操作能力，能够直接向患者提供高质量护理服务的注册护士。我国专科护士的概念在 20 世纪 90 年代开始使用。《中国护理事业发展规划纲要（2005—2010 年）》提出分步骤在重症监护、急诊急救等领域开展专科护士培养工作，自此，我国专科护士培训在全国各地陆续开展。《全国护理事业发展规划（2016—2020 年）》中明确提出，发展专科护士队伍，提高专科护理水平。选择部分临床急需、相对成熟的专科护理领域，逐步发展专科护士队伍。建立专科护士管理制度，明确专科护士准入条件、培训要求、工作职责及服务范畴等。不断促进护理水平的提升和专科护理的发展。

2007 年，原沈阳军区总医院率先通过审批成为心血管病临床护理示范基地，并于 2008 年开始培训心血管病专科护士。此后，江苏、上海、安徽等地也逐渐开始探索心血管病专科护士的培训之路。2019 年，中华护理学会心血管病专科护士的培训正式开始，标志我国心血管病专科护士进入快速发展时期。

综合多项研究结果，心血管病专科护士核心能力应至少包括：

1）专业知识，包括基础医学知识（如解剖学知识、生理学知识、药理学知识、病理生理学知识）与心血管病知识（如心血管常见疾病相关知识、心血管急危重症相关知识、心血管诊疗技术及护理知识、心血管影像学及实验室检查知识等）。

2）专业技能，包括观察评估能力、专科操作能力、应急处理和抢救能力、急危重症患者监护能力。

3）相关专业能力，包括沟通交流能力、合作协调能力、文件书写能力、健康促进和疾病预防能力、心理护理能力、专科成长能力、科研能力、教育能力。

4）职业特质，包括身体素质、职业认同感、适应力、责任感、独立思考能力、慎独精神、同理心。

心血管病专科护士通过系统学习、培训和考核，可具有扎实的理论基础、良好的批判性思维、敏锐的观察力，能从临床工作中发现普通护士没有发现的问题，并积极解决问题。心血管病专科护士在心血管病防控，尤其是心血管病的延续性管理方面起着重要作用，他们既是患者的直接护理者，也是决策者、协调者、指导者、监督者、研究者，心血管病专科护士与多学科团队中其他人员通力合作，利用自身娴熟的技术技能和扎实的理论知识储备，为患者提供专业化的护理服务和指导，早期发现心血管病的危险因素，并制订合理化的干预方案（如用药管理、针对性治疗、健康生活方式管理等），提高患者满意度，改善患者健康结局，降低患者再入院率。

（温雅）

第三节　胸痛中心的建设和管理

一、胸痛中心的由来及发展

胸痛中心（CPC）建立的目的是为急性心肌梗死、主动脉夹层、肺动脉栓塞等以急性胸痛为主要临床表现的急危重症患者提供快速诊疗通道，降低急性心肌梗死的发病率和死亡率。其核心理念是通过多学科（如急救医疗系统、急诊科、心内科和影像学科等）合作，提供快速而准确的诊断、危险评估和恰当的治疗手段，从而提高早期诊断和治疗的能力，降低急性心肌梗死发生的可能性或减少急性心肌梗死面积，并准确筛查出心肌缺血低危者，达到减少误诊、漏诊及过度治疗，改善患者临床预后的目的。其核心原则是先救治后收费。全球第一家胸痛中心于 1981 年在美国巴尔的摩建立，至今美国的胸痛中心数量已经发展到 5000 余家。目前全球已有多个国家在医院内设立胸痛中心。

在我国，2002 年胸痛单元（CPU）在山东济南成立；2010 年《"胸痛中心"建设中国专家共识》发表；2011 年成立首个胸痛中心；2013 年在原国家卫计委医政医管局授权和中华医学会心血管病学分会的主导下，中国胸痛中心组织管理体系成立；2016 年成立胸痛中心总部，开始胸痛中心自主认证工作。中国胸痛中心建设以心血管内科为主导，同时联合急诊医学、急救系统、医院管理等多个学科。通过医院专业救治体系与社会急救、转诊体系，胸痛中心与社会急救体系建立联系，通过 120 系统、经皮冠状动脉介入治疗（PCI）医院与非 PCI 医院之间的合作，区域协同救治流程可得到进一步优化。在具有急诊 PCI 能力的地市级中心医院内建立胸痛中心，以尽量缩短急性心肌梗死患者的救治时间，提高我国急性心肌梗死的救治水平。

二、中国胸痛中心建设标准

为促进中国胸痛中心建设，加快我国心血管病急救体系建设，使政府行政主管部门、医疗机构和专业人员更好地了解胸痛中心的基本条件和要求，提前做好胸痛中心申请和被认证的准备工作，推动广泛的医疗机构，尤其是区域医疗机构参与胸痛中心建设，根据《中国胸痛中心认证标准》和《中国基层胸痛中心认证标准》，中国胸痛中心认证工作委员会特制定相关标准，并为符合相关标准的胸痛中心建设单位提供进一步支持。中国胸痛中心具体标准见中国胸痛中心网站 http://www.chinacpc.org。

三、中国胸痛中心建设流程

中国胸痛中心建设流程见图 1-3-1。

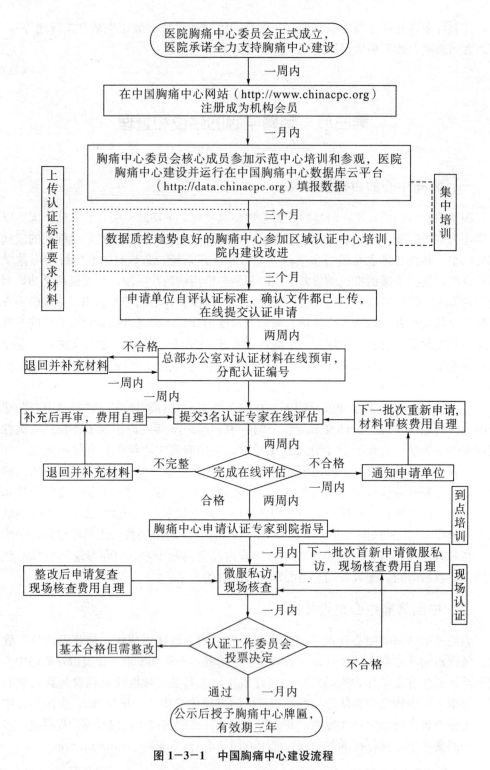

图1-3-1 中国胸痛中心建设流程

引自：https://www.chinacpc.org/home/auth/orgdesc.

四、中国胸痛中心认证流程

1. 认证注册

医院联系人登录网站，并完成注册登记。

2. 启动建设

1）总部收到医院《医疗机构执业许可证》，且医院信息完整无误，总部专员点击"通过注册审核"按钮，申请单位完善注册资料填报。

2）医院启动相关建设工作。

3. 认证申请

1）医院启动胸痛中心建设并完成所有自评，上传资料至填报平台。

2）总部完成资格预审，公布医院名单。

3）预审通过后安排认证批次，申报单位按要求在截止日期内上传所有材料。

4. 省级预检

资格预审通过后，总部专员安排省内专家进行专省级预检。

5. 材料初审

总部认证专员收到材料初审申请，核对基本条件，完成审核。

6. 专家审核

省级预检通过后，总部专员安排三位评审专家在线材料审核。

7. 现场审核

1）确定是否进行现场核查，两名以上专家认为基本符合认证标准时则启动现场核查及微服私访程序。

2）申报单位提交现场审查相关材料。

3）完成微服私访（1次），结果作为现场核查一部分。

4）完成现场核查，并现场反馈交流检查情况。

5）未通过核查或材料审查不合格者整改至少半年后再次提出申请；通过但须限期整改的医院根据要求完成整改，并安排下一批现场核查。

8. 专家投票

通过现场核查的，总部将择期安排会议，汇总认证信息，提交认证工作委员会专家集体投票。

9. 通过认证

专家投票通过的，用户正式成为"胸痛中心"或"基层胸痛中心"。

五、胸痛中心管理

1. 完善组织架构、明确工作职责管理

1）医院院长或分管医疗的副院长担任胸痛中心委员会主任委员，主持胸痛中心委员会的工作。

2）书面文件明确胸痛中心委员会的工作职责。

3）明确胸痛中心委员会具有调动医院所有资源为胸痛中心建设和运行提供保障的权力。

4）胸痛中心医疗总监和行政总监认真履行相应的职责。

5）胸痛中心协调员在总监指导下开展工作。协调员每年参加急性冠状动脉综合征（ACS）和胸痛中心相关的培训不少于 10 学时。

6）专人负责胸痛中心质量控制工作，负责本中心质量控制管理工作。

2. 持续优化医院内部流程管理

1）全力支持胸痛中心的建设与管理，分配相应人力、设备和财政资源，并做好监察、考核、质量控制等工作，确保胸痛中心规范化运行。

2）对胸痛中心在诊疗过程中涉及的院内外标识与指引、急诊及抢救区域的布局等进行优化，对医院各部门的工作流程、管理制度进行相应的调整，以适应胸痛中心流程优化需求，在分诊、就诊、检验、检查、收费、发药等环节实行急性胸痛优先原则，对急性胸痛患者就诊时的首份心电图、肌钙蛋白等辅助检查，急性 ST 段抬高型心肌梗死（STEMI）患者的抗凝、溶栓、介入治疗等实行先救治后收费的原则，以优化诊疗流程，最大限度缩短救治时间。

3）与院前急救系统签署联合救治协议，以实现院前救治与院内救治的无缝衔接。

4）从医院层面积极建立区域协同救治体系，与周边基层转诊医院、社区医疗机构等签署联合救治 ACS 患者的协议。

5）支持并协助胸痛中心实施各类培训计划。

6）严禁因无床位、人力紧张、患者无力支付医疗费用等原因将 ACS 患者转诊到其他医院，以防延误救治。

7）若救护车归属医院管理，应对救护车救治能力进行提升，包括人员培训及设备更新，以满足迅速转运患者的需求。

3. 胸痛急救的标识管理及配套功能区域设置

1）胸痛中心、急诊科的标识管理。在医院周边地区的主要交通要道、医院门诊、急诊的入口处设置醒目的胸痛中心或急诊科的指引和标识。

2）胸痛急救的功能区域设置。

（1）急诊分诊台：急诊科建立分诊机制，并有醒目的标识指引急性胸痛患者，使其得到优先分诊，确保急性胸痛患者得到快速诊疗。

（2）急诊分诊台或功能替代区配置电话及急救相关的联络系统，以便进行院内、院外的沟通协调，应能及时与院前救护车使用人员、转诊相关基层医院联络。

（3）急诊分诊台备急性胸痛患者时间节点记录表，以及伴随时钟（如果需要），在首次医疗接触开始时进行前瞻性时间节点记录，在分诊台时即上报胸痛中心数据库。

（4）急诊分诊台区域有标准的胸痛分诊流程图，指引分诊护士在初步评估后将患者分流到胸痛诊室、急诊抢救室、胸痛留观室或心导管室。

（5）急诊科入口处根据急诊流量配备轮椅和担架车，方便患者就诊时使用。

（6）急诊科配备床旁心电图机，确保患者首次医疗接触后 10 分钟内完成首份 12 或 18 导联（怀疑下壁和正后壁心肌梗死时）心电图检查，应认真执行急性胸痛患者首份心电图检查，实行先救治后收费原则。

（7）急诊科配备床旁快速检测肌钙蛋白及 D-二聚体的设备，确保抽血后 20 分钟获取检测结果。

（8）建立胸痛诊室（专用或兼用）、急诊抢救室（或急诊监护室）、胸痛留观室（供暂时诊断不明确，需要留观的中、低危胸痛患者使用）等功能区，功能区配备急性胸痛诊疗和抢救所需要的相应设施，如心电图机、供氧系统、监护仪、除颤仪、呼吸机等急救器材和急救药品，专人管理，确保急救设备性能完好。

4. 人员资质及心血管专科救治条件管理

1）人员资质。

（1）医生：胸痛中心至少有 2 名接受过规范培训、具备急诊 PCI 能力的心血管专科医生，且每人每年进行的 PCI 手术量不少于 75 台。

（2）护士：至少有 3 名经过专门介入辅助技术培训、熟悉心导管室工作流程的心导管室专职护士，且每年至少接受 1 次 4 学时以上的介入诊疗和急性胸痛相关知识培训，并获得证书。

2）心血管专科救治条件。

（1）配备有不少于 6 张床位的心血管重症监护病房（CCU）。

（2）具备急诊 PCI 能力，心导管室基本设备（状态良好的数字血管影像设备、无创性和有创性血流动力学监护设备、呼吸机、除颤仪、心脏临时起搏器、主动脉内球囊反搏仪等生命支持系统）能满足急诊 PCI 的需要，并常备急诊 PCI 所需的各类耗材。

3）心导管室上一自然年度或每批次报名申请截止日之前连续 12 个月的 PCI 手术量不少于 200 台，急诊 PCI［包括 STEMI 患者的 PCI、溶栓后补救性 PCI 及极高危急性非 ST 段抬高型心肌梗死（NSTEMI/UA）的紧急 PCI］不少于 50 台。

4）专人 24 小时院内值班，保障心导管室 365 天全天候开放。

5）制订数字减影血管造影（DSA）机器备用方案，当心导管室 DSA 暂时不可用（设备故障、维护或正在使用）时，确保高危患者得到及时治疗。

5. 时钟统一方案及管理制度

1）建立时钟统一方案，以确保各关键诊疗环节的时间节点记录的准确性。

2）制定时钟统一管理制度，确保关键时间节点涉及的各类时钟、诊疗设备内置系统时间、各类医疗文书记录时间的高度统一。

3）确保客观记录，如时钟校对记录应客观。

6. 数据库的填报与管理

1）启用中国胸痛中心数据库云平台，专职的数据管理员负责及时上传胸痛病例数据。

2）制定数据库的管理制度和使用细则，并有针对数据的审核制度，确保数据的真实、客观、准确，与建立了转诊关系的基层医院实现数据共享。

3）定期对相关人员进行数据库使用方法和相关制度的培训。

4）急性胸痛患者的首次医疗接触人员应及时在数据库中建档，尽可能避免回顾性记录，以提高记录的准确性。

5）数据资料的溯源性：确保 STEMI 患者的关键时间节点可以溯源，其中发病、呼叫 120、到达医院等时间应能从急诊病历（电子病历或复印件）、入院病历、首次病程记录、心电图纸、检验报告、病情告知书或知情同意书等原始记录中溯源，并要求尽可能精确到分钟。

7. 胸痛中心协同救治信息化系统平台建设

胸痛中心信息化建设是未来胸痛中心高质量运行的基础，也是胸痛中心质量控制工作开展的重要支撑，建设行之有效、功能完备的胸痛中心协同救治信息化系统平台，对于降低数据采集难度、减轻数据填报人员的工作负荷及提高数据填报质量都有重要意义，也是胸痛中心可持续发展的重要保障。

1）建立以远程实时传输心电图为基础功能，包括胸痛中心信息系统的胸痛中心协同救治信息化系统平台，以支持具有确诊能力的心血管内科医生能及时为急诊一线提供全天候支持，确保医生能在 10 分钟内参与会诊、协助诊断。

2）胸痛中心协同救治信息化系统平台与周边 5 家以上的非 PCI 医院或胸痛救治单元实现信息共享并签署联合救治协议，以便及时为非 PCI 医院的急性胸痛患者提供诊断支持，同时为实施转运 PCI 的 STEMI 患者直达心导管室提供条件。

3）有条件的医院应尽可能采用信息化系统平台，以提高数据管理的自动化水平和可靠性。

8. 对急性胸痛患者的评估及救治

对急性胸痛患者的评估及救治包括对急性胸痛患者的快速临床甄别、对 STEMI 患者的早期再灌注治疗、对 NSTEMI/UA 患者的危险分层及治疗、对低危胸痛患者的评估等，应将当前专业学术组织制定的指南流程化，通过制订急性胸痛分诊流程图、急性胸痛鉴别诊断流程图、ACS 患者诊治总流程图、STEMI 患者再灌注治疗策略的总流程图、急诊 PCI 及溶栓治疗知情同意书、STEMI 患者从急诊科转移到导管室的转送流程图,指导一线医护人员规范诊疗,以最大限度地减少诊疗过程中的延误、误诊和漏诊,改善患者预后,并避免医疗资源的浪费。

9. 持续质量管理

相关机构可根据《中国胸痛中心质控指标(第二版)》,选择其中的标准版或基层版质控指标开展质控工作,标准版内容包括报告指标、考核指标、对象及指标类型等,共计 15 项,其中院前过程指标 5 项、院中过程指标 5 项、院中结果指标 3 项、院后结构指标 2 项。基层版内容较标准版更多关注溶栓时间、溶栓后血管再通率、转诊后到达心导管室的比例等,院前过程指标 3 项、院中过程指标 4 项、结果指标 3 项、院后结构指标 2 项。

六、中国胸痛中心未来的发展方向

据相关报告显示,我国急性心肌梗死患者数量在未来 10 年将急剧攀升,2030 年预计达到 2260 万,并且大部分患者来自农村。急性胸痛发生后,若能在六个小时内开通血管,患者可以得到良好预后,有效避免心肌梗死。中国胸痛中心未来的发展方向是从"胸痛中心"到"心血管病管理中心"的转变,治疗的疾病范围逐渐覆盖心房颤动、心力衰竭、高血压、心脏瓣膜病等,管理范围更加强调院前、院中和院后的全程管理,防治流程更加注重预防、筛查、急救和治疗康复的完整性。

围绕胸痛救治推动"三张网建设",即通过省级联盟建设"胸痛联盟一张网"、依托省级架构建设"远程教育一张网"、通过心电监护等可穿戴设备建设"信息化建设一张网"。"三张网建设"能提升各级胸痛中心的建设速度,快速高效培训各级医疗机构,并且有助于一体化管理。

"三全模式"是未来胸痛中心建设的主要模式。"三全模式"指区域内各胸痛中心的"全域覆盖",社会、公众、院前和医院的"全员参与",预防、急救、治疗和康复的"全程管理"。

胸痛中心贯彻 16 字方针政策,即"基层首诊,双向转诊、急慢分治、上下联动",县域医院是当前完善胸痛中心建设的重要环节,因为大部分患者在基层,相关机构与人员应共同努力,提升县域心血管病诊治的医疗水平,稳固"基层首诊"的堡垒,共同促进中国心血管事件发生率下降的拐点早日到来,让心血管病不再是人们健康的威胁。

(郑明霞)

第二章　心血管基础理论

第一节　心血管解剖与生理

一、心脏的位置、外形和毗邻

心脏是一个中空的器官，形状为一个倒置的、前后稍扁的圆锥体，周围裹以心包，斜位于胸腔的中纵隔内。心脏约 2/3 位于正中线的左侧，约 1/3 位于正中线的右侧，前方对向胸骨体和第 2～6 肋软骨；后方平对第 5～8 胸椎，两侧与胸膜腔和肺相邻，上方连接出入心脏的大血管，下方毗邻膈。

心脏可分为一尖、一底、两面、三缘，表面尚有 4 条沟（图 2-1-1）。

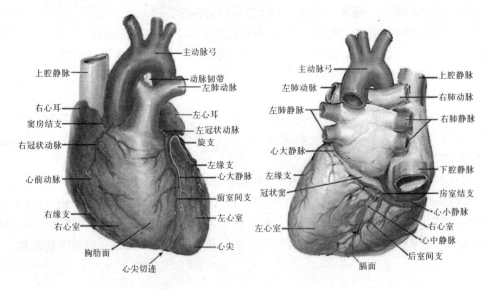

心脏外形和血管（前面观）　　心脏外形和血管（后下面观）

图 2-1-1　心脏外形和血管

引自：丁文龙，刘学政，系统解剖学（第 9 版）。

1）一尖：心尖。由左心室构成，朝向左前下方，略圆钝，与左胸前壁接近，正常成人体表投影位于左锁骨中线第 5 肋间内侧 1～2cm 处。

2) 一底：心底。朝向右后上方，主要由左心房和小部分的右心房构成，是大血管出入心脏的部位，上、下腔静脉分别从上、下注入右心房，左、右肺静脉分别从两侧注入左心房。心底后面隔心包壁，与食管、迷走神经和胸主动脉等相邻。

3) 两面：

(1) 胸肋面（前面），朝向前上方，大部分由右心房和右心室构成，小部分由左心耳和左心室构成。胸肋面大部分隔心包被胸膜和肺遮盖，小部分隔心包与胸骨体下部和左侧第4～6肋软骨邻近。

(2) 膈面（下面），几乎呈水平位，朝向下方并略朝向后，隔心包与膈相邻，大部分由左心室构成，小部分由右心室构成。

4) 三缘：

(1) 左缘，绝大部分由左心室构成，仅上方一小部分由左心耳参与构成。

(2) 右缘，由右心房构成。心脏左缘、右缘形态圆钝，无明确的边缘线，隔着心包分别与左、右膈神经和心包膈血管以及左、右纵隔胸膜和肺相邻。

(3) 下缘，接近水平位，由右心室和心尖构成。

5) 四沟：心脏表面有4条沟，可作为4个心腔的表面分界。

(1) 冠状沟，近似环形，是右上方的心房与左下方的心室表面的分界。

(2) 前室间沟和后室间沟，分别在心室的胸肋面和膈面，从冠状沟走向心尖的右侧，是左、右心室在心表面的分界。前、后室间沟在心尖右侧的汇合处稍凹陷，称心尖切迹。

(3) 后房间沟，右心房与右上、下肺静脉交界处的浅沟，是左、右心房在心表面的分界。

二、心脏的结构

1. 心腔与瓣膜

心脏被心间隔分为左、右两半，左、右半心被分成左、右心房和左、右心室四个腔，同侧心房和心室借房室口相通。

1) 右心房（right atrium，RA）：位于心脏的右上部，房壁较薄。包括三个入口和一个出口。三个入口为上、下腔静脉口和冠状窦口，是全身及心壁本身静脉血回心的入口，一个出口为右房室口，右心房借助其将血输入右心室。

2) 右心室（right ventricle，RV）：位于右心房的前下方，胸骨左缘第4、5肋软骨的后方，其入口为右房室口，房室口周围有三尖瓣环，环上附有三尖瓣；出口为肺动脉口，周围环绕着肺动脉环，环上附有肺动脉瓣，血液经过肺动脉瓣流向肺动脉，进入肺循环。

3) 左心房（left atrium，LA）：位于右心房的左后方，是四个心腔中最靠后的一个腔。前方有升主动脉和肺动脉，后方与食管相邻。其后壁两侧为左右肺静脉入口，经气体交换后的氧合血液经肺静脉流入左心房。其前下有左房室口。左心房前部向左前突出的部分，称左心耳。

4）左心室（left ventricle，LV）：位于右心室的左后方，呈圆锥形，左心室壁厚度约是右室壁的三倍。心壁肌肉最薄处为心尖。其入口为左房室口，有二尖瓣环围绕，其上附有二尖瓣，血液经此进入左心室，出口为主动脉口，主动脉瓣附于其周围纤维环上，血液经此进入主动脉。

2. 房间隔与室间隔

房间隔位于左、右心房之间，由两层心内膜和其间的少量心肌和结缔组织构成，其右侧中下部有一卵圆形凹陷，称为卵圆窝，是胚胎时期卵圆孔闭合后的遗迹，此处薄弱，是房间隔缺损的好发部位。

室间隔又名室中隔，位于左、右心室之间，呈 45°角倾斜，其中部明显凸向右心室，凹向左心室，室间隔分为肌部和膜部。肌部占据室间隔的大部分；膜部位于心房与心室交界部位，室间隔缺损多发生于此部。

3. 心壁

心壁由心内膜、心肌和心外膜组成，它们分别与血管的三层膜相对应。

1）心内膜，是覆盖于心腔内面的一层滑润的膜，由内皮和内皮下层构成，内皮与大血管的内皮相延续。内皮下层位于基膜外，由结缔组织构成，其外层较厚，靠近心肌层，又称心内膜下层，心瓣膜由心内膜向心腔折叠而成。

2）心肌，为构成心壁的主体，心肌由心肌纤维和心肌间质组成，包括心房肌和心室肌两部分。心房肌较薄，具有分泌心钠素的功能；心室肌较厚，尤以左心室为甚。

3）心外膜，即浆膜心包的脏层，包裹在心肌表面。

4. 心包

心包是包裹心脏和出入心脏的大血管根部的圆锥形纤维浆膜囊，分内、外两层。外层是纤维心包，与出入心脏的大血管外膜相延续。内层为浆膜心包，又分脏、壁两层。壁层贴于纤维性心包的内面，与纤维心包紧密相贴。脏层包于心肌的表面，形成心外膜。

浆膜心包的脏、壁两层在出入心脏的大血管根部互相移行，两层之间的潜在性腔隙称心包腔，内含少量浆液，起润滑作用。

三、心脏传导系统

心脏有节律地跳动，是由于心脏本身含有一种特殊的心肌纤维，具有自主节律性兴奋的能力，控制心脏进行节律性活动。心脏传导系统包括窦房结、结间束、房室结、房室束、左右束支和浦肯野纤维网。

1）窦房结：是心脏正常的起搏点，位于上腔静脉与右心房交界处，窦房结内的细胞分为起搏细胞和过渡细胞。起搏细胞发生的兴奋通过过渡细胞传至心房肌，使心房肌收缩。

2）结间束：窦房结发出的兴奋通过结间束传导至左、右心房和房室结。结间束共三条，分别为前结间束、中结间束、后结间束。

3）房室结：位于房间隔下部，是房室交界区的中央部分。房室交界区将来自窦房结的兴奋下传至心室，使心房和心室肌依照先后顺序分开收缩。房室结是兴奋从心房传向心室的"必经之路"，而且是最重要的次级起搏点，许多复杂的心律失常在此区发生。

4）房室束：又称希氏（His）束，起自房室结前端，将窦房结发出的冲动传至心室，引起心室收缩。

5）左、右束支：发自房室束，房室束进入室间隔分成左、右束支，沿心室内膜下行。

6）浦肯野纤维网：左、右束支的分支在心内膜下交织成浦肯野纤维网，分布于心室肌。左、右束支及浦肯野纤维网的传导速度极快，使全部心室肌几乎同时被激动，完成一次心动周期。

了解心脏传导系统对心电图的解读和心律失常的诊治有重要意义。当心脏传导系统的自律性和传导性发生异常改变或存在异常传导组织时，机体可发生各种心律失常。

四、心脏的血管

心脏的血液供应来自左、右冠状动脉。回流的静脉血，大部分经冠状窦汇入右心房。

（一）冠状动脉

1．左冠状动脉

起于主动脉左窦，主干很短，随即分为前降支和回旋支。前降支及其分支主要分布于左室前壁、前乳头肌、心尖、室间隔前 2/3、右室前壁一小部分。回旋支及其分支主要分布于左房、左室侧壁、左室前壁一小部分、左室后壁的一部分或大部分、窦房结。

2．右冠状动脉

一般分布于右房、右室前壁大部分、右室侧壁和后壁、左室后壁的一部分及室间隔后 1/3，包括房室结和窦房结。

当冠状动脉中的某一支血管发生慢性闭塞时，其他两支血管有可能通过形成侧支循环来维持其分布区心肌的血供，但侧支形成的能力受自身和外界多种因素的影响，个体差异很大。当冠状动脉的一支或多支发生狭窄甚至阻塞而侧支循环尚未建立时，则可造成相应供血区域的心肌发生缺血性改变或坏死。

（二）冠状窦

冠状窦位于心膈面，左心房与左心室之间的冠状沟内，左房斜静脉与心大静脉汇合处作为其起点，最终注入右心房的冠状窦口，心脏绝大部分回流的静脉血，经冠状窦汇入右心房。冠状窦起始部表面由左、右心房来的薄层肌束覆盖，有类似瓣膜的作用。当心房收缩时，肌束的收缩能阻止血液流入右心房；当心房舒张时，可使血液流入右心房。

五、血液循环

人体的血液循环分为体循环和肺循环。血液由左心室泵出，经主动脉及其分支到达全身毛细血管，再通过各级静脉，最后经上、下腔静脉返回右心房，此为体循环。血液由右心室泵出，经肺动脉及其分支到达肺泡毛细血管，再经肺静脉进入左心房，此为肺循环。房间隔、室间隔结构完整及心脏瓣膜结构与功能正常，才能保证血液朝一个方向流动，不会出现血液反流或分流。炎症、退行性变等可引起瓣膜粘连、挛缩、钙化、僵硬，导致瓣口狭窄和（或）关闭不全，胚胎期发育异常可造成间隔缺损，以上均可引起血流动力学障碍。

六、调节循环系统的神经－体液因素

（一）调节循环系统的神经因素

调节循环系统的神经主要包括交感神经和副交感神经。当交感神经兴奋时，通过肾上腺素能 α 和 β 受体，使心率加快、心肌收缩力增强、外周血管收缩、血管阻力增加、血压升高。当副交感神经兴奋时，通过胆碱能受体，使心率减慢、心肌收缩力减弱、外周血管扩张、血管阻力减小、血压下降。

（二）调节循环系统的体液因素

调节循环系统的体液因素，如肾素－血管紧张素－醛固酮系统、血管内皮因子、某些激素和代谢产物等。肾素－血管紧张素－醛固酮系统是调节钠钾平衡、血容量和血压的重要因素。血管内皮细胞生成的收缩物质，如内皮素、血管收缩因子等具有收缩血管作用；血管内皮细胞生成的舒张物质，如前列环素、一氧化氮等具有扩张血管作用。这两类物质的平衡对维持正常的循环功能起重要作用。

第二节　心脏专科查体

心脏专科查体对于初步判断有无心脏病以及确定疾病的病因、性质、部位及程度有重要意义。检查时，按视诊、触诊、叩诊和听诊的顺序进行。

一、视诊

视诊的主要内容包括心前区外形、心尖搏动及有无心前区其他部位的搏动。

（一）心前区外形

正常人心前区外形与右侧相应部位对称，无异常隆起或凹陷。

心前区异常隆起，可见于部分心脏病患者，如法洛四联症或儿童期患风湿性心脏瓣膜病伴右心室增大者。成人大量心包积液时，可表现为心前区饱满。

（二）心尖搏动

1. 正常心尖搏动

正常成人心尖搏动于位于左侧第 5 肋间锁骨中线内侧 0.5~1.0cm 处，搏动范围直径 2.0~2.5cm，体胖或女性乳房悬垂者不明显。

2. 异常心尖搏动

1）心尖搏动移位：见表 2-2-1。

表 2-2-1 常见异常心尖搏动移位

因素	常见疾病	心尖搏动移位
心脏因素	左室增大	左下
	右室增大	左侧
	左、右心室增大	左下
心外因素	一侧胸膜增厚/肺不张	患侧
	胸腔积液、气胸	健侧
	大量腹水	左上

2）心尖搏动强度变化：

（1）心尖搏动增强。生理情况见于运动、激动。病理情况见于左心室肥大、甲状腺功能亢进、发热和严重贫血。

（2）心尖搏动减弱。见于扩张型心肌病、心肌梗死等。

（3）心尖搏动减弱或消失。见于心包积液、左侧胸腔大量积液等。

二、触诊

（一）心尖搏动

左心室肥大时，触诊的手指可被强有力的心尖搏动抬起，称为抬举样心尖搏动，是左心室肥厚的可靠体征。

（二）震颤

震颤是器质性心血管病的特征性体征，多见于心脏瓣膜狭窄或某些先天性心脏病。其发生机制是血液流经狭窄口径或循异常方向流动形成湍流（漩涡），使瓣膜、血管壁或心腔壁震动并传导至胸壁。

（三）心包摩擦感

常见于急性心包炎，炎症时纤维蛋白渗出致心包表面粗糙，心脏收缩时壁层与脏层心包膜相互摩擦产生振动传导至胸壁所致，以胸骨左缘第 4 肋间处最易触及。当心包渗液增多时，壁层与脏层心包分离，则摩擦感消失。

三、叩诊

心脏叩诊可确定心界大小、形状。

（一）叩诊方法

采用间接叩诊法。按照先叩左界，后叩右界，自下而上，由外向内的顺序进行。

1. 心左界叩诊

心左界叩诊从心尖搏动最强点外 2～3cm 处（一般为左锁骨中线第 5 肋间稍外）开始，沿肋间由外向内叩诊，当叩诊音由清音变为浊音时，提示已达心脏边界，如此逐一向上叩至第 2 肋间。

2. 心右界叩诊

叩诊心右界时，先沿右锁骨中线自上而下叩出肝上界，然后在其上一肋间（通常为第 4 肋间）开始，由外向内叩出浊音界，再逐一向上叩至第 2 肋间。

（二）正常心脏浊音界

正常成人心脏浊音界与前正中线的距离见表 2-2-2。

表 2-2-2　正常成人心脏浊音界

右心界（cm）	肋间	左心界（cm）
2～3	Ⅱ	2～3
2～3	Ⅲ	3.5～4.5
3～4	Ⅳ	5～6
—	Ⅴ	7～9

（三）心脏浊音界的改变及其意义

常见致心脏浊音界改变的心血管病见表 2-2-3。

表 2-2-3　常见致心脏浊音界改变的心血管病

常见疾病	因素	心浊音界改变
主动脉瓣病变、高血压心脏病	左心室增大	向左下扩大，靴形心

常见疾病	因素	心浊音界改变
单纯二尖瓣狭窄、肺源性心脏病	右心室增大	心界向两侧增大
扩张型心肌病	左、右心室增大	心界向两侧增大，普大心
二尖瓣狭窄	左心房、肺动脉段增大	梨形心
心包积液	心包积液	坐位时心界呈烧瓶样，卧位时呈球形

四、听诊

（一）听诊顺序

二尖瓣区（左锁骨中线第5肋间稍内侧）→肺动脉瓣区（胸骨左缘第2肋间）→主动脉瓣区（胸骨右缘第2肋间）→主动脉瓣第二听诊区（胸骨左缘第3、4肋间）→三尖瓣区（胸骨体下端左缘或右缘）。

（二）听诊内容

1．心率

1）正常：成人60～100次/分钟，3岁以下儿童多在100次/分钟以上，老年人稍慢。

2）异常：

（1）心动过速。安静状态下，成人心率超过100次/分钟，婴幼儿心率超过150次/分钟。生理情况常见于运动、情绪激动时；病理情况常见于发热、贫血、甲状腺功能亢进、心力衰竭和休克时。

（2）心动过缓。心率低于60次/分钟。生理情况可见于运动员或长期从事体力劳动的健康人群；病理情况可见于甲状腺功能减退、房室传导阻滞或服用某些药物（如β受体阻滞剂）的人群。

2．心律

正常成人心律基本规则。听诊能发现的最常见的心律失常是期前收缩和心房颤动。

3．心音

通常只能闻及第一和第二心音，在部分儿童和青少年中可闻及第三心音，第四心音多属病理性，一般不易闻及。

1）正常第一心音（S_1）与第二心音（S_2）的听诊特点见表2-2-4。

表 2-2-4　正常第一心音与第二心音的听诊特点

项目	S_1	S_2
标志	心室收缩开始	心室舒张开始
音调	较低	较高
强度	较响	较 S_1 弱
性质	较钝	较 S_1 清脆
时限	较长，0.1秒	较短，0.08秒
最响亮听诊部位	心尖部	心底部
与心尖搏动关系	同时出现	搏动之后出现

2）常见的心音改变：

（1）心音强度改变。

①S_1、S_2同时增强：见于运动、情绪激动、贫血。

②S_1、S_2同时减弱：见于心肌炎、心肌病、心肌梗死等心肌严重受损、左侧胸腔大量积液、肺气肿或循环衰竭时。

③S_1增强：见于二尖瓣狭窄、高热、甲状腺功能亢进。

④S_1减弱：见于二尖瓣关闭不全、心肌炎、心肌病、心肌梗死或左心衰竭。

⑤S_1强弱不等：见于心房颤动和频发室性期前收缩。

⑥主动脉瓣第二心音（A_2）增强：见于高血压、动脉粥样硬化症等。

⑦肺动脉瓣第二心音（P_2）增强：见于肺源性心脏病，二尖瓣狭窄伴肺动脉高压，左向右分流的先天性心脏病如房间隔缺损、室间隔缺损、动脉导管未闭。

⑧A_2减弱：见于主动脉瓣狭窄、主动脉瓣关闭不全。

⑨P_2减弱：见于肺动脉瓣狭窄、肺动脉瓣关闭不全。

（2）心音性质改变。心肌严重受损时，S_1失去原有低钝的特征而与S_2相似，伴有心率增快，致收缩期与舒张期时限几乎相等，听诊可闻及如钟摆的"滴答"声，称为钟摆律或胎心律，见于大面积急性心肌梗死和重症心肌炎等。

4. 额外心音

正常S_1和S_2之外出现的附加心音，多为病理性。可出现于收缩期，也可出现于舒张期，以舒张早期额外心音最多见。额外心音发生在S_2之后，与原有的S_1和S_2组成三音律，在心率>100次/分钟时，犹如马奔跑的蹄声，又称为舒张早期奔马律，是心肌严重损害的重要体征之一。常见于心力衰竭、急性心肌梗死、重症心肌炎和扩张型心肌病等。

人工器材在心脏植入也可产生相应的额外心音，常见的如人工瓣膜音、人工起搏音等。

5. 杂音

杂音指在心脏收缩或舒张过程中出现的异常声音，其特点为持续时间较长，强度、频率不同，可与心音完全分开或连续，甚至完全掩盖心音。

1）杂音产生的机制：血流速度加快、瓣膜口狭窄或关闭不全、心脏或大血管之间血流通道异常或心腔内有漂浮物等，使血流由正常的层流变为湍流，进而形成漩涡，撞击心壁、瓣膜、腱索或大血管壁，使之振动，从而在相应部位产生声音。

2）杂音的听诊要点：

（1）最响部位与传导方向。杂音在某瓣膜区最响，提示病变部位就位于该区相应瓣膜，杂音可沿血流方向传导，不同病变部位产生的杂音在传导上也有其特性。

（2）时期。包括收缩期杂音、舒张期杂音、连续性杂音。通常舒张期和连续性杂音均为器质性杂音，收缩期杂音则有器质性和功能性两种。

（3）性质。杂音的音色常以吹风样、隆隆样、叹气样、机器样、乐音样等进行描述。功能性杂音较柔和，器质性杂音较粗糙。严重狭窄以致通过血流极少时，杂音会减弱或消失。收缩期杂音的强度一般采用 Levine 6 级分级法表示。3/6 级以下收缩期杂音多为功能性，而 3/6 级及以上的收缩期杂音多为器质性，临床上同时应结合杂音的性质、粗糙程度、是否传导等进行综合判断。舒张期杂音多为器质性，一般不分级。

（4）强度。一般狭窄程度越严重、血流速度越快、狭窄的瓣膜口或心室内异常通道两侧的压力差越大，杂音越强；反之，杂音则越弱。

（5）体位、呼吸和运动对杂音的影响。通过改变体位、深呼吸、屏气、运动等，某些杂音的强度可以发生变化，这有助于杂音的判断。

3）杂音的临床意义：

（1）生理性杂音与病理性杂音。生理性杂音提示部位无器质性病变；病理性杂音属器质性杂音（产生杂音部位有器质性病变），即相对性杂音（由心脏病理意义的相对性狭窄或关闭不全引起的杂音）。生理性杂音与病理性杂音的鉴别要点见表 2－2－5。

表 2－2－5 生理性杂音与病理性杂音的鉴别要点

鉴别点	生理性杂音	病理性杂音
年龄	儿童、青少年多见	不定
部位	肺动脉瓣区、心尖区	不定
性质	柔和、吹风样	粗糙、吹风样、高调
持续时间	短促	较长，常为全收缩期
强度	一般 3/6 级以下	一般 3/6 级以上
震颤	无	常伴有 3/6 级以上
传导	局限、传导不远	传导远而广

（2）常见病理性杂音及听诊特点。

①收缩期杂音：

a. 二尖瓣区：风湿性二尖瓣关闭不全。

特点：粗糙、吹风样、高调杂音，多占据全收缩期，强度 3/6 级以上，向腋下传导。

b. 主动脉瓣区：主动脉瓣狭窄。

特点：A_2减弱，喷射性、响亮、粗糙杂音，常伴震颤，向颈部传导。

c. 胸骨左缘3、4肋间：室间隔缺损。

特点：响亮而粗糙的收缩期杂音，常伴震颤。

②舒张期杂音：

a. 二尖瓣区：二尖瓣狭窄。

特点：S_1亢进、心尖区舒张中晚期隆隆样杂音，常伴震颤。

b. 主动脉瓣区杂音：主动脉瓣关闭不全。

特点：舒张早期有叹气样杂音，向胸骨左缘及心尖传导。

③连续性杂音：动脉导管未闭。

特点：胸骨左缘第2肋间可闻及机器样连续性杂音，常伴震颤。

6. 心包摩擦音

当心包因炎症或其他原因发生纤维蛋白沉着而使心包膜变得粗糙，在心脏搏动时，壁层与脏层心包互相摩擦产生振动而出现的声音称心包摩擦音。听诊特点为音调高、音质粗糙，类似用指腹摩擦耳郭的声音，与心搏一致，与呼吸无关，屏气时摩擦音仍存在，以胸骨左缘第3、4肋间最清楚，坐位前倾及呼气末时更明显。当心包积液达到一定量时，心包摩擦音消失。心包摩擦音常见于各种感染性心包炎，也可见于尿毒症、急性心肌梗死等。

（温雅）

第三章　心血管病常见症状及护理

第一节　心悸

心悸指自觉心脏跳动的不适感或心慌感。心悸时，心率可快可慢，心律可规则或不规则。

一、病因

心悸的病因有多种，除心脏本身病变外，部分全身性疾病亦可诱发心悸。此外，还有生理性及功能性心悸。

（一）心脏搏动增强

1. 生理性因素

生理性因素包括情绪过度紧张或兴奋，剧烈活动，饮酒、浓茶或咖啡后，应用某些药物（如肾上腺素、阿托品等），妊娠。

2. 病理性因素

常见于各类疾病，包括各种原因引起的心室肥大及其他可引起心率加快、心排血量增加的疾病，如甲状腺功能亢进症、贫血、发热、低血糖、嗜铬细胞瘤。

（二）心律失常

各种原因引起的心动过速、心动过缓或其他心律失常（如期前收缩、心房扑动、心房颤动），均可导致患者出现心悸。

（三）心力衰竭

各种原因引起的心力衰竭均可导致患者出现心悸。

（四）自主神经功能紊乱

如心脏神经官能症、β受体亢进综合征、更年期综合征等。

二、临床表现

1. 生理性心悸

生理性心悸可由剧烈运动、情绪紧张、饮酒或浓茶等各种诱因导致，心悸持续时间较短，有时伴有胸闷不适，一般不影响正常活动。

2. 病理性心悸

病理性心悸持续时间长，反复发作，患者常有胸闷、气急、心前区疼痛等表现，初次发病、紧张、焦虑及注意力集中时症状明显，缓慢型心律失常患者逐渐适应心悸后症状可不明显。常见的伴随症状包括：

1）心前区疼痛：可见于冠状动脉粥样硬化性心脏病、心肌炎、心包炎患者，亦可见于心脏神经官能症患者。

2）呼吸困难：可见于急性心肌梗死、心力衰竭、心肌炎、心包炎、重症贫血患者。

3）晕厥或抽搐：可见于病态窦房结综合征、房室传导阻滞、窦性停搏、室性心动过速患者。

4）发热：可见于心肌炎、心包炎、感染性心内膜炎、风湿热和急性传染病患者。

5）消瘦及出汗：可见于甲状腺功能亢进症患者。

三、护理评估

1. 病情评估

1）起病情况：发作的时间，初发还是复发，有无诱发因素（体力活动、情绪过度变化、烟酒及刺激性食物），是否使用肾上腺素、阿托品等药物。

2）心悸持续时间：持续性还是阵发性，持续时间的长短。

3）发作的频率、性质及程度，有无加重或缓解心悸的因素。

4）有无伴随其他症状：有无意识变化、心前区疼痛、呼吸困难、血压波动。

5）患者的生命体征、意识、心律。

2. 心理评估

评估患者有无焦虑、恐惧等心理。

3. 辅助检查

评估患者心电图检查或 24 小时动态心电图监测结果，以确定产生心悸的心律失常类型。

四、护理诊断

1）活动无耐力：与心悸发作所致疲乏无力有关。

2）睡眠形态紊乱：与心悸发作所致不适有关。

3）焦虑/恐惧：与担心心悸反复发作有关。

4）舒适度改变：与心悸发作所致不适有关。

五、护理措施

1. 休息与活动

症状明显时，嘱患者卧床休息，以减少组织耗氧、减轻心脏负担。症状缓解后，缓慢进行活动。对于严重心律失常的患者，应安置心电监护，密切观察病情。

2. 生活护理

协助患者日常生活，保证患者充分休息。

3. 对症处理

如对于室上性心动过速引起的心悸患者，可用刺激迷走神经反射的方法终止发作，或遵医嘱使用抗心律失常药物、行手术治疗。

4. 健康指导

向患者讲解心悸产生的原因，指导其积极应对，以免因焦虑、恐惧、紧张导致交感神经兴奋、心率增快，加重心悸。

5. 病因/诱因治疗

积极治疗原发病，避免诱因。

第二节　胸痛

胸痛指某些理化因素刺激支配心脏、主动脉或肋间神经的传入纤维，引起心前区或胸骨后疼痛。

一、病因

多种循环系统疾病可导致胸痛，如各种类型的心绞痛、急性心肌梗死、梗阻性肥厚型心肌病、急性主动脉夹层、急性心包炎、心血管神经症等。其他系统疾病亦可引起胸痛，如肋间神经炎、自发性气胸、血胸等。

二、临床表现

1. 疼痛部位

多为胸骨或其周围，可放射到上腹或咽部，也可放射到背部、左侧肩膀和左上肢内侧。对于疼痛的部位，患者有时需用手掌或拳头指示位置。

2. 疼痛性质

心绞痛为压榨性疼痛，有时伴有压抑的窒息感；心肌梗死时的疼痛更为剧烈，并伴有恐惧、濒死感；主动脉夹层动脉瘤所致的疼痛为撕裂样疼痛，常发生于胸背部。

3. 疼痛时间

血管狭窄缺血所致的疼痛为阵发性，如缺血性心绞痛的时间一般短暂（持续1～5分钟），偶达30分钟；血管栓塞或心肌梗死所致的疼痛呈持续性，持续时间长且不易缓解。

4. 疼痛诱发/缓解因素

心绞痛常由体力劳动、精神激动、寒冷、饱餐等诱发，休息后或含服硝酸甘油1～5分钟可有所缓解，但含服硝酸甘油对心肌梗死所致疼痛无效。

不同疾病所致胸痛的临床特点详见表3-2-1。

表3-2-1　不同疾病所致胸痛的临床特点

病因	临床特点
稳定型心绞痛	常于体力活动或情绪激动时发生，多位于胸骨后，呈压榨性疼痛，休息后或含服硝酸甘油1～5分钟可缓解
心肌梗死	疼痛无明显诱因，疼痛程度重，持续时间长，可伴心悸、血压的改变，含服硝酸甘油无效
急性主动脉夹层	可出现心前区或胸骨后撕裂样疼痛，或有灼烧感，可放射到背部
急性心包炎	可在呼吸或咳嗽时加重，呈钝痛，持续时间长
梗阻性肥厚型心肌病	含服硝酸甘油无效甚至会加重疼痛
心血管神经症	心前区针刺样疼痛，但部位常不固定，多在休息时发生，伴神经衰弱症状

三、护理评估

1. 病情评估

评估患者的年龄、性别，疼痛的部位（有无放射性疼痛）、性质、时间，首次发作还是经常发作，发作的程度与以往发作有无区别，发作前有无过度劳累、情绪激动等诱发因素，有无其他的伴随症状。询问患者既往有无高血压、冠心病、风湿性心脏瓣膜病等疾病史，了解有无疼痛加重或缓解的因素。

2. 心理评估

评估患者恐惧、紧张的心理。

3. 辅助检查

行心电图检查和血常规、肌钙蛋白、血清心肌酶谱等检查，必要时行冠状动脉造影检查。

四、护理诊断

1）疼痛：与心肌缺血、缺氧有关。
2）活动无耐力：与心肌缺氧、供需氧失调有关。
3）有便秘的危险：与卧床、进食少、活动少、不习惯床上排便有关。
4）潜在并发症：心律失常、猝死。
5）恐惧：与疼痛、病情危重有关。

五、护理措施

1. 胸痛发作时的处理

胸痛发作时，嘱患者停止一切活动，卧床休息，协助患者取舒适体位。

2. 密切观察病情

密切观察生命体征，注意胸痛的部位、性质及伴随症状，严密观察生命体征和意识状态变化。

3. 用药护理

遵医嘱给予吸氧、镇痛等治疗。

4. 心理护理

给予心理安抚，安慰患者，使其情绪稳定。

第三节 心源性呼吸困难

心源性呼吸困难指某些原因导致心功能不全时，患者自觉呼吸时空气不足、呼吸费力。心源性呼吸困难主要由左心衰竭、右心衰竭或心脏舒张期受限引起，其中左心衰竭引起的呼吸困难的临床表现更为严重及常见。

一、病因

1. 左心衰竭

左心衰竭导致呼吸困难的主要原因是肺循环淤血和肺泡弹性降低。

2. 右心衰竭

右心衰竭引起呼吸困难的主要原因是体循环淤血，常见于肺源性心脏病，取半坐位时可缓解。

发生机制：上腔静脉压和右心房压力升高，刺激压力感受器，从而反射性兴奋呼吸中枢。肝大、腹水和胸腔积液使呼吸运动受阻，肺部的受压气体交换面积减少，血氧含量减少，酸性代谢产物增多，刺激呼吸中枢。

3. 心脏舒张期受限

大量心包渗液致心脏压塞或心包纤维性增厚、钙化、缩窄，使心脏舒张受限，引起体循环淤血。

二、临床表现

心源性呼吸困难按严重程度可分为：

1）劳力性呼吸困难。活动时发生或加重，休息后减轻或缓解。

2）夜间阵发性呼吸困难。夜间睡眠中患者突然因胸闷气紧而憋醒，被迫坐起，伴有咳嗽，咳泡沫样痰。轻者端坐位休息数分钟至数十分钟后症状可逐渐减轻。

3）端坐位呼吸困难。为严重肺循环淤血的表现，静息状态下患者仍觉呼吸困难，不能平卧，被迫采取半坐位或端坐位呼吸。依病情轻重依次采取高枕卧位、半坐卧位、端坐位，甚至需双下肢下垂。

三、护理评估

1. 病情评估

询问呼吸困难发作时间、起病缓急，了解引起呼吸困难的诱因，有无咳嗽、咳痰等伴随症状，痰液的颜色及性状。观察生命体征及意识状态，呼吸的频率、节律及深度。观察皮肤黏膜有无水肿、发绀。观察颈静脉充盈程度，注意有无三凹征。观察体位的变化。听诊心律、心率、心音，注意有无湿啰音、奔马律。

2. 心理评估

评估患者是否有恐惧、焦虑心理。

3. 辅助检查

行血氧饱和度监测、血气分析，以及血常规、肾功能、电解质检查，行胸部 X 线、心电图、胸部 CT 等检查。

四、护理诊断

1）气体交换障碍/受损：与心功能不全引起的有效肺组织减少有关。

2）清理呼吸道低效/无效：与肺循环淤血加重有关。

3）活动无耐力：与心功能不全所致缺氧和能量消耗增加有关。

4）自理能力下降/缺陷：与呼吸困难有关。

5）紧张、恐惧、焦虑：与心功能不全有关。

五、护理措施

1．保持呼吸道通畅

评估呼吸困难、缺氧的程度，遵医嘱给予适当的给氧方式（鼻塞管辅助氧气吸入、面罩辅助氧气吸入、无创呼吸机辅助呼吸、有创呼吸机辅助呼吸），协助患者取舒适体位，并注意安全。

2．卧床休息

嘱患者停止活动，卧床休息，找到呼吸困难加重的诱因，避免再次诱发呼吸困难。

3．密切观察病情变化

监测生命体征，遵医嘱对症用药，并记录，观察用药效果及其改善情况。

4．协助和指导患者生活自理

卧床期间加强生活护理，减少活动，协助和指导患者生活自理。

5．环境管理

保持环境的安静及安全，定时通风。

6．心理护理

对患者及家属进行安抚，以消除紧张、恐惧的情绪。

7．康复指导

在医生指导下，与患者及家属一起制订活动目标和计划，循序渐进地增加活动量，逐步提高患者的活动耐力。

8．健康宣教

让患者了解疾病，了解病情及应对措施，积极配合治疗与护理。

第四节　心源性水肿

心源性水肿指心血管病导致患者组织间隙的水分过多，进而引起水肿。

一、病因

（1）心脏功能减退，导致心脏每搏输出量不足。

（2）肾血流量减少，肾小球滤过率降低。

（3）继发性醛固酮增多，肾小管重吸收钠增加。

（4）水钠潴留以及体循环静脉压增高，组织间液回吸收减少。右心衰竭是心源性水肿最常见的病因。

二、临床表现

心源性水肿一般首先出现在身体低垂部位。能起床活动者的水肿一般最早出现于脚踝内侧，行走后水肿明显，休息后减轻或消失。卧床患者的背骶部、会阴或阴囊部水肿明显。

除心源性水肿外，肾源性水肿也是临床较为常见的水肿类型，心源性水肿与肾源性水肿鉴别要点见表3-4-1。

表3-4-1　心源性水肿与肾源性水肿的鉴别

鉴别要点	心源性水肿	肾源性水肿
水肿部位	从身体低垂部位开始，以足踝最明显	晨起时以眼睑与颜面水肿为主，后期发展为全身水肿
发展快慢	发展缓慢，首先表现为尿量减少、体重增加，后续出现下肢水肿	水肿发展迅速
水肿性质	水肿性质坚实，移动性小	水肿质软，移动性大
伴随症状	伴有右心衰竭症状和体征，如心悸、气紧、颈静脉怒张、肝大	伴随肾病征，如蛋白尿、管型尿

三、护理评估

1. 病情评估

评估水肿发生的时间、部位、程度。了解患者的出入量（重点为尿量）、体重的变化。评估水肿是否与体位、活动、饮食有关。

2. 心理评估

评估患者有无焦虑、恐惧等心理。

3. 辅助检查

行血常规、生化、电解质、超声心动图等检查。

四、护理诊断

1) 体液过多：与右心衰竭所致体循环淤血、水钠潴留、低白蛋白血症有关。
2) 潜在并发症：电解质紊乱。
3) 有皮肤完整性受损的风险：与强迫体位、水肿、营养不良有关。

五、护理措施

1. 用药护理及病情监测

根据病情遵医嘱用药，记录并观察用药效果及不良反应，准确记录出入量，定时、定衣物、定体重秤测量体重，并做好记录。使用利尿剂后行电解质监测，及时补充电解质，防止出现电解质紊乱。

2. 体位指导

下肢水肿严重时，患者取卧位休息，指导其间歇性抬高下肢，利于静脉回流，减轻肢体肿胀的不适感。

3. 皮肤护理

1) 协助患者经常更换体位，避免皮肤长期受压引起破损，保持皮肤的清洁干燥，保持床单平整，防止翻身或使用便器时损伤皮肤，必要时使用翻身枕或气垫床，预防压力性损伤的发生。
2) 穿宽松柔软的衣物，避免衣物过紧勒伤皮肤。
3) 对于压力性损伤的高风险患者，应做好压力性损伤的预防，班班交接皮肤情况，定时观察皮肤受压部位及水肿部位情况，发现异常及时对症处理。

4. 饮食护理

给予低钠、高蛋白、易消化的饮食，做好饮食指导，强调限钠和加强营养的重要性。

5. 疾病知识指导

了解疾病的诱发因素，避免感染，保证充足的休息及足够的营养摄入。

第五节　心源性晕厥

心源性晕厥指心脏结构、节律及收缩力改变使心脏的排血量突然减少或心脏停搏，导致脑组织缺血、缺氧而发生晕厥。

一、病因

心源性晕厥常见病因包括严重的心律失常（如病态窦房结综合征、房室传导阻滞、室性心动过速）和器质性心脏病（如严重的主动脉瓣狭窄、梗阻性肥厚型心肌病、急性心肌梗死、急性主动脉夹层、心脏压塞）。

二、临床表现

常急性起病，部分晕厥发生前可出现前驱症状，如头晕、恍惚、胸闷、胸痛、低血压、心悸等，随之意识丧失，也有患者无前驱症状。一般心脏供血暂停 3 秒以上即可出现近乎晕厥的症状，心脏供血暂停 5 秒以上即可发生晕厥，心脏供血暂停 10 秒以上患者可出现阿-斯综合征，表现为短暂的意识丧失伴抽搐。晕厥可在数秒至数分钟恢复，恢复后有时可伴全身乏力。

三、护理评估

1. 病情评估

1）评估患者生命体征（心律、心率、血压的变化）、意识状态，了解有无抽搐、口吐白沫、大小便失禁等情况。
2）评估晕厥发生的时间及持续的时间，心源性晕厥多在晕厥后 1~2 分钟恢复。
3）评估晕厥发作前有无诱因。
4）评估患者既往有无类似晕厥发作，是否有基础心脏病。

2. 心理评估

评估患者意识恢复后有无焦虑、恐惧等心理。

3. 辅助检查

行心电监测、12 导联心电图、24 小时动态心电图、超声心动图、电解质、血糖等检查。

四、护理诊断

1）潜在并发症：猝死。
2）有受伤的风险：与心律失常引起的头晕、晕厥有关。
3）焦虑、恐惧：与心律失常反复发作、疗效欠佳、患者知识缺乏有关。

五、护理措施

1. 评估风险因素

评估患者有无发生晕厥的危险因素，如电解质紊乱、低血糖、心力衰竭、心肌病、冠心病等。评估晕厥发作前有无诱因及前驱症状。了解晕厥伴随症状、晕厥持续时间。

2．避免诱因

嘱患者避免剧烈活动、情绪激动、快速改变体位等，一旦有晕厥前驱症状，应立即休息，并通知医护人员。

3．体位

嘱患者出现头晕、黑矇、心悸、胸闷等症状时应取卧位或半卧位。

4．保护患者安全，避免受伤

评估受伤的高风险因素并给予相应防范措施。如标识跌倒/坠床的高风险说明、留陪护、避免单独外出、休息时床档的使用、协助患者生活自理。

5．心电监测

对严重心律失常患者应持续心电监测，严密观察生命体征的变化。

6．配合抢救

晕厥发作时，应立即配合抢救。

7．健康宣教

向患者及家属讲解心源性晕厥的常见病因、诱因。

（范婷）

第四章　心血管专科检查及护理

第一节　无创心电学检查

一、动态心电图检查

动态心电图（ambulatory electrocardiography，AECG）指连续记录 24 小时或更长时间的心电图。该项检查技术首先由美国学者 Norman J. Holter 发明，因而又称为 Holter 监测。动态心电图能够在患者的身体和精神状况不断变化的条件下，通过使用记录盒进行连续的心电图监测和记录，提供患者白天和夜间不同状态下的心电活动信息。动态心电图检查具有常规心电图等其他检查不能替代的作用和价值，因此已成为临床上广泛使用的无创性心血管病检查和诊断手段之一。

（一）适应证

1）评定患者心悸、气促、头昏、晕厥、胸痛等症状的性质。

2）对心律失常进行定性、定量分析及危险性评估。

3）对心肌缺血进行诊断和评价，是发现无症状心肌缺血的重要手段。

4）对心肌缺血及心律失常药物疗效进行评价。

5）对心脏病患者预后进行评价。

6）评估安装起搏器的适应证。

（二）注意事项及护理配合

1）为保证检查质量，防止电极脱落，粘贴电极前粘贴部位皮肤需脱脂处理，选择优质电极粘贴牢固。

2）嘱患者检查前一日洗澡，检查时着宽松舒适的开衫衣服，女性避免穿连衣裙和内衣。

3）指导患者检查期间做好生活记录，包括活动情况、自身症状及用药情况等。告知患者具体记录的方法及重要性，一份完整的生活记录对于正确分析动态心电图具有重要参考价值。

4）严禁自行打开记录盒，不得任意移动电极及其导线。

5）佩戴记录盒时应避免接近电源、磁场及放射线等，以免干扰心电信号，影响分析结果。

6）保证记录盒清洁、干燥，防止强力撞击。

7）佩戴记录盒期间若发现异常，立即报告医生及时处理。

二、动态血压监测检查

高血压是心血管病的重要危险因素，血压监测是临床高血压诊断、治疗和判断预后的重要手段。但受患者警觉反应、日常活动、昼夜节律的影响，诊所血压及自测血压均不能反映患者真实血压。动态血压监测（ambulatory blood pressure monitoring, ABPM）通过使用自动记录装置定时监测和记录患者 24 小时血压，反映患者日常活动中血压的变化。动态血压监测仪克服了诊所血压及自测血压的缺点，自问世以来，已经得到广泛应用。

（一）适应证

1）诊断"白大衣高血压"。

2）诊断正常高值血压。

3）诊断难治性高血压或顽固性高血压。

4）诊断发作性高血压。

5）诊断与高血压有关的症状。

6）诊断老年高血压。

7）评价降压药物使用 24 小时的有效性及降压药物临床研究中的效果。

8）诊断自主神经功能失调的高血压。

9）诊断夜间高血压。

10）诊断妊娠高血压。

（二）诊断标准

24 小时平均血压≥130/80mmHg，或白天血压≥135/85mmHg，或夜间血压≥120/70mmHg，则诊断为高血压。不论是否接受降压药物治疗，如果清晨血压≥135/85mmHg，则可以诊断为"清晨高血压"。

（三）注意事项及护理配合

1）嘱患者着方便穿脱的衣物，检查当日一侧手臂不进行打针、输液、抽血等治疗。

2）患者应选择大小合适的袖带，正常成年人选择标准袖带，肥胖、上臂臂围较大者应选择大袖带；上臂臂围较小者则选择小袖带。

3）行动态血压监测前，应先测量双侧上臂血压，若两侧相差≥10mmHg，选择血压高的一侧上臂进行动态血压监测，如果两侧差别≤10mmHg，则选择非优势手臂进行监测。

4）动态血压监测前后应手动测量血压各 1 次，以测试自动记录装置是否正常工作。

5）告知患者测量血压时手臂放松、停止手臂活动及全身活动。

6）详细记录自觉症状、用药情况、日常生活等，以供分析血压变化与上述内容的相互关系，为病情的诊断提供依据和参考。

三、运动平板试验

运动平板试验又称运动负荷试验，是通过运动增加心脏负荷，从而诱发心肌缺血，引起缺血性心电图改变的试验方法，具有完全无创、操作简单的优点，可用于诊断冠心病。

（一）适应证

1）诊断冠心病。

2）鉴别胸痛。

3）检查无症状心肌缺血的部位、持续时间和程度。

4）评价与运动有关的各种症状（如晕厥、心悸、胸痛等）。

5）评价与运动有关的心律失常的性质。

6）在冠心病患者中，帮助筛选出高危患者行经皮冠状动脉腔内血管成形术或冠状动脉搭桥术。

7）心肌梗死患者出院前，了解有无残存心肌缺血，帮助判断预后，指导康复治疗。

（二）阳性判断标准

阳性判断标准：运动中或运动后出现典型心绞痛；运动中或运动后 ST 段呈水平型或下斜型下降≥0.1mV（一般测量 J 点后 0.08 秒，心室率＞130 次/分钟时测量 J 点后 0.06 秒）；ST 段呈水平型或上斜型抬高≥0.1mV，持续 2 分钟以上；虽然未达到 2 分钟但有两个或两个以上导联同时或先后出现 ST 段呈缺血性改变；运动前 ST 段已有下降，运动后在原有基础上再下降 0.1mV，或运动后收缩压下降≥10mmHg，或 U 波倒置。

（三）注意事项及护理配合

1. 试验前

1）用物准备：准备好急救药品和器材，除常规的急救物品外，还应准备硝酸甘油、硝酸异山梨酯、利多卡因、氧气、除颤仪等。

2）患者准备：试验前 3 天停用扩血管药物、洋地黄类药物，试验前 2 小时禁食、禁烟酒等。运动前测量血压、行卧位心电图检查，以便与运动后的相关数据做比较。向患者介绍运动平板试验的目的、基本过程、需注意的问题及可能发生的不良反应，如心悸、心前区疼痛、头晕等。同时告知整个过程都有医护人员在场，消除患者的紧张情绪，使其积极配合检查。

2. 试验中

1) 检查方法：

(1) 确定运动负荷量。包括极量与亚极量。极量即人体生理极限负荷量，一般为最大心率［最大心率（次/分钟）＝220－年龄（岁）］时的负荷量；亚极量指心率达最大心率的85%~90%时的负荷量。

(2) 选择运动方式。60岁以下患者一般常规选择经典的Bruce运动方案（表4-1-1），年龄较大者或心功能不全者可选择Bruce修订方案（表4-1-2）。

表4-1-1 经典的Bruce运动方案

级别	时间（min）	速度（km/h）	坡度（°）
1	3	2.7	10
2	3	4.0	12
3	3	5.4	14
4	3	6.7	16
5	3	8.0	18
6	3	8.8	20
7	3	9.6	22

表4-1-2 Bruce修订方案

级别	时间（min）	速度（km/h）	坡度（°）
1	3	2.7	0
2	3	2.7	5
3	3	2.7	10
4	3	4.0	12
5	3	5.4	14
6	3	6.7	16
7	3	8.0	18

2) 运动指导：指导患者双手抓好运动平板仪的扶手，两眼平视前方，保持正确的跑步姿势，以免摔伤。

3) 试验中要密切观察患者的神志、面色、心率、心律、血压等并做好记录。

4) 持续心电监护，随时询问有无不适症状，如出现下列情况，应果断终止试验：

(1) 运动心率≥最大心率或指标达到阳性判断标准。

(2) 运动负荷增加但收缩压下降≥20mmHg或收缩压低于运动前。

(3) 收缩压>230mmHg或舒张压>115mmHg。

(4) 胸部不适加重或出现心绞痛症状。

（5）严重心律失常，如频发室性期前收缩、室性心动过速、二度或三度房室传导阻滞等。

（6）严重末梢循环灌注不足，出现发绀、喘息、面色苍白、恶心等。

（7）出现神经系统症状，如运动失调、眩晕等。

3. 试验后

试验终止后继续心电监护，每2分钟监测血压、记录心电图1次。直至心电图显示ST段恢复，心率接近运动前水平。试验终止30分钟后无不适则患者可离开。运动中出现严重心律失常、心绞痛、晕厥的患者应严密观察1小时以上，无不适方可离开。运动中出现心室颤动、心脏骤停，经抢救仍未完全恢复的患者应送回病房继续监护，并对症处理。

四、直立倾斜试验

直立倾斜试验是临床上识别原因不明性晕厥的一种试验，目的是通过直立倾斜体位，使迷走神经兴奋性增强，导致暂时性低血压、心动过缓及诱发晕厥发作。本试验有助于血管迷走性晕厥的诊断和相关治疗疗效的观察。

（一）适应证

1）评估不明原因的、反复发作的晕厥。

2）评估高风险情况下不明原因的单次晕厥，或无器质性心脏病的情况下反复发生的晕厥。虽然存在器质性心脏病，但心源性晕厥的可能已经排除时的评估。

3）明确患者发生神经介导性晕厥的易感程度。

4）鉴别反射性晕厥和体位性低血压性晕厥。

5）鉴别伴有抽搐的晕厥和癫痫。

（二）禁忌证

1）左心室流出道严重阻塞。

2）严重二尖瓣狭窄。

3）冠状动脉近端严重狭窄。

4）严重脑血管狭窄。

5）妊娠。

（三）阳性判断标准

1. 血压下降

收缩压≤80mmHg 和（或）舒张压≤50mmHg，或平均血压下降≥25％。

2. 心率减慢

窦性心动过缓（心率＜50 次/分钟），窦性停搏伴交界区逸搏心律，一过性二度及以上房室传导阻滞或 3 秒以上的心搏停止。罕有长时间的心搏停止，一旦遇到可静脉注射阿托品或行短暂的心肺复苏，但效果不明。

3. 接近晕厥

试验中患者出现面色苍白、出汗、胸闷、过度换气、黑矇、听力减退、反应迟钝，但无意识丧失，恢复平卧位后症状立即消失，如不恢复平卧位，患者可能很快出现意识丧失。

4. 晕厥

突发的、短暂的意识丧失伴不能维持自主体位，晕厥前可伴有或不伴有接近晕厥的前驱症状。恢复平卧位后意识可在几秒内自行恢复，5 分钟内一般可完全恢复。

具备以上 1 和 2 中的任意一项，外加 3 或 4，即可判断为阳性。

（四）注意事项及护理配合

1. 试验前

1）用物准备：

（1）物品准备。直立倾斜检查床、心电监护仪、除颤仪等处于备用状态。留置针、敷贴、消毒液、棉签、敷料、止血带等准备齐全。

（2）药物准备。利多卡因、血管活性药物、抗心律失常药物、毛花苷 C 等。

2）患者准备：

（1）检查当日空腹≥4 小时。

（2）做好健康宣教及心理护理，让患者了解直立倾斜试验的过程和必要性，缓解患者紧张情绪，取得配合。

（3）建立静脉通道，在手背或前臂置入 18～20G 静脉留置针。

2. 试验中

1）常规护理：

（1）患者平卧于检查床上，行心电、血压、血氧饱和度监测。

（2）检查过程中，注意与患者沟通，缓解紧张情绪。

（3）加强医护配合，护士应熟悉直立倾斜试验的操作步骤，掌握设备的测量原理及常见问题的处理方法，准确配合，及时反馈。

2）病情观察：

（1）注意患者的主诉，观察有无胸闷、出汗、心慌等症状，出现病情变化时及时汇报。

（2）严密观察患者心率、血压、血氧饱和度等生命体征的变化及心电图改变，发现异常情况（如心脏停搏、室性心律失常、心房颤动、房室传导阻滞等）时及时汇报。

3）用药护理：

（1）药物激发试验阶段，必要时给予硝酸甘油或异丙肾上腺素，遵医嘱及时准确给药，注意患者血压、心率的变化。

（2）患者出现病情变化时，配合医生做好抢救工作，抢救药物核对无误后使用，并注意观察药物的效果及不良反应。

3. 试验后

协助患者卧床休息，指导床上活动宜慢，注意防止跌倒。密切观察患者病情变化，如有不适，及时汇报。

第二节 超声心动图检查

超声心动图指利用超声波显示心脏各层结构，帮助观察心脏及大血管的搏动情况、了解房室和瓣膜的活动规律，并通过测量心房、室腔的大小，计算心排血量、射血分数等指标。超声心动图检查通常作为心脏结构及功能检查的首选。目前临床上较常用的超声心动图检查方法有：经胸超声心动图检查、经食管超声心动图检查、心脏超声学造影剂实时三维超声检查等。

一、经胸超声心动图检查

临床上超声心动图检查主要利用二维超声、M 型超声、多普勒超声来综合判断患者心脏结构及功能。

二维超声心动图主要用于观察主动脉瓣结构及功能、室间隔的连续性及左室流出道病变（如主动脉瓣狭窄）等，也可用于观察左室壁运动情况、心尖室壁瘤，测量左室收缩功能。

M 型超声心动图作为二维超声心动图的辅助，主要用于测量心腔大小、观察心脏运动时限及心脏运动的细微异常。

多普勒超声心动图利用多普勒效应，检测心脏及血管内血流的方向、速度、压差及性质。多普勒超声心动图包括频谱多普勒和彩色多普勒。频谱多普勒是血流动力学量化分析的首选方法。

（一）适应证

1）先天性心脏病：如房室间隔缺损、动脉导管未闭、法洛四联症、右心室双出口等。

2）占位性病变：如左心房黏液瘤、心包积液、左心房内血栓等。

3）瓣膜病变：如风湿性心脏瓣膜病、退行性瓣膜病、先天性瓣膜畸形等。

4）心肌病：如肥厚型、限制型心肌病，扩张型心肌病要结合临床进行诊断。

5）冠心病、慢性肺源性心脏病、高血压心脏病等要结合临床进行诊断。

（二）经胸超声心动图正常参考值

针对经胸超声心动图正常参考值，目前国内尚无统一标准。心脏大小与患者的体表面积有关，经胸超声心动图主要指标及正常参考值（成人）详见表4-2-1。

表4-2-1 经胸超声心动图主要指标及正常参考值（成人）

主要指标	正常值	主要指标	正常值
左室舒张末期径	52mm	右室舒张末期径	22mm
左房内径（收缩期）	33mm	右房内径（收缩期）	40mm
主动脉窦部内径	33mm	肺动脉内径	22mm
室间隔厚度（舒张期）	11mm	左室后壁厚度（舒张期）	11mm
二尖瓣前向血流速度	0.6~1.3m/s	主动脉瓣前向血流速度	1.0~1.7m/s
肺动脉瓣前向血流速度	0.6~0.9m/s	三尖瓣前向血流速度	0.3~0.7m/s
每搏输出量（SV）	60~120ml	左室射血分数（LVEF）	55%~75%
舒张末期容积（EDV）	75~160ml	收缩末期容积（ESV）	25~75ml

二、经食管超声心动图检查

经食管超声心动图（transesophageal echocardiography，TEE）简称经食管超声，是将超声探头经患者口腔送入食管，从心脏后部探测心脏的结构和功能并进行超声显像的方法。对于特殊患者，常规经胸超声检查的影像未必清晰，因而不能提供准确的临床资料。因食管贴近心脏，在心脏后方，能够避免肺内气体对成像的干扰，可得到更为清晰的影像，从心脏后方可直接观察心脏结构和功能，是心血管病的主要诊疗方法之一。

（一）适应证

1）心脏占位性病变，尤其左心房和左心耳血栓形成。

2）各种先天性血管畸形。

3）心脏瓣膜疾病，如瓣膜狭窄、关闭不全、脱垂等。

4）各种人工瓣膜的功能评价。

5）感染性心内膜炎。

6）主动脉疾病，如主动脉瘤、夹层动脉瘤、主动脉窦瘤破裂。

7）肺静脉血流的观察和测定等。

（二）禁忌证

1）食道疾病，如食道闭锁、食道狭窄、食道癌、食道溃疡、食道静脉曲张等。

2）气道-食管瘘，探头可误插入气管造成气道梗阻。

3）急性上呼吸道感染。

4）活动期的胃、食道出血。

5）脊柱损伤或侧弯畸形合并食道走形弯曲。

6）凝血功能障碍。

7）牙齿松动，检查过程中可造成牙齿脱落，形成气道异物。

8）合并严重心律失常或心力衰竭。

（三）注意事项及护理配合

1. 检查前

1）检查前 4~6 小时禁饮禁食，嘱患者避免受凉。

2）检查前取下活动性假牙，避免假牙脱落误入气管。

3）高血压患者按时服用降压药，服药后注意卧床休息，避免体位性低血压。检查前准备 8g 丁卡因胶浆，检查中使用。

2. 检查后

1）检查结束后 1 小时内禁饮，2 小时内禁食。

2）检查结束 2 小时后可进食流质食物，避免进食硬、烫的食物，如患者咽喉部感到疼痛，可遵医嘱使用保护食道黏膜的药物。

3. 常见并发症

1）黏膜麻醉剂过敏反应。

2）恶心、呕吐、呛咳或误吸。

3）喉头水肿，严重者可能出现窒息。

4）严重心律失常，如一过性心动过速、心室颤动、心室停搏等。

5）食管黏膜损伤、出血、穿孔或局部血肿。

6）咽部疼痛或吞咽障碍。

7）一过性高血压或低血压。

8）牙齿损伤。

4. 并发症的预防及护理

1）操作时，应严格遵循标准操作流程。

2）指导患者严格禁饮禁食，防止呕吐、误吸。

3）置入探头时动作要轻柔，切忌用力过度，对于置入困难者，可尝试在喉镜协助下操作，或者也可考虑使用较小的 TEE 探头，以减少探头置入引发的机械性损伤。

4）可使用牙齿护具（咬口器）来保护 TEE 探头和患者牙齿、嘴唇及牙龈。

5）备好抢救物品，如有病情变化，及时处理。

第三节　放射性心脏检查

一、冠状动脉 CT 造影

冠状动脉 CT 造影是一种无创技术，该检查方法的原理是在动脉四周的静脉血管中注射指定的造影剂，利用螺旋 CT 对处于充盈状态下的目标血管的容积大小进行测量，借助造影剂获得充盈状态下峰值期冠状动脉的切面图像，利用相关计算机电子设备对切面图像进行分析，通过复杂处理后呈现动脉血管的影像。冠状动脉 CT 造影作为辅助诊断心血管病的有效方法，与其他常规检查方法相比，该方法创伤小、安全、不良反应少、高效快速、疼痛低，值得临床推广。

（一）适应证

1）疑似冠心病，运动平板试验结果不确定。

2）根据临床检查，疑似冠状动脉狭窄及血流动力学异常。

3）疑似冠状动脉解剖异常。

4）非冠心病心脏手术前的冠状动脉评价。

5）长期不明原因胸痛。

（二）禁忌证

1）已知对造影剂有严重过敏反应。

2）甲状腺功能亢进且未治愈。

3）无法配合扫描采集和（或）屏气指令。

4）怀孕或怀疑怀孕。

5）肾功能不全：肌酐浓度$<60\mu mol/L$ 为相对禁忌证；肌酐浓度$<30\mu mol/L$ 则为绝对禁忌证。

（三）注意事项及护理配合

1. 检查前

1）检查前无须空腹，正常进食，无须停止正在服用的药物，特殊药物除外（如双胍类药物需要在检查前后各停药 48 小时）。检查前 24 小时，避免服用可提高心率的食品或药品。

2）建立静脉通道：检查前选择粗、直、弹性好、易于固定的血管建立静脉通道，可选择 20G 静脉留置针。

3）屏气训练：检查前指导患者进行屏气训练，要求患者做浅慢、均匀呼吸，呼气末屏气 18～25 秒/次。

4) 心率控制：若进行 64 排 CT 检查，应要求患者将心率控制在 70 次/分钟以下；若进行非 64 排 CT 检查，根据设备性能应要求患者心率低于 90 次/分钟。心率快的患者需服用降心率药物（β 受体阻滞剂）。

5) 硝酸甘油的使用：服用硝酸甘油可扩张冠状动脉，弥补设备对细小分支血管显示不足的缺陷，但是不作常规推荐使用。如需服用，在扫描前 3~5 分钟舌下含服硝酸甘油 0.5mg 或扫描前 1 分钟舌下喷服硝酸甘油 0.5mg，检查过程中注意观察有无不良反应。

2. 检查后

1) 检查后嘱患者多饮水，促进造影剂的排泄，并严密观察患者有无造影剂外渗、过敏反应等并发症的发生。

2) 并发症的处理。

(1) 造影剂外渗：局部早期给予冷敷，24 小时后热敷，遵医嘱使用 50%硫酸镁溶液湿敷。患者抬高肢体，穿宽松衣物。严密观察局部有无红肿、疼痛及皮肤颜色的变化。

(2) 过敏反应：可出现皮疹、皮肤瘙痒及颜面部水肿，遵医嘱给予抗过敏药物，如口服开瑞坦、静脉注射地塞米松、外涂炉甘石洗剂等，并观察药物的效果及不良反应。

二、核素心肌灌注显像

核素心肌灌注显像（myocardial perfusion imaging，MPI）是一种影像学的诊断方法，该方法通过在心肌灌注核素（显像剂）观察心肌的血流灌注情况及心肌细胞的功能状态，准确反映心肌缺血的部位、范围和程度，它具有简单、无创、安全、诊断准确性高等优点，是临床诊断冠心病的重要检查方法之一。

核素心肌灌注显像包括静息心肌灌注显像和负荷心肌灌注显像。静息状态下，即使冠状动脉明显狭窄，心肌血流仍可无明显异常。而负荷状态（运动状态或使用药物）时病变血管可由于冠状动脉储备功能障碍，导致心肌血流受限，表现为相应心肌区域显像剂分布稀疏或缺损。因此，可进行负荷心肌灌注显像和静息心肌灌注显像，并进行对比。若负荷心肌灌注显像正常，可不再进行静息心肌灌注显像。负荷心肌灌注显像异常（灌注减低/缺损）、静息心肌灌注显像部分或完全正常是心肌缺血的典型表现。

(一) 适应证

1) 左束支传导阻滞或起搏器植入。

2) 运动负荷心电图结果不确定。

3) 稳定型冠心病的诊断、危险分层、治疗决策及预后评估。

4) 急性冠状动脉综合征的诊断和危险分层。

5) 心力衰竭时检测心肌缺血和存活心肌，评价心功能和左心室机械收缩同步性。

（二）注意事项与护理配合

1）检查前患者需空腹 4~6 小时。

2）检查前 48 小时患者需停用抗心律失常或减慢心率的药物，检查前 12~24 小时停用硝酸酯类药物。

3）检查当日准备脂肪餐：250ml 全脂牛奶、两个煎鸡蛋，嘱患者显像剂注射 30 分钟后进食。显像剂主要从肝胆系统和肾脏排出，注射显像剂 30 分钟后进食脂肪餐可加速显像剂的排泄，避免放射性物质对肝胆的影响。

4）检查前选择粗、直、弹性好、易于固定的血管建立静脉通道，选择 20G 静脉留置针。

5）检查后建议患者大量饮水以促进显像剂的排泄。

6）由于显像剂具有一定放射性，患者检查完 8 小时后才能接触小孩和孕妇。

三、心脏磁共振成像

心脏磁共振成像指用磁共振成像技术明确心脏及大血管的结构与功能，是一种无创的成像技术，适用于各个年龄阶段的人群，具有良好的软组织对比分辨率，扫描视野大，除了可以观察心脏的结构和功能、心肌心包病变，采用延迟增强技术还可定量测定心肌瘢痕大小、识别存活心肌。

（一）适应证

1）冠心病。

2）瓣膜性心脏病。

3）先天性心脏病。

4）心肌病。

5）充血性心力衰竭。

6）血管疾病。

（二）注意事项及护理配合

1. 检查前

1）检查前无须空腹，进食清淡饮食。

2）建立静脉通道：检查前选择粗、直、弹性好、易于固定的血管建立静脉通道，选择 20G 静脉留置针。

3）屏气训练：有效配合憋气是心脏磁共振成像检查成功的关键因素，检查前指导患者进行屏气训练，方法同冠状动脉 CT 造影检查。

2. 检查后

同冠状动脉 CT 造影。

第四节　继发性高血压功能试验

继发性高血压指有明确病因可寻的、继发于其他疾病或原因的高血压，该类高血压人群约占高血压人群的 10%。继发性高血压患者病情较重，相当一部分患者表现为顽固性高血压，靶器官损伤亦较严重，预后较差。然而，大部分继发性高血压，特别是内分泌性高血压，在明确病因后可以通过手术治疗或针对病因进行特定的药物治疗，使血压易于控制，部分患者甚至可以治愈。鉴于此，早期鉴别诊断继发性高血压具有重要的临床意义，功能试验是诊断继发性高血压病因的重要手段之一。

一、皮质醇生理波动试验

（一）目的和原理

1. 目的

辅助诊断皮质醇增多症（库欣综合征），评估肾上腺皮质功能。

2. 原理

正常人的血清皮质醇浓度在下丘脑促肾上腺皮质激素释放因子（CRF）和腺垂体促肾上腺皮质激素（ACTH）的控制下有明显的昼高夜低的变化规律。

（二）试验方法

检验血清皮质醇浓度，采血时间分别在试验第一天 8：00、16：00 和第二天 0：00 三个时刻，注意 8：00 需空腹。

（三）结果判读

1）血清皮质醇浓度：8：00 最高，0：00 最低，不同时间正常血清皮质醇浓度见表4-4-1。

表 4-4-1　不同时间正常血清皮质醇浓度

时间	8：00	16：00	0：00
血清皮质醇浓度（nmol/L）	165.5~441.6	55.0~248.0	55.2~165.5

2）血清皮质醇浓度增高常见于库欣综合征、垂体肿瘤、长期应激状态或服用糖皮质激素时。

3）血清皮质醇浓度降低常见于原发性肾上腺皮质功能减退、腺垂体功能减退。

（四）注意事项

1) 检查前避免使用某些药物，如糖皮质激素、阿司匹林、复方氨苯蝶啶等，以免影响检查结果。

2) 试验过程中注意休息，避免剧烈运动和精神紧张，禁饮浓茶、咖啡。

3) 注意 0：00 的采血需在唤醒患者后的 1~3 分钟内完成，尽量不干扰患者睡眠，以免激素受影响。

4) 为避免 ACTH 被血浆蛋白酶迅速降解，取血后样品需置于冰水中立即送检。

二、过夜地塞米松抑制试验

（一）目的和原理

1. 目的

了解下丘脑－垂体－肾上腺轴的功能是否正常，定性诊断库欣综合征。

2. 原理

口服地塞米松可抑制下丘脑、垂体分泌促肾上腺皮质激素释放激素（CRH）、ACTH，引起 CRH、ACTH 减少。

（二）试验方法

检验血清皮质醇、ACTH 浓度。采血时间：第一次，第一天 8：00 采血；第二次，第二天 0：00，采血后立即口服地塞米松 1mg；第三次，第二天 8：00。

（三）结果判读

1) 血清皮质醇浓度：第二天 8：00 血清皮质醇 $>$ 50nmol/L（1.8μg/dL）是库欣综合征的筛选指标。

2) ACTH 浓度：测定 ACTH 可用于库欣综合征患者的病因诊断，即辅助鉴别 ACTH 依赖性和 ACTH 非依赖性库欣综合征。8：00 至 9：00ACTH $<$ 10pg/ml（2.2pmol/L）则提示为 ACTH 非依赖性库欣综合征；如 ACTH $>$ 20pg/ml（4.4pmol/L），则提示为 ACTH 依赖性库欣综合征。

（四）注意事项

1) 试验前 1 周禁用 ACTH 及其他肾上腺皮质激素类药物、避孕药、中枢兴奋药等。

2) 试验前 1 天嘱患者不饮浓茶、咖啡等，试验日应避免各种应激反应，如外伤、高热、精神过度紧张、剧烈活动和低血糖等，如有此类情况出现及时通知医生。

3) 血清皮质醇浓度极易受情绪、静脉穿刺情况等因素影响，反复穿刺会引起患者紧张，增加患者不适，影响试验结果。采血时应选取粗、直的血管，尽量减少对患者的刺激。

4）为避免 ACTH 被血浆蛋白酶迅速降解，取血后样品需置于冰水中立即送检，对于夜间血样品不能立即送检者需冷藏保存。

三、醛固酮卧立位试验

（一）目的和原理

1. 目的

筛查原发性醛固酮增多症，鉴别醛固酮瘤、特发性醛固酮增多症和肾素反应性腺瘤。

2. 原理

正常人在卧床休息后的隔日 8：00 血浆醛固酮浓度为 110～330pmol/L，如保持卧位到 12：00，血浆醛固酮浓度下降，和血清皮质醇浓度的下降趋势一致。如取立位，由于站立后肾脏血流灌注量减少，肾素－血管紧张素－醛固酮系统的影响超过 ACTH 的影响，使血浆醛固酮浓度上升。特发性醛固酮增多症患者取立位时，血浆肾素轻度升高，加上患者对血管紧张素的敏感性增强，血浆醛固酮浓度上升。醛固酮瘤患者取立位时，肾素－血管紧张素－醛固酮系统受到抑制，血浆醛固酮浓度不升反降。肾素反应性腺瘤患者取站立位时引起的肾素活性变化使血浆醛固酮浓度明显上升。

（二）试验方法

1）试验前 1 日，患者晚上 22：00 以后禁饮禁食，夜间安静卧床 6 小时以上。
2）卧位血：护士在患者起床前（6：00 至 8：00）采血检查血浆醛固酮浓度、肾素活性和血管紧张素浓度。
3）立位血：清晨起床后保持非卧位状态（可以坐位、站立、行走）至少 2 小时，静坐 5～15 分钟后采血检查血浆醛固酮浓度、肾素活性和血管紧张素浓度。

（三）结果判读

1）正常人立位血浆醛固酮浓度比卧位高。
2）醛固酮瘤患者立位血浆醛固酮浓度比卧位低。
3）原发性醛固酮增多症患者血浆醛固酮浓度升高伴血管紧张素浓度下降。
4）继发性醛固酮增多症患者血浆醛固酮浓度升高伴血管紧张素浓度升高。
5）特发性醛固酮增多症（即增生型）患者立位血浆醛固酮浓度比卧位高。

（四）注意事项

1）试验前停用影响肾素－血管紧张素－醛固酮系统的药物，醛固酮受体拮抗剂、保钾和排钾利尿剂及甘草提炼物至少停用 4 周，血管紧张素转换酶抑制剂（ACEI）、血管紧张素Ⅱ受体拮抗剂（ARB）、钙通道阻滞剂（CCB）、β受体阻滞剂至少停用 2 周。血压控制相对平稳，血钾>3.5mmol/L。

2）采集卧位血后可进食早餐（普通饮食）。

3）肾素活性：采用紫管采血，采血后手握真空管头部左右颠倒摇匀，然后全部浸于冰水中，避免标本剧烈震荡，防止红细胞溶解或凝血。

4）采血后要在血标本试管上注明卧位血或立位血，记录采血时间，并做好班班交接。

5）试验过程中注意观察患者主诉及血压情况，血压>160/100mmHg，通知医生处理，防止意外的发生。

6）患者站立过程中，若出现头晕、心慌等低血压症状，应协助患者卧床休息，根据病情对症处理。

四、盐水负荷试验

（一）目的和原理

1．目的

鉴别诊断醛固酮增多症是原发性还是继发性。

2．原理

盐水负荷试验是诊断原发性醛固酮增多症最常用的试验。其原理是生理盐水快速滴注后，正常人机体内血钠升高可抑制肾素－血管紧张素－醛固酮系统，使醛固酮分泌减少，但原发性醛固酮增多症患者可自主分泌醛固酮，不受血钠水平影响，故输注生理盐水后醛固酮分泌不受抑制。

（二）试验方法

1）试验在早上 8：00 至 9：00 开始，试验前卧床休息至少 1 小时。
2）建立静脉通道，4 小时内匀速静脉输注生理盐水 2000ml。
3）在输注前及输注后分别采血检查血浆肾素活性、血浆醛固酮浓度、血钾浓度及血清皮质醇浓度。

（三）结果判读

1）血浆醛固酮>10ng/dL：原发性醛固酮增多症诊断明确。
2）血浆醛固酮< 5ng/dL：排除原发性醛固酮增多症。
3）血浆醛固酮 5～10ng/dL：需结合影像学、临床等综合判断。

（四）注意事项

1）试验期间安置心电监护，密切观察患者血压、心率的变化。

2）试验过程中，患者应卧床休息，不能坐起或站立。

3）输注生理盐水后机体血容量增加，加重心脏负荷，因此禁用于心力衰竭或水肿患者。

五、卡托普利试验

（一）目的和原理

1. 目的

鉴别诊断醛固酮增多症是原发性还是继发性，卡托普利试验操作简单、可行性高，但特异性、敏感性不及盐水负荷试验，结果可能存在假阴性。

2. 原理

卡托普利是一种 ACEI，可抑制血管紧张素Ⅰ向血管紧张素Ⅱ转化，从而减少醛固酮的分泌。对于自主分泌醛固酮的原发性醛固酮增多症患者，卡托普利对醛固酮的分泌无明显抑制作用。卡托普利试验用于原发性醛固酮增多症的排除或确诊，无法耐受盐水负荷试验的患者可行卡托普利试验。

（二）试验方法

1）坐位或站立 1 小时后口服卡托普利 50mg。

2）服药前及服药后 1、2 小时测定血浆肾素活性、血浆醛固酮浓度、血清皮质醇浓度。

3）试验中保持坐位，监测血压。

（三）结果判读

1）正常人服用卡托普利后醛固酮浓度下降>30%。

2）原发性醛固酮增多症患者的醛固酮浓度无明显改变。

（四）注意事项

1）试验中保持坐位，中途不能改变体位，以免激素水平受影响。

2）注意观察服药后患者有无不良反应，密切观察病情变化，及时处理。

六、儿茶酚胺试验

（一）目的和原理

1. 目的

筛查嗜铬细胞瘤。

2. 原理

儿茶酚胺是由肾上腺髓质、肾上腺神经元及肾上腺外嗜铬体分泌的激素，包括肾上腺素、去甲肾上腺素、多巴胺。肾上腺髓质只释放肾上腺素与去甲肾上腺素，且以肾上腺素为主。嗜铬细胞瘤是一种比较少见的继发性高血压的病因，能促进分泌儿茶酚胺，导致血压升高，因此测定儿茶酚胺及其代谢物对嗜铬细胞瘤的诊断具有重要意义。儿茶酚胺试验包括血儿茶酚胺测定和尿儿茶酚胺的测定。

（二）血儿茶酚胺的测定

1. 试验方法

1）血浆游离甲氧基肾上腺素水平测定：因体位及应激状态均可影响儿茶酚胺水平，故建议患者休息 30 分钟后于仰卧位或坐位时抽血，参考值范围也应考虑体位因素。

2）血儿茶酚胺水平测定：患者空腹，卧位休息 30 分钟后抽血，取血前 30 分钟应于静脉内留置注射针头，以减少抽血时疼痛刺激，导致儿茶酚胺水平生理性升高。

2. 结果判读

1）增高：见于嗜铬细胞瘤、成神经细胞瘤、神经节细胞瘤等。
2）降低：见于营养不良、肾上腺切除等。

3. 注意事项

1）采血前 6~10 小时空腹。24 小时内禁烟酒，禁饮含咖啡因的液体，如浓茶、咖啡等，采血前患者取平卧位休息 30 分钟。

2）采血前 72 小时停止服用相关药物，如激素类药物、非甾体抗炎药、类交感神经药物。

3）采集样品要求：使用肝素真空采血管，静脉采血 5ml，上下充分摇匀 8 次。妥善放置样品，避免样品长时间暴露在空气中而发生溶血。样品在空气中自然冷却3~5分钟后立即冰浴，避免全血直接接触冰块，避免样品剧烈震荡而溶血，尽快送检。

（三）尿儿茶酚胺的测定

1. 试验方法

1）24 小时尿甲氧基肾上腺素水平测定：患者应留取 24 小时尿液保持尿液处于酸化状态。

2）24 小时尿儿茶酚胺水平测定：患者应留取 24 小时尿液，加稀盐酸并保持尿液 pH 值<3。

2. 结果判读

1）增高：见于嗜铬细胞瘤、成神经细胞瘤、神经节细胞瘤等。

2）降低：见于营养不良、肾上腺切除等。

3. 注意事项

1）指导患者正确留置 24 小时尿液：第一天早上 7 点排去第一次小便，从第二次小便开始留取，至第二天早上 7 点小便的总量，为 24 小时小便量。

2）告知患者在试验过程中不得随意将小便弃去，以保证小便留取，准确测量 24 小时尿量，并将尿液总量记录在条码上，尿液混匀后留取 30~50ml 送检。

3）一周内禁饮浓茶、咖啡等兴奋性液体，注意休息，避免劳累和情绪紧张。

4）留置尿液期间，保持心情放松，消除紧张、焦虑情绪。

（刘秋梅）

第五章　心血管病常用药物及护理

第一节　抗高血压药物

原发性高血压的发病机制不明，但已知体内有许多系统与血压调节有关，交感－肾上腺素能系统及肾素－血管紧张素系统为主要的血压调节通路。此外，血管舒缓肽－激肽－前列腺素系统、血管内皮松弛因子－收缩因子系统等都参与了血压的调节。抗高血压药物可分别作用于上述不同系统，从而降低血压。常用降压药物包括血管紧张素转换酶抑制剂（ACEI）、血管紧张素Ⅱ受体拮抗剂（ARB）、β受体阻滞剂、钙通道阻滞剂（CCB）和利尿剂五大类，以及由上述药物组成的固定配比的复方制剂。《中国高血压防治指南（2018年修订版）》建议五大类降压药物均可作为初始和维持用药的选择，此外，α受体阻滞剂等其他种类降压药物有时亦可应用于某些特定高血压人群。本节主要介绍这几类降压药物的口服制剂和部分注射液制剂。

一、血管紧张素转换酶抑制剂

1．作用机制

ACEI通过竞争性抑制血管紧张素转换酶，阻断血管紧张素Ⅱ的生成、抑制激肽酶的降解，从而发挥降压作用，对高血压患者具有良好的靶器官保护和心血管终点事件预防作用。

2．适应证

适用于1、2、3级高血压患者，尤其适用于高血压伴慢性心力衰竭、心肌梗死后心功能不全、糖尿病肾病、非糖尿病肾病、代谢综合征、蛋白尿或微量蛋白尿患者。

3．禁忌证

双侧肾动脉狭窄、高钾血症、血管神经性水肿及妊娠妇女。

4. 常用药物

常用 ACEI 见表 5-1-1。

表 5-1-1　常用 ACEI

药品名	规格	常用剂量 （起始剂量～目标剂量）	用法
卡托普利	12.5mg、25mg	25～300mg	口服，Bid 或 Tid
贝那普利	5mg、10mg	5～40mg	口服，Qd 或 Bid
福辛普利	10mg	10～40mg	口服，Qd
培哚普利	4mg、8mg	4～8mg	口服，Qd
依那普利	5mg、10mg	2.5～40.0mg	口服，Bid
赖诺普利	5mg、10mg、20mg	2.5～40.0mg	口服，Qd

注：Bid 表示每日两次；Tid 表示每日三次；Qd 表示每日一次。

5. 护理及观察要点

1) 主要不良反应：最常见的不良反应为刺激性干咳，多见于用药初期。其他不良反应有低血压、皮疹。偶见血管神经性水肿及味觉障碍。长期服用有血钾升高风险。

2) 服药注意事项：①观察血压，在患者可耐受的情况下，逐渐上调剂量至目标剂量；②饭前服用可增加生物利用度；③不可与保钾类利尿剂合用；④首剂服用后有血压急剧下降的危险，需严密监测；⑤长期服用应定期监测血钾和血肌酐水平，一般治疗2～4周后应评估疗效并复查血钾和血肌酐水平。

二、血管紧张素Ⅱ受体拮抗剂

1. 作用机制

ARB 通过阻断血管紧张素Ⅱ1型受体而发挥降压作用。

2. 适应证

同 ACEI，尤其适用于不能耐受 ACEI 的患者。

3. 禁忌证

除血管神经性水肿外，其他同 ACEI。

4. 常用药物

常用 ARB 见表 5-1-2。

表 5-1-2 常用 ARB

药品名	规格	常用剂量 (起始剂量~目标剂量)	用法
氯沙坦	50mg、100mg	25~100mg	口服，Qd
缬沙坦	80mg	80~160mg	口服，Qd
替米沙坦	80mg	20~80mg	口服，Qd
厄贝沙坦	75mg、150mg	150~300mg	口服，Qd
坎地沙坦酯	4mg、8mg	4~32mg	口服，Qd

5. 护理及观察要点

1) 主要不良反应：不良反应少见，可见低血压、头痛、头晕、上呼吸道感染、无力、疲劳、咳嗽，偶有腹泻，长期服用有血钾升高风险。

2) 服药注意事项：①监测血压、血钾及肾功能情况；②与某些可引起高血钾的药物合用时可致血钾升高，注意监测血钾水平。

三、β受体阻滞剂

1. 作用机制

β受体阻滞剂通过阻断β肾上腺素受体，可减弱儿茶酚胺的作用，抑制过度激活的交感神经活性、抑制心肌收缩力、减慢心率，从而发挥降压作用。可保护靶器官、降低心血管事件的发生风险。

2. 适应证

β受体阻滞剂尤其适用于高血压伴快速型心律失常、冠心病、慢性心力衰竭、交感神经活性增高及高动力状态的患者。

3. 禁忌证

二度、三度房室传导阻滞和哮喘患者禁用。慢性阻塞型肺疾病患者、运动员、周围血管病或糖耐量异常患者慎用。糖脂代谢异常患者一般不首选β受体阻滞剂。

4. 常用药物

常用β受体阻滞剂见表 5-1-3。

表 5-1-3　常用 β 受体阻滞剂

药品名	规格	常用剂量 （起始剂量~目标剂量）	用法
琥珀酸美托洛尔缓释片	47.5mg、95mg	47.5~190.0mg	口服，Qd
酒石酸美托洛尔	25mg、50mg	50~100mg	口服，Bid
富马酸比索洛尔	2.5mg、5mg	2.5~10.0mg	口服，Qd
盐酸普萘洛尔	10mg	20~90mg	口服，Bid 或 Tid

5. 护理及观察要点

1）主要不良反应：常见不良反应包括疲乏、肢体冷感、激动不安、胃肠不适等，还可有糖脂代谢异常。长期应用者突然停药可发生撤药综合征，患者表现为血压反跳性升高，伴头痛、焦虑等，或出现支气管痉挛、心功能抑制等。

2）服药注意事项：①观察血压、心率、心功能变化；②长期服用者避免突然停药，逐渐减量，一般减量过程以 2 周为宜；③对合并严重肥胖的代谢综合征或糖尿病患者，需谨慎评估后使用 β 受体阻滞剂，并监测血糖、血脂的变化。

四、钙通道阻滞剂

1. 作用机制

CCB 主要通过阻断血管平滑肌细胞上的钙离子通道发挥扩张血管、降低血压的作用，主要包括二氢吡啶类 CCB 和非二氢吡啶类 CCB。

2. 适应证

适用于老年高血压、单纯收缩期高血压患者，或高血压伴稳定型心绞痛、冠状动脉或颈动脉粥样硬化、周围血管病患者。

3. 禁忌证

1）二氢吡啶类 CCB：无绝对禁忌证，心动过速与心力衰竭患者慎用。
2）非二氢吡啶类 CCB：二度、三度房室传导阻滞和心力衰竭患者禁用。

4. 常用药物

常用 CCB 见 5-1-4。

表 5-1-4 常用 CCB

类别	药品名	规格	常用剂量 （起始剂量～目标剂量）	用法
二氢吡啶类 CCB	硝苯地平	10mg、20mg	10～30mg	口服，Bid 或 Tid
	硝苯地平控释片	30mg、60mg	30～60mg	口服，Qd
	尼卡地平	40mg	40～80mg	口服，Bid
	苯磺酸氨氯地平	5mg、10mg	5～10mg	口服，Qd
	苯磺酸左旋氨氯地平	5mg	2.5～5.0mg	口服，Qd
	非洛地平缓释片	2.5mg、5mg	2.5～10.0mg	口服，Qd
非二氢吡啶类 CCB	维拉帕米缓释片	240mg	120～480mg	口服，Qd 或 Bid
	维拉帕米	40mg	80～480mg	口服，Tid
	盐酸地尔硫䓬	30mg	90～360mg	口服，Bid 或 Tid
	盐酸地尔硫䓬缓释胶囊	90mg	90～360mg	口服，Qd 或 Bid

5. 护理及观察要点

1) 主要不良反应：①二氢吡啶类 CCB 的常见不良反应包括反射性交感神经激活导致的心跳加快、面部潮红、脚踝部水肿、牙龈增生等；②非二氢吡啶类 CCB 的常见不良反应为抑制心脏收缩和传导，导致二度、三度房室传导阻滞。

2) 使用注意事项：①监测血压、心电图、外周水肿情况；②缓释片/控释片应整片吞服，不可嚼碎；③用药后不宜进行高空作业、汽车驾驶和伴有危险性机械的操作。

五、利尿剂

1. 作用机制

利尿剂主要通过利钠排尿、降低容量负荷发挥降压作用。

2. 适应证

1) 袢利尿剂，较少作为降压药物单独使用，可用于合并肾功能不全的高血压。

2) 噻嗪类利尿剂，最常用。适用于轻、中度高血压，对单纯收缩期高血压、盐敏感性高血压、合并心力衰竭的高血压和老年人高血压有一定疗效。

3) 保钾利尿剂，适用于伴心力衰竭的高血压，也可用于难治性高血压。

3. 禁忌证

1) 袢利尿剂，痛风患者禁用，高尿酸血症患者慎用。

2) 噻嗪类利尿剂，痛风患者禁用，高尿酸血症和严重肾功能不全患者慎用。

3）保钾利尿剂，高血钾和严重肾功能不全患者禁用。

4．常用药物

常用利尿剂见表5-1-5。

表5-1-5　常用利尿剂

类别	药品名	规格	常用剂量（起始剂量～目标剂量）	用法
袢利尿剂	呋塞米	20mg	20～80mg	口服，Qd～Bid
	托拉塞米	10mg、20mg	5～10mg	口服，Qd
噻嗪类利尿剂	氢氯噻嗪	25mg	6.25～25.00mg	口服，Qd
	吲哒帕胺	2.5mg	0.625～2.500mg	口服，Qd
保钾利尿剂	氨苯蝶啶	50mg	25～100mg	口服，Qd～Bid
	螺内酯	20mg	20～60mg	口服，Qd～Bid

5．护理及观察要点

1）主要不良反应：袢利尿剂和噻嗪类利尿剂的主要不良反应包括低钾血症、高尿酸血症、乏力、尿量增多。噻嗪类利尿剂还可影响糖脂代谢。保钾利尿剂长期单用可引起高钾血症，男性乳房发育。

2）用药注意事项：①袢利尿剂及噻嗪类利尿剂使用期间应定期监测电解质（尤其是血钾）、尿酸，观察患者有无低钾相关症状，如乏力、纳差等，注意补钾；②保钾利尿剂与ACEI或ARB合用时需注意有发生高钾血症的风险；③推荐中小剂量使用，避免利尿剂单药大剂量长期使用。

六、α受体阻滞剂

1．作用机制

α受体阻滞剂可选择性地与α肾上腺素受体结合，阻断相应的神经递质及药物与α受体结合，产生抗肾上腺素作用而降压。

2．适应证

适用于高血压伴前列腺增生，也适用于难治性高血压。

3．禁忌证

体位性低血压者禁用。

4. 常用药物

常用 α 受体阻滞剂见表 5-1-6。

表 5-1-6　常用 α 受体阻滞剂

药品名	规格	常用剂量 （起始剂量～目标剂量）	用法
哌唑嗪	1mg	1～10mg	口服，Bid～Tid
特拉唑嗪	2mg	1～20mg	口服，Qd～Bid

5. 护理及观察要点

1）主要不良反应：α 受体阻滞剂的常见不良反应包括体位性低血压、心动过速、鼻塞等，也可引起恶心、呕吐、腹痛、皮疹等。

2）用药注意事项：①一般不作为高血压治疗的首选药；②心力衰竭患者慎用；③首次给药应在入睡前，小剂量开始，预防体位性低血压发生，注意测量坐位、立位血压，最好选用控释制剂；④高血压合并胃炎、溃疡病患者慎用。

（沈玉）

第二节　抗心力衰竭药物

心力衰竭的治疗策略在过去几十年发生了重大转变：从旨在改善短期血流动力学状态转变为长期的修复性策略，以改变衰竭心脏的生物学性质；从采用强心、利尿、扩血管药物转变为采用神经内分泌抑制剂，目前，神经内分泌抑制剂已成为心力衰竭治疗的主要药物。

一、利尿剂

利尿剂是唯一能改善体液潴留的药物，是心力衰竭药物治疗成功的关键和基础。用于心力衰竭治疗的利尿剂包括袢利尿剂、噻嗪类利尿剂、保钾利尿剂、血管升压素 V_2 受体拮抗剂。

1. 作用机制

袢利尿剂、噻嗪类利尿剂、保钾利尿剂作用于肾小管特定部位，通过抑制肾小管对钠或氯的重吸收，促进钠、水排泄，减少体液量，降低容量负荷，减轻水肿，使容量血管和阻力血管舒张，降低心脏前后负荷。

托伐普坦是选择性的血管升压素 V_2 受体拮抗剂，通过与集合管上的血管升压素受体结合，阻断血管升压素介导的水重新收，进而排水利尿，且不易引起电解质紊乱。

2. 适应证

利尿剂一般在慢性心力衰竭急性发作和明显体液潴留时应用。其中袢利尿剂是严重体液潴留患者的首选；噻嗪类利尿剂适用于轻度体液潴留伴高血压，且肾功能正常的患者；托伐普坦主要用于临床症状明显的高容量性或正常容量性低钠血症患者，包括伴有心力衰竭、肝硬化及抗利尿激素分泌异常综合征的患者。

3. 禁忌证

袢利尿剂、噻嗪类利尿剂、保钾利尿剂禁忌证见本章第一节。托伐普坦禁用于低容量性低钠血症患者、对口渴不耐受或不能正常反应者、无尿患者、高钠血症患者、难以给予适当补水的肝性脑病患者，同时禁与强效细胞色素 P450 3A4 抑制剂（如伊曲康唑、克拉霉素等）合用。孕妇、哺乳期妇女、18 岁以下儿童应避免使用托伐普坦。

4. 常用药物

常用利尿剂见表 5-2-1。

表 5-2-1 常用利尿剂

类别	药品名	规格	常用剂量（起始剂量~最大剂量）	用法
袢利尿剂	呋塞米	20mg	20~160mg	口服，Qd~Bid
	托拉塞米	10mg	10~100mg	口服，Qd
噻嗪类利尿剂	氢氯噻嗪	25mg	12.5~100.0mg	口服，Qd~Bid
	吲达帕胺	2.5mg	2.5~5.0mg	口服，Qd
保钾利尿剂	氨苯蝶啶	50mg	25~200mg	口服，Qd
血管升压素 V_2 受体拮抗剂	托伐普坦	15mg	7.5~15.0mg	口服，Qd

5. 护理及观察要点

利尿剂使用期间应准确记录患者 24 小时尿量，注意监测电解质、血压、肾功能、尿酸。袢利尿剂、噻嗪类利尿剂、保钾利尿剂的其他护理及观察要点见本章第一节。

托伐普坦使用期间观察患者口渴状况，预防低血压、高血钾、高血钠的发生，注意监测肝功能。糖尿病患者服用后可出现高血糖；前列腺肥大等排尿困难患者可出现尿潴留。

二、肾素－血管紧张素系统抑制剂

（一）血管紧张素转换酶抑制剂

1．作用机制

ACEI 通过抑制血管紧张素转换酶减少血管紧张素Ⅱ生成，通过抑制缓激肽降解起到扩血管、改善血流动力学的作用，通过降低心力衰竭患者神经－体液代偿机制的不利影响，改善心室重塑，从而改善患者症状，降低患者死亡率和心血管事件发生率。

2．适应证

所有射血分数降低的心力衰竭（HFrEF）患者均可使用 ACEI，除非有禁忌证或不能耐受。

3．禁忌证

双侧肾动脉狭窄、高钾血症及妊娠妇女禁用，曾因使用 ACEI 而发生血管神经性水肿者禁用。

4．常用药物

常用 ACEI 见表5－2－2。

表5－2－2 常用 ACEI

药品名	规格	常用剂量 （起始剂量～目标剂量）	用法
卡托普利	12.5mg、25mg	6.25～50.00mg	口服，Tid
依那普利	5mg、10mg	2.5～10.0mg	口服，Bid
贝那普利	5mg、10mg	2.5～20.0mg	口服，Qd～Bid
福辛普利	10mg	5～30mg	口服，Qd
培哚普利	4mg、8mg	2～8mg	口服，Qd
赖诺普利	5mg、10mg、20mg	5～30mg	口服，Qd

5．护理及观察要点

1）本类药品在心力衰竭患者中使用时建议从小剂量开始，剂量逐渐递增，每隔2周剂量增加1次，调整到最佳剂量后长期维持，避免突然停药。

2）用药期间监测血压，收缩压低于 90mmHg 时考虑暂停服药。

3）其他护理及观察要点见本章第一节。

（二）血管紧张素Ⅱ受体拮抗剂

1. 作用机制

ARB 可阻断血管紧张素Ⅱ与受体结合，抑制肾素－血管紧张素系统，从而改善心室重塑，降低患者死亡率和心血管事件发生率，但无抑制缓激肽降解的作用，因此干咳和血管性水肿的不良反应较少见。心力衰竭患者治疗首选 ACEI，当 ACEI 引起干咳致不能耐受时可改用 ARB。

2. 适应证

同 ACEI，尤其适用于不能耐受 ACEI 者。

3. 禁忌证

除血管神经性水肿外，其他同 ACEI。

4. 常用药物

常用 ARB 见表 5－2－3。

表 5－2－3　常用 ARB

药品名	规格	常用剂量 （起始剂量～目标剂量）	用法
坎地沙坦酯	4mg、8mg	4～32mg	口服，Qd
氯沙坦	50mg、100mg	25～150mg	口服，Qd
缬沙坦	80mg	40～160mg	口服，Qd～Bid

5. 护理及观察要点

1）本类药品在心力衰竭患者中使用时建议从小剂量开始，剂量逐渐递增，每隔2 周剂量增加 1 次，调整到最佳剂量后长期维持，避免突然停药。

2）用药期间监测血压，收缩压低于 90mmHg 时考虑暂停服药。

3）其他护理及观察要点见本章第一节。

（三）血管紧张素受体脑啡肽酶抑制剂

1. 作用机制

血管紧张素受体脑啡肽酶抑制剂（ARNI）能够抑制脑啡肽酶，从而升高脑利钠肽水平，脑利钠肽水平的升高可以扩张血管、降低交感神经系统的兴奋性，同时能够阻断血管紧张素和受体结合，抑制心肌重构及心肌细胞的肥厚，从而起到治疗心力衰竭的作用。

2. 适应证

对于美国纽约心脏病学会（NYHA）心功能分级为Ⅱ～Ⅲ级、左室射血分数（LVEF）≤40%、有症状的 HFrEF 患者，若患者能够耐受 ACEI 或 ARB，推荐以 ARNI 替代 ACEI 或 ARB，以进一步降低心力衰竭的发病率及死亡率。

3. 禁忌证

1) 有血管神经性水肿病史。
2) 双侧肾动脉严重狭窄。
3) 妊娠、哺乳期。
4) 重度肝损害，胆汁性肝硬化和胆汁淤积。
5) 已知对 ARB 或 ARNI 过敏。
6) 禁止与 ACEI 合用，必须在停止 ACEI 治疗 36 小时后才能服用。

以下情况者须慎用：①血肌酐>221μmol/L；②血钾>5.4mmol/L；③症状性低血压（收缩压<95mmHg）。

4. 常用药物

沙库巴曲缬沙坦钠的规格、常用剂量及用法见表5-2-4。

表5-2-4　沙库巴曲缬沙坦钠的规格、常用剂量及用法

药品名	规格	常用剂量 （起始剂量~目标剂量）	用法
沙库巴曲缬沙坦钠	50mg、100mg	25~200mg	口服，Bid

5. 护理及观察要点

1) 主要不良反应：低血压、肾功能恶化、高钾血症、血管神经性水肿和干咳等。
2) 用药注意事项：①心力衰竭患者建议小剂量开始，每2~4周增加1次剂量，直至目标剂量；②服用药物由 ACEI 或 ARB 转为 ARNI 前血压需稳定，并需停用 ACEI 或 ARB36 小时；③因降压作用较强，中度肝损伤、75 岁及以上患者起始剂量要小，调整剂量后应加强监测血压、肾功能和血钾。

三、醛固酮受体拮抗剂

1. 作用机制

本药结构与醛固酮相似，为醛固酮的竞争性抑制剂，能降低醛固酮效应，阻断醛固酮参与心肌重塑，改善心力衰竭远期预后。

2. 适应证

1) LVEF≤35%、使用 ACEI、ARB、ARNI 或 β 受体阻滞剂治疗后仍有症状的 HFrEF 患者。

2) 急性心肌梗死后 LVEF≤40%，有心力衰竭症状或合并糖尿病者。

3. 禁忌证

血肌酐＞221μmol/L、估算的肾小球滤过率＜30ml/（min·1.73m^2）、血钾＞5.0mmol/L、妊娠妇女。

4. 常用药物

螺内酯的规格、常用剂量及用法见表 5-2-5。

表 5-2-5 螺内酯的规格、常用剂量及用法

药品名	规格	常用剂量 （起始剂量～目标剂量）	用法
螺内酯	20mg	10～20mg	口服，Qod～Qd

注：Qod 表示隔日一次。

5. 护理及观察要点

1) 主要不良反应：肾功能恶化和高钾血症，男性可见乳房疼痛或乳腺增生症，为可逆性。

2) 用药注意事项：与钾剂或含钾药物（如青霉素钾等）合用时，以及出现肾功能损害、少尿或无尿时，必须严密观察与血钾增高相关的症状，服药期间监测血钾与心电图变化，避免高钾的饮食。出现高血钾时应立即停药或减量。为减少胃肠道反应，可在进食中或餐后服用。

四、β 受体阻滞剂

1. 作用机制

β 受体阻滞剂可抑制交感神经对心力衰竭代偿的不利作用，逆转心力衰竭患者的心肌肥厚、心肌重构及心肌纤维化，同时通过降低心率、延长左室充盈时间、增加心肌血流灌注、降低心肌的耗氧量，对心脏产生有益的保护作用。

2. 适应证

1) 结构性心脏病，伴 LVEF 下降的无症状心力衰竭患者。

2) 有症状或既往有症状的 NYHA 心功能分级为Ⅱ～Ⅲ级、LVEF 下降、病情稳定

的慢性心力衰竭患者，除非有禁忌或不能耐受。

3. 禁忌证

详见本章第一节。

4. 常用药物

常用 β 受体阻滞剂见表 5-2-6。

表 5-2-6　常用 β 受体阻滞剂

药品名	规格	常用剂量 （起始剂量～目标剂量）	用法
琥珀酸美托洛尔缓释片	47.5mg、95.0mg	11.875mg 或 23.75～190.00mg	口服，Qd
富马酸比索洛尔	2.5mg、5.0mg	1.25～10.00mg	口服，Qd
酒石酸美托洛尔	25mg、50mg	6.25～50.00mg	口服，Bid～Tid

5. 护理及观察要点

起始剂量宜小，一般为目标剂量的 1/8，逐渐增加至目标剂量，其余详见本章第一节。

五、洋地黄类药物

1. 药理作用

洋地黄类药物通过抑制 Na^+/K^+-ATP 酶，产生正性肌力作用，增强副交感神经活性，抑制房室传导。

2. 适应证

应用利尿剂、ACEI、ARB、ARNI、β 受体阻滞剂和醛固酮受体拮抗剂后仍持续有症状的 HFrEF 患者，伴快速心室率的心房颤动患者尤为适合。

3. 禁忌证

1）病态窦房结综合征、二度及以上房室传导阻滞患者（未植入心脏起搏器时）。
2）心肌梗死急性期（发作<24 小时）患者，尤其是有进行性心肌缺血者。
3）预激综合征伴心房颤动或心房扑动患者。
4）梗阻性肥厚型心肌病患者。

4. 常用药物

常用洋地黄类药物见表 5-2-7。

表 5—2—7　常用洋地黄类药物

药品名	规格	起始剂量	最大剂量	用法
地高辛	0.25mg	0.125~0.500mg	0.75~1.25mg	口服，Qd
毛花苷 C	2ml∶0.4mg	0.2~0.4mg	1.0~1.6mg	2~4 小时内重复静脉缓慢注射

5. 护理及观察要点

1）主要不良反应：①心律失常，最常见室性期前收缩，快速型房性心律失常伴传导阻滞是洋地黄中毒的特征性表现；②胃肠道症状，食欲缺乏、恶心、呕吐、腹泻；③神经精神症状，视觉异常、定向力障碍。

2）用药注意事项：①洋地黄类药物用量个体差异很大，老年、心肌缺血缺氧、重度心力衰竭、低钾低镁血症、肾功能减退等患者对洋地黄类药物较敏感，使用时应严密观察患者用药后的反应；②严密观察患者是否有洋地黄中毒表现，定期监测地高辛血药浓度；③静脉使用时，用 5% 葡萄糖注射液稀释 4 倍以上，缓慢注射，推药时监测患者心率，小于 60 次/分钟时禁止使用。

六、伊伐布雷定

1. 作用机制

伊伐布雷定通过特异性抑制心脏窦房结起搏电流，减慢心率。

2. 适应证

NYHA 心功能分级为 Ⅱ~Ⅳ 级、LVEF≤35% 的窦性心律患者，合并以下情况之一可加用伊伐布雷定：

1）已使用 ACEI、ARB、ARNI、β 受体阻滞剂、醛固酮受体拮抗剂，β 受体阻滞剂已达到目标剂量或最大耐受剂量，患者心率仍≥70 次/分钟。

2）心率≥70 次/分钟，对 β 受体阻滞剂禁忌或不能耐受者。

3. 禁忌证

1）病态窦房结综合征、窦房传导阻滞、二度及以上房室传导阻滞、治疗前静息心率<60 次/分钟。

2）血压<90/50mmHg。

3）急性失代偿性心力衰竭。

4）重度肝功能不全。

5）心房颤动、心房扑动。

6）依赖起搏器的患者。

4. 常用药物

伊伐布雷定的规格、常用剂量及用法见表 5-2-8。

表 5-2-8 伊伐布雷定的规格、常用剂量及用法

药品名	规格	常用剂量 （起始剂量～目标剂量）	用法
伊伐布雷定	5mg	2.5～7.5mg	口服，Qd

5. 护理及观察要点

1）主要不良反应：光幻视和心动过缓。其他不良反应包括视物模糊、头晕、血压波动等。

2）用药注意事项：伴有室内传导障碍的患者起始剂量要小。监测心率和 QT 间期，避免与强效细胞色素 P450 3A4 抑制剂合用。如发生视觉功能恶化，应考虑停药。心率<50 次/分钟或出现相关症状时应停药。

七、其他治疗心力衰竭的药物

（一）磷酸二酯酶抑制剂

1. 作用机制

磷酸二酯酶抑制剂通过抑制 3 型磷酸二酯酶活性，抑制心肌细胞内的 cAMP 降解，促进 Ca^{2+} 通道膜蛋白磷酸化，Ca^{2+} 内流增加，从而增强心肌收缩力，短期应用可改善心力衰竭症状，长期应用患者死亡率增加。

2. 适应证

心脏手术后急性收缩性心力衰竭、难治性心力衰竭患者，以及心脏移植前的终末期心力衰竭患者短期应用。

3. 禁忌证

重度瓣膜狭窄者禁用。

4. 常用药物

米力农注射液的规格、常用剂量及用法见表 5-2-9。

表 5-2-9　米力农注射液的规格、常用剂量及用法

药品名	规格	起始剂量	最大剂量	用法
米力农注射液	5ml：5mg	0.375~0.750μg/（kg·min）	1.13mg/（kg·d）	静脉微量泵使用，一般使用 3~5 天

5. 护理及观察要点

1）主要不良反应：①心血管系统不良反应，室性心律失常、非持续性室性心律失常、低血压、心绞痛、持续性心动过速；②中枢神经系统不良反应，头痛、震颤、恶心、呕吐；③其他，发热、低血钾、血小板减少、肝肾功能异常。

2）用药注意事项：①静脉给药速度宜慢，过快可引起室性期前收缩及血压过低；②不能与呋塞米、布美他尼混合配伍；③对于心房颤动、心房扑动患者监测心电图变化，用药前先控制心室率，纠正低血容量；④用药期间监测血压、尿量、心率、电解质，特别是血钾指标及临床症状，如出现过度的心率增快、血压降低，应减量或停药。

（二）左西孟旦

1. 作用机制

左西孟旦通过结合心肌细胞上的肌钙蛋白 C 增强心肌收缩，并通过介导三磷酸腺苷敏感的钾通道，扩张冠状动脉和外周血管，改善心肌顿抑，减轻缺血程度并纠正血流动力学紊乱。

2. 适应证

适用于传统治疗（如使用利尿剂、ACEI 和洋地黄类药物治疗）疗效不佳、需增强心肌收缩、无显著低血压或低血压倾向的急性失代偿心力衰竭患者的短期治疗。

3. 禁忌证

严重肝肾功能损伤、显著影响心室充盈或射血功能的机械性阻塞性疾病、尖端扭转型室性心动过速以及对左西孟旦过敏的患者禁用。严重低血压、心动过速患者禁用。

4. 常用药物

左西孟旦的规格、常用剂量及用法见表 5-2-10。

表 5-2-10　左西孟旦的规格、常用剂量及用法

药品名	规格	常用剂量及用法
左西孟旦	5ml：12.5mg	12.5mg 左西孟旦与 5％葡萄糖注射液 500ml 配制，24 小时内输注完毕，一周后再评估是否用下一剂

5. 护理及观察要点

1）主要不良反应：头痛、低血压、室性心动过速、失眠、头晕、心动过速、室性期前收缩、心力衰竭、心肌缺血、恶心、呕吐、腹泻、便秘、血红蛋白含量下降、低钾血症等。

2）用药注意事项：①使用输液泵缓慢输注，以 $0.2\mu g/$（kg・min）的速度给药，24 小时内输注完毕。②使用前，仔细观察药液有无微粒、杂质和变色等。③治疗中及结束后 3 天内，观察患者的心电图、血压、心率、尿量等。特别是给药后 30~60 分钟密切监测血压、心率变化。④持续输注时如出现低血压、心动过速等，输注速度宜减至 $0.05\mu g/$（kg・min）或停止用药。

（三）重组人脑利钠肽（新活素）

1. 作用机制

人脑利钠肽与特异性的利钠肽受体相结合，可扩张静脉、动脉，降低心脏前后负荷，同时具有排钾利尿、抑制肾素－血管紧张素－醛固酮系统和交感神经系统、扩张血管等作用。

2. 适应证

适用于休息或轻微活动时呼吸困难的急性失代偿心力衰竭患者，或心功能按 NYHA 分级大于 II 级的患者。

3. 禁忌证

心源性休克或收缩压<90mmHg 的患者禁用。应避免在被怀疑有或已知有低心脏充盈压的患者中使用。

4. 常用药物

重组人脑利钠肽的规格、常用剂量及用法见表 5－2－11。

表 5－2－11　重组人脑利钠肽的规格、常用剂量及用法

药品名	规格	常用剂量及用法
重组人脑利钠肽	0.5mg：500U	负荷剂量：1.5~2.0μg/kg 静脉微量泵泵入；维持剂量：0.015~0.030μg/（kg・min）连续静脉微量泵泵入，疗程一般为 3 天。根据血压调整剂量

5. 护理及观察要点

1）主要不良反应：低血压、头痛、恶心、呕吐、室性心动过速、血肌酐升高等。

2）用药注意事项：①单独静脉通道给药，在理化性质上与肝素、胰岛素、布美他

尼、依那普利、呋塞米等药物相排斥；②以 5％ 葡萄糖注射液或生理盐水为稀释液；③换算公式：静脉滴注速率（ml/h）＝0.075×患者体重（kg）；④用药过程中注意观察患者尿量及血压。

（四）β肾上腺素能激动剂

1. 作用机制

多巴胺：小剂量 [$<2\mu g/(kg \cdot min)$] 时激动多巴胺受体，扩张肾血管，起到利尿作用；中剂量 [$2\sim10\mu g/(kg \cdot min)$] 时作用于 β_1 受体，增强心肌收缩和增加心排血量，使心排血量增加，对心率和外周血管影响较小；大剂量 [$>10\mu g/(kg \cdot min)$] 时激动外周血管 α 受体，收缩血管，升高血压。

多巴酚丁胺：激动 β_1 受体，增强心肌收缩和增加心排血量，改善外周组织灌注。

2. 适应证

适用于肾功能衰竭、充血性心力衰竭等引起的休克综合征，少尿及周围血管阻力正常或较低的休克，洋地黄类药物和利尿剂治疗无效的心功能不全。

3. 禁忌证

梗阻性肥厚型心肌病患者禁用，心房颤动患者禁用。

4. 常用药物

常用 β 肾上腺素能激动剂见表 5-2-12。

表 5-2-12　常用 β 肾上腺素能激动剂

药品名	规格	给药途径	常用剂量及用法
多巴胺	2ml：20mg	静脉	由小剂量 [$1\sim2\mu g/(kg \cdot min)$] 开始，据病情逐步调节剂量，最大剂量为 $20\mu g/(kg \cdot min)$
多巴酚丁胺	2ml：20mg	静脉	$2.5\sim10.0\mu g/(kg \cdot min)$

5. 护理及观察要点

1）主要不良反应：常见的有胸痛、呼吸困难、心悸、心律失常（尤其大剂量应用时）、全身软弱无力感。心跳缓慢、头痛、恶心、呕吐者少见。长期大剂量或小剂量用于外周血管病患者时，可出现手足疼痛或手足发凉。外周血管长时间收缩可能导致局部组织坏死或坏疽。

2）用药注意事项：①使用输液泵或微量泵静脉精确给药，选用粗大的血管，以防药液外溢或导致组织坏死，如确已发生药液外溢，可用 5～10mg 酚妥拉明稀释液在注射部位作浸润处理；②用药时注意观察患者血压、心率、尿量和一般情况；③给药速度和时间需根据血压、心率、尿量、外周血管灌注情况而定；④当血管过度收缩引起舒张压异常升高、脉压下降、尿量减少、心率增快或心律失常时，给药速度应减慢或暂停使用；⑤突然停药可发生严重低血压，故停药时剂量应逐渐递减；⑥忌与碱性溶液配伍。

（沈玉 晏婷）

第三节 抗心律失常药物

药物治疗是抗心律失常治疗的重要手段，但抗心律失常药在纠正心律失常的同时又存在致心律失常的不良反应。要做到正确合理应用抗心律失常药，必须掌握抗心律失常药的作用机制、用法及注意事项。

一、治疗快速型心律失常药物

Vaughan Williams 分类法根据药物的主要作用通道和电生理特点，将抗快速型心律失常药物归纳为如下几类。

（一）钠通道阻滞剂

1. 作用机制

钠通道阻滞剂通过抑制钠离子的跨膜运动，影响动作电位 0 相，从而抑制心肌的自律性，特别是异位兴奋点的自律性，降低传导速度，延长有效不应期，降低心脏兴奋性。对心房不应期的延长效果较心室明显，缩短房室交界区的不应期，促进心房、心室肌的颤动。抑制钙离子内流，降低心肌收缩力，通过抗胆碱能作用间接对心脏产生影响。

2. 适应证

各种类型的快速型心律失常，见表 5-3-1。

3. 禁忌证

严重房室传导阻滞、室内传导阻滞。

4. 常用药物

常用钠通道阻滞剂见表 5-3-1。

表 5-3-1 常用钠通道阻滞剂

药品名	规格	适应证	常用剂量及用法
奎尼丁	0.2g	心房颤动、心房扑动的复律和复律后窦性心律的维持；危及生命的室性心律失常	200mg，口服；Q6~8h

药品名	规格	适应证	常用剂量及用法
利多卡因	20ml：0.4g	室性期前收缩、室性心动过速和心室颤动	负荷剂量：50～100mg 加入 5％ 葡萄糖注射液 20ml 中，缓慢静脉注射；维持剂量：1～2mg/min
普罗帕酮	50mg；10ml：35mg	各种期前收缩、阵发性室上性异位搏动、室上性心动过速、预激综合征、心房扑动和心房颤动，电转复律后预防心室颤动发作	150～200mg，口服，Q8～12h，静脉：70mg 加于 5％葡萄糖注射液中，于 10 分钟内缓慢注射，10～20分钟重复 1 次，总量不超过 210mg

5. 护理及观察要点

1）主要不良反应：①心血管系统不良反应，传导阻滞加重、心力衰竭，可能导致心脏停搏、心动过速、心动过缓、血压下降；②胃肠道不良反应和金鸡纳反应，恶心、呕吐、腹泻、耳鸣、头昏、视物模糊、心悸、头痛、面红、发热等；③过敏反应或特异质反应，皮疹、发热、呼吸困难、发绀、血小板减少、粒细胞减少、贫血、肝损害、虚脱、休克，甚至死亡。

2）用药注意事项：用药前及用药过程中应仔细观察患者心律、心率和血压的改变。

（二）β受体阻滞剂

1. 作用机制

此类药品可抑制窦房结及房室结的自律性、传导性，主要用于室上性心律失常，降低心房扑动、心房颤动时的心室率。

2. 适应证

适用于室上性心律失常，降低心房扑动、心房颤动时的心室率。

3. 禁忌证

禁用于支气管哮喘或有支气管哮喘病史、严重慢性阻塞性肺疾病、窦性心动过缓、二至三度房室传导阻滞、难治性心功能不全、心源性休克患者。

4. 常用药物

艾司洛尔的规格、常用剂量及用法见表5-3-2，其他β受体阻滞剂介绍详见本章第一节。

表 5-3-2　艾司洛尔的规格、常用剂量及用法

药品名	规格	常用剂量及用法
艾司洛尔	10ml：0.1g	成人先静脉注射负荷剂量：0.5mg/（kg·min），约 1 分钟，随后静脉滴注维持剂量：自 0.05mg/（kg·min）开始，4 分钟后若疗效理想则继续维持，若疗效不佳可重复给予负荷剂量并将维持剂量以 0.05mg/（kg·min）的幅度递增。维持剂量最大可至 0.3mg/（kg·min）

5. 护理及观察要点

1）主要不良反应：低血压、轻度心肌抑制。其他主要不良反应见本章第一节。

2）用药注意事项：①艾司洛尔静脉注射后数秒钟起效，应严密监测血压、心率、心功能的变化；②高浓度给药（>10mg/ml）会造成严重的静脉反应，包括血栓性静脉炎，20mg/ml 的浓度在血管外可造成严重的局部反应，甚至导致局部组织坏死，尽量经大静脉给药；③其他用药注意事项见本章第一节。

（三）钾通道阻滞剂

1. 作用机制

钾通道阻滞剂对多种心肌细胞膜钾通道有抑制作用，抑制心肌复极过程，对钠通道及钙通道亦有抑制作用，可降低窦房结和浦肯野纤维网的自律性、传导性，同时可扩张血管平滑肌，能使冠状动脉扩张，增加冠状动脉流量，减少心肌耗氧量。

2. 适应证

适用于心房扑动、心房颤动、室上性心动过速、预激综合征、室性心动过速、室性期前收缩患者。

3. 禁忌证

禁用于病态窦房结综合征、心动过缓、房室传导阻滞、循环衰竭、严重低血压、妊娠期、哺乳期、甲状腺功能异常者。

4. 常用药物

胺碘酮的规格、用药途径、常用剂量及用法见表 5-3-3。

表 5-3-3　胺碘酮的规格、用药途径、常用剂量及用法

药品名	规格	用药途径	常用剂量	用法
胺碘酮	200mg	口服	200~600mg	Qd~Tid
盐酸胺碘酮注射液	3ml：150mg	静脉	150mg+20ml 5％葡萄糖注射液静脉缓慢注射，24小时内给予 1000mg 胺碘酮，用药 24 小时后，维持滴注速度 0.5mg/min（720mg/24h）	

5. 护理及观察要点

1）主要不良反应：①静脉使用时常见注射部位外周静脉炎；②心血管系统不良反应，窦性心动过缓、房室传导阻滞及 QT 间期延长，偶见尖端扭转型室性心动过速；③长期应用可见角膜褐色微粒沉着，停药后微粒可逐渐消失；④个别患者可出现间质性肺炎或肺纤维化。

2）用药注意事项：①观察患者心律、心率、血压的变化，当出现心率<60 次/分钟、窦性心动过缓、一过性窦性停搏或窦房传导阻滞时应立即通知医生；②胺碘酮的注射时间应至少超过 3 分钟，首次注射后 15 分钟内不可重复进行静脉注射；③胺碘酮静脉给药浓度超过 2mg/mL 时，需通过中央静脉导管给药，对于外周静脉持续输入胺碘酮的患者，每 4 小时应换一侧肢体输液，沿血管走向贴水胶体敷贴，预防静脉炎发生；④若发生静脉炎，可局部湿敷 50％硫酸镁溶液及六合丹、外涂喜疗妥，对于静脉炎部位疼痛明显者，可行局部紫外线照射，消除炎症，减轻疼痛；⑤长期应用胺碘酮时需定期监测肺功能、甲状腺功能等。

（四）钙通道阻滞剂

1. 作用机制

减少钙离子内流，延长房室结的有效不应期，减慢传导，可降低慢性心房颤动和心房扑动患者的心室率，减少阵发性室上性心动过速发作的频率。

2. 适应证

无结构性心脏病的室性及室上性心动过速的治疗。

3. 禁忌证

严重心力衰竭，二度、三度房室阻滞，心房颤动经房室旁路作前向传导，严重窦房结病变，室性心动过速，心源性休克及其他低血压状态。

4. 常用药物

常用钙通道阻滞剂见表 5-3-4。

表5-3-4　常用钙通道阻滞剂

药品名	规格	用药途径	常用剂量及用法
维拉帕米	40mg	口服	80~120mg，Q6~8h
维拉帕米注射液	2ml：5mg	静脉	5mg，5%葡萄糖注射液或生理盐水稀释后静脉注射，时间>2分钟，必要时10~15分钟后重复1次
地尔硫草	30mg	口服	30~60mg，Tid~Qid
地尔硫草缓释片	90mg	口服	90~180mg，Qd
盐酸地尔硫草注射液	10mg、50mg	静脉	10mg，生理盐水或5%葡萄糖注射液稀释（3分钟缓慢静脉注射）

5. 护理及观察要点

1）主要不良反应：低血压、心动过缓、房室传导阻滞等。

2）用药注意事项：因静脉注射可引起血压下降，用药期间严密观察血压、心电图。对于肝肾功能损害的患者，反复静脉给药会引起药物蓄积，产生过度药效，用药期间应严密观察血压和心电图。对于心力衰竭、颅内压增高及肌肉萎缩患者，用药可能加重病情，应慎用。

（五）其他

其他药物主要有腺苷。

1. 作用机制

腺苷通过与特异性G蛋白结合，作用于腺苷受体，激活乙酰胆碱敏感性钾离子通道，抑制窦房结传导，降低心肌细胞自律性。

2. 适应证

适用于迅速终止折返性室上性心律失常。

3. 禁忌证

禁用于二度、三度房室传导阻滞，病态窦房结综合征（使用人工起搏器的患者除外），已知（或估计有）支气管狭窄或支气管痉挛患者。

4. 常用剂量及给药途径

6~12mg，静脉快速推注（1~2秒内完成）。

5. 护理及观察要点

1）主要不良反应：面部潮红、呼吸困难、支气管痉挛、胸部紧压感、恶心、头晕等。

2）用药注意事项：①腺苷禁与氨茶碱同时静脉给药。②如遇心悸、心慌，应停止用药，停药后症状可自行消失。③腺苷半衰期仅为 10 秒，需静脉快速注射给药。④对于心房颤动、心房扑动及有旁路传导的患者腺苷可能增加异常旁路的下行传导。腺苷可能引起尖端扭转性室性心动过速，对于 QT 间期延长的患者，应慎用腺苷。对于慢性阻塞性肺疾病患者，腺苷可能促使或加重支气管痉挛。⑤室上性心动过速转复为窦性心律时可出现暂时电生理现象（窦性停搏），故必须在医院心电监护下给药。

二、治疗缓慢型心律失常药物

（一）异丙肾上腺素

1. 作用机制

异丙肾上腺素为 β 受体激动剂，作用于心脏 $β_1$ 受体，使心脏收缩增强、心率加快、传导加速、心排血量和心肌耗氧量增加。

2. 适应证

适用于心源性或感染性休克、完全性房室传导阻滞、心搏骤停患者。

3. 禁忌证

禁用于心绞痛、心肌梗死、甲状腺功能亢进及嗜铬细胞瘤患者。

4. 规格及用法

规格为 2ml：1mg，静脉给药。对于心脏骤停患者，可心腔内或静脉注射 0.5～1.0mg。对于三度房室传导阻滞、心率每分钟不及 40 次的患者，可以将本品 0.5～1.0mg 用 5％葡萄糖注射液稀释后缓慢静滴或用微泵泵入。

5. 护理及观察要点

1）主要不良反应：口咽发干、心悸不安、头晕、目眩、面部潮红、恶心、心率增加、震颤、多汗、乏力等。

2）用药注意事项：静脉滴注或微泵泵入前需用 5％葡萄糖注射液稀释，用药过程中严密观察心率、血压变化。

（二）阿托品

1. 作用机制

阿托品可阻断窦房结 M 受体，解除迷走神经对心脏的抑制，使心率加快。阿托品还能改善迷走神经过度兴奋引起的心房和房室交界区的传导阻滞和心律失常。

2. 适应证

适用于心动过缓、房室传导阻滞患者。

3. 禁忌证

禁用于青光眼及前列腺肥大、高热者。

4. 用法及用量

静脉注射：用于治疗阿-斯综合征时，每次按 0.03～0.05mg/kg 的剂量给药，必要时 15 分钟重复 1 次。用于治疗心律失常时，0.5～1.0 毫克/次，按需可 1～2 小时重复 1 次，最大剂量为 2mg。

5. 护理及观察要点

1）主要不良反应：口干、眩晕、便秘、排尿困难（老年患者）、瞳孔散大、面部潮红、心率加快、兴奋、烦躁、惊厥等，严重程度与用药剂量呈正相关。严重不良反应为中枢兴奋转为抑制，产生昏迷、呼吸麻痹。

2）用药注意事项：①注意用药过量表现，如动作笨拙不稳、神志不清、抽搐、呼吸困难、心跳异常加快等。②儿童脑部对本药敏感，尤其发热时，易引起中枢障碍，所以儿童应慎用本药。

（沈玉　孙丽莎）

第四节　抗心肌缺血药物

抗心肌缺血药的治疗原则是降低心肌耗氧，增加缺血区心肌的血液供应，恢复心肌氧的供需平衡，纠正心肌代谢紊乱，保护受损心肌细胞。抗心肌缺血药可通过增加心肌氧的供应量、降低心肌耗氧量、改善心肌代谢、抑制血小板集聚和抗血栓形成发挥作用。

抗心肌缺血药主要包括：①硝酸酯类药物，如硝酸甘油。②钙通道阻滞剂，如硝苯地平。③β受体阻滞剂，如美托洛尔。④改善心肌代谢类药物。

一、硝酸酯类药物

1. 作用机制

硝酸酯类药物的作用机制以扩张静脉为主：

1）扩张外周静脉使血液潴留在外周，回心血量减少、左室舒张末压（前负荷）降低。

2）扩张动脉使外周阻力（后负荷）降低。

3）扩张动静脉使心肌耗氧量降低，缓解心绞痛。

4）对心外膜冠状动脉分支也有扩张作用。

2. 适应证

适用于减低心绞痛发作的频率和程度，以及心肌梗死后针对心力衰竭的治疗。

3. 禁忌证

对硝酸盐过敏；严重贫血、重症脑出血，未纠正的低血容量和严重的低血压；有闭角型青光眼倾向。

4. 常用药物

常用硝酸酯类药物见表 5-4-1。

表 5-4-1　常用硝酸酯类药物

药品名	规格	给药途径	常用剂量及用法
硝酸甘油片	0.5mg	舌下含服	成人每次 1 片，每 5 分钟可重复 1 片，直至疼痛缓解，最多不超过 3 片
硝酸甘油注射液	1ml：5mg	静脉注射	初始剂量 10μg/min，根据患者病情，每隔 30 分钟以 10μg/min 的剂量加量 1 次
单硝酸异山梨酯缓释片	60mg	口服	60mg，Qd
单硝酸异山梨酯注射液	10ml：10mg	静脉注射	初始剂量：1~2mg/h；最大剂量：8~10mg/h

5. 护理及观察要点

1）主要不良反应：低血压反应、头痛、面部潮红、心率反射性增加及低血压反应。

2）用药注意事项：①严密监测血压和其他血流动力学参数。②静脉注射药物时速度宜慢，建议使用输液泵或微量泵给药。③舌下含服用于缓解心绞痛急性发作，如用药后 15 分钟或用药 3 片后症状尚未能缓解，应立即就诊。④用药期间保持卧位，预防体位性低血压。⑤与降压药或血管扩张药合用可增强其致体位性低血压的作用。⑥药物应避光，密封，在阴凉处保存，每次使用后应立即拧紧瓶盖，开瓶后 6 个月内有效。⑦静脉使用硝酸甘油时需避光。

二、钙通道阻滞剂

1. 作用机制

1）抑制钙离子进入细胞内，也抑制心肌细胞兴奋-收缩偶联中钙离子的作用，从而抑制心肌收缩，减少心肌氧耗。

2）扩张冠状动脉，解除冠状动脉痉挛，改善心内膜下心肌的供血。

3）扩张周围血管，降低动脉压，减轻心脏负荷。

4）改善心肌的微循环。

2. 适应证、禁忌证、常用药物、护理及观察要点

见本章第一节。

三、β受体阻滞剂

1. 作用机制

该类药物能抑制心脏β肾上腺素能受体，减慢心率、减弱心肌收缩力、降低血压，从而降低心肌耗氧量，减少心绞痛发作和增加运动耐量。

2. 适应证、禁忌证、常用药物、护理及观察要点

见本章第一节。

四、改善心肌代谢类药物

心肌细胞能量代谢障碍在心力衰竭的发生和发展中发挥一定作用，改善心肌代谢类药物可以改善患者症状和心脏功能，提高生活质量。

1. 作用机制

该类药物通过调节心肌能量代谢底物，提高葡萄糖有氧化比例，改善心肌对缺血的耐受性及左心功能，缓解心绞痛。

2. 适应证

用于对β受体阻滞剂或钙通道阻滞剂有禁忌或不耐受的患者，或者使用其他药物后不能控制症状的患者。

3. 禁忌证

妊娠及哺乳期妇女不推荐使用。

4. 常用药物

盐酸曲美他嗪的规格、常用剂量及用法见表5-4-2。

表5-4-2　盐酸曲美他嗪的规格、常用剂量及用法

药品名	规格	常用剂量 （起始剂量~最大剂量）	用法
盐酸曲美他嗪	20mg	20~60mg	口服，Tid

5. 护理及观察要点

1) 主要不良反应：胃肠道不适（恶心、呕吐）。

2) 用药注意事项：此药不作为心绞痛发作时的对症治疗用药，也不适用于对不稳定型心绞痛或心肌梗死患者的初期治疗。盐酸曲美他嗪片推荐餐时服药。

（沈玉）

第五节　抗血栓药物

一、抗血小板药物

抗血小板药物是指对血小板功能有抑制作用的各种药物，能抑制血小板激活，用于预防和治疗多种血栓栓塞性疾病。血小板在血管壁损伤时被激活，通过黏附、聚集、释放活性物质等，在生理性凝血过程中发挥重要作用，在血栓栓塞性疾病，特别是在进行期动脉血栓栓塞性疾病的发病过程中也具有重要意义。

（一）环氧化酶（COX）抑制剂

1. 作用机制

该类药物通过抑制 COX-1 活性而阻断血栓素 A2（TXA2）的合成，达到抗血小板聚集的作用。

2. 适应证

该类药物对血小板聚集有抑制作用，可用于降低疑似急性心肌梗死患者的发病风险、预防心肌梗死复发、预防中风、降低稳定型和不稳定型心绞痛患者的发病风险、降低有心血管危险因素（冠心病家族史、糖尿病、血脂异常、高血压、肥胖、抽烟史、年龄>50 岁）者的心肌梗死发病风险。阿司匹林是抗血小板治疗的基石。

3. 禁忌证

对阿司匹林过敏的患者；有活动性出血的患者；用非甾体抗炎药发生过胃肠道出血或穿孔的患者；出血体质者；严重肝肾功能不全者；正在使用氨甲蝶呤（≥15 毫克/周）的患者。

4. 常用药物

阿司匹林肠溶片的规格、常用剂量及用法见表 5-5-1。

表 5-5-1　阿司匹林肠溶片的规格、常用剂量及用法

药品名	规格	常用剂量 （起始剂量~最大剂量）	用法
阿司匹林肠溶片	25mg、100mg	75~150mg	口服，Qd

5．护理及观察要点

1）主要不良反应：恶心、呕吐、上腹部不适或疼痛、胃肠道出血或溃疡。

2）用药注意事项：用药期间严密观察患者有无出血体征及症状，观察皮肤黏膜、大小便颜色等情况。

（二）P_2Y_{12} 受体拮抗剂

1．作用机制

该类药物通过阻断血小板的 P_2Y_{12} 受体，抑制二磷酸腺苷诱导的血小板活化，从而抑制血小板的聚集反应。

2．适应证

急性冠状动脉综合征、心肌梗死、支架植入术后及对阿司匹林过敏的患者。

3．禁忌证

严重肝脏损害的患者；活动性病理性出血，如消化道溃疡或颅内出血的患者。

4．常用药物

常用 P_2Y_{12} 受体拮抗剂见表 5-5-2。

表 5-5-2　常用 P_2Y_{12} 受体拮抗剂

药品名	规格	常用剂量 （起始剂量~目标剂量）	用法
氯吡格雷	25mg、75mg	75mg	口服，Qd
替格瑞洛	60mg、90mg	60~90mg	口服，Bid

5．护理及观察要点

1）主要不良反应：出血、血肿、皮肤瘀青。

2）用药注意事项：

（1）氯吡格雷漏服<12小时，立即补服1次，并按照常规服药时间服用下一次剂量；漏服>12小时，不补服，下次常规服药时间服用标准剂量。

（2）替格瑞洛漏服不补服。

（3）用药期间严密观察出血症状、体征及肝功能情况。

（三）糖蛋白Ⅱb/Ⅲa受体拮抗剂

1. 作用机制

盐酸替罗非班是一种非肽类的血小板糖蛋白Ⅱb/Ⅲa受体的可逆性阻滞剂，能够阻止纤维蛋白原与糖蛋白Ⅱb/Ⅲa结合，从而阻断血小板的交联及血小板的聚集。

2. 适应证

不稳定型心绞痛或非Q波心肌梗死患者，冠状动脉缺血综合征患者进行冠状动脉成形术或冠状动脉内斑块切除术。

3. 禁忌证

盐酸替罗非班禁用于对其过敏的患者。由于抑制血小板聚集可增加出血的危险，所以盐酸替罗非班禁用于有活动性内出血、颅内出血史、颅内肿瘤、动静脉畸形及动脉瘤的患者，也禁用于以前使用盐酸替罗非班后出现血小板减少的患者。

4. 常用药物

常用糖蛋白Ⅱb/Ⅲa受体拮抗剂见表5－5－3。

表5－5－3　常用糖蛋白Ⅱb/Ⅲa受体拮抗剂

药品名	规格	常用剂量及用法
替罗非班	100ml：5mg	①不稳定型心绞痛或心肌梗死：$0.4\mu g/$（kg·min）静脉输注30分钟，随后$0.1\mu g/$（kg·min）静脉输注持续48～96小时。②急诊PCI，负荷剂量$10\mu g/kg$，维持剂量$0.15\mu g/$（kg·min）。③年龄70～75岁，负荷剂量$10\mu g/kg$
依替非巴肽	10ml：20mg；100ml：75mg	①急性冠状动脉综合征：$180\mu g/kg$，静脉输注，每分钟$2\mu g/kg$维持72小时左右。②非急性期：$135\mu g/kg$静脉输注，每分钟$0.5\mu g/kg$维持20～24小时

5. 护理及观察要点

1）主要不良反应：出血。

2）用药注意事项：

（1）仅供静脉使用，用于非ST段抬高型急性冠状动脉综合征（NSTE－ACS）的治疗。

（2）替罗非班不能与地西泮（安定）在同一条静脉输液管路中使用，依替非巴肽不能与呋塞米在同一条静脉输液管路中使用。

（3）对于严重肾功能不全患者（肌酐清除率＜30ml/min），输注剂量应减少50%，并维持该剂量。

（4）用药期间严密观察出血症状、体征、心电图变化及肾功能情况。

二、抗凝血药物

抗凝血药物是一类通过影响凝血因子而阻止血液凝固的药物，用于预防和治疗血栓栓塞性疾病。临床常用以下几类：

（一）肝素类药物

1. 作用机制

肝素类药物是最经典的肠外用抗凝药物，因激活抗凝血酶Ⅲ而间接作用于多个凝血因子，阻止血小板凝集和破坏，妨碍凝血激活酶的生成，阻止凝血酶原变为凝血酶，抑制凝血酶，从而妨碍纤维蛋白原变成纤维蛋白，阻止血液凝固。

2. 适应证

适用于防治血栓栓塞性疾病（如心肌梗死、血栓性静脉炎、肺栓塞等），各种原因引起的弥漫性血管内凝血（DIC）。

3. 禁忌证

对肝素过敏、有自发出血倾向、血液凝固迟缓（如血友病、紫癜、血小板减少）、溃疡病、创伤、产后出血及严重肝功能不全者禁用。

4. 常用药物

常用肝素类药物见表5-5-4。

表5-5-4　常用肝素类药物

药品名	规格	常用剂量及用法
肝素钠注射液	2ml：12500U	用于 NSTE－ACS 的治疗。负荷剂量：60～70U/kg（最大剂量 5000U）静脉推注，随后 12～15U/（kg·h）静脉滴注（最大剂量 1000U/h）
依诺肝素注射液	0.4ml：4000IU；0.6ml：6000IU	用于 PCI 围术期抗血小板治疗，每 12 小时 1 次
那屈肝素注射液	0.4ml：4100IU；0.6ml：6150IU	预防性治疗：每日注射 1 次；治疗性用药：每日 2 次注射，间隔 12 小时，每次注射剂量 85IU/kg

5. 护理及观察要点

1）主要不良反应：用药过多可致自发性出血，可引起过敏反应及血小板减少。

2）用药注意事项：

（1）用药期间应定时测定凝血常规。

（2）观察神志、瞳孔，明确有无头痛、恶心、呕吐，警惕脑出血。

（3）观察出血倾向，重点关注血友病、血小板减少症、消化性溃疡、重度高血压患者。

（4）观察注射部位有无出血、硬结、疼痛。

（5）肝素过量时可用1‰的硫酸鱼精蛋白溶液缓慢滴注，如此可中和肝素作用。每1mg鱼精蛋白可中和100U的肝素。

（6）肝素钠注射液应置于2℃~8℃储存及转运。

（二）维生素 K 拮抗剂类药物

1．作用机制

该类药物为双香豆素类中效抗凝剂。其作用机制为竞争性对抗维生素 K 的作用，抑制肝细胞中凝血因子的合成，还具有减弱凝血酶诱导的血小板聚集反应的作用，因而具有抗凝和抗血小板聚集功能。

2．适应证

适用于需长期持续抗凝的患者，能防止血栓的形成及发展，用于治疗血栓栓塞性疾病。

3．禁忌证

肝肾功能损害、严重高血压、凝血功能障碍伴有出血倾向、活动性溃疡、外伤、先兆流产、近期手术者及妊娠期妇女禁用；老年人、月经期妇女、各种原因的维生素 K 缺乏症者、行脑脊髓及眼科手术者、孕妇等慎用。

4．常用药物

华法林钠片的规格、常用剂量及用法见表5-5-5。

表5-5-5　华法林钠片的规格、常用剂量及用法

药品名	规格	常用剂量	用法
华法林钠片	2.5mg	2.5~5.0mg	口服，Qd

5．护理及观察要点

1）主要不良反应：过量易致各种出血。

2）用药注意事项：

（1）用药期间严密观察抗凝效果，并依据凝血酶原时间国标标准化比值（INR）调整用量，使 INR 值达2~3，开始用药应3~5天监测1次 INR 值，连续监测达标3次后改1月监测1次 INR 值。

（2）严密观察口腔黏膜、鼻腔、大便、尿液等，用药期间应避免不必要的操作，择期手术者应术前 7 天停药，急诊手术者需纠正 INR 值≤1.6，避免过度劳累和易致损伤的活动。

（3）若发生轻度出血，应及时评估调整用药。严重出血者可静注维生素 K，用以控制出血。

（4）多种药物及食物影响其吸收代谢，故应空腹服药。

（三）新型口服抗凝药物

新型口服抗凝药物特指新研发上市的口服凝血因子Ⅹa 和Ⅱa 抑制剂，前者代表药物为利伐沙班，后者代表药物为达比加群酯。这两类药物的抗凝作用不依赖抗凝血酶，口服起效快，相对于华法林半衰期较短，具有良好的剂效关系，与食物和药物之间很少相互作用，口服使用无须监测常规凝血指标，可以减少或尽量避免因用药不当造成的药物疗效下降及出血不良事件，且剂量个体差异小，便于服用。

1．作用机制

1）凝血因子Ⅹa 抑制剂：该类药物通过与凝血因子Ⅹa 的活性位点结合，阻止凝血酶原转变为凝血酶，从而发挥抗凝作用，且抗凝作用不依赖内源性抗凝血酶。

2）凝血因子Ⅱa 抑制剂：即直接凝血酶抑制剂，该类药物可特异性抑制凝血酶的活性，从而阻止纤维蛋白原裂解为纤维蛋白，阻止了"凝血瀑布"的最后步骤。其抗凝效果具有剂量依赖性。该类药物可以灭活游离凝血酶，也可灭活与纤维蛋白结合的凝血酶。

2．适应证

适用于预防及治疗静脉血栓，对于非瓣膜性心房颤动患者，该类药物可以降低脑卒中和全身性栓塞的发生风险。

3．禁忌证

有临床明显活动性出血者、病灶或病情具有大出血显著风险者、肝损害或肝病伴有凝血异常和临床相关出血风险者、孕妇及哺乳期妇女、重度肾功能损害（肌酐清除率＜30ml/min）者禁用达比加群酯。

4．常用药物

常用新型口服抗凝药物见表 5-5-6。

表 5-5-6　常用新型口服抗凝药

药品名	规格	常用剂量	用法
达比加群酯	110mg、150mg	老年人：110mg；成年人：150mg	口服，Bid

续表5-5-6

药品名	规格	常用剂量	用法
利伐沙班	10mg、15mg、20mg	10～20mg	口服，Qd

5．护理观察要点

1）主要不良反应：出血。

2）用药注意事项：

（1）用药期间严密观察出血体征，监测血红蛋白、肝肾功能，避免不必要的侵入操作。

（2）禁止任何其他抗凝剂的伴随治疗。

（3）漏服：每日给药2次的药物，漏服后6小时内补服全剂量；每日给药1次的药物，漏服后12小时内补服全剂量。超过上述时间，应跳过本次剂量，按照计划的时间和剂量服用。

三、溶栓药物

当生理性止血后或病理因素引起小血管内形成血凝块时，血液循环中纤维蛋白溶解（纤溶）系统需要使血凝块溶解，以防止血栓形成，保证血流畅通。纤溶系统的核心成分包括纤维蛋白溶解酶原（纤溶酶原）、纤维蛋白溶解酶（纤溶酶）及纤溶酶原激活物和抑制物。当某些病理因素导致体内形成血栓时，医生需要给予外源性纤维蛋白溶解药（溶栓药），溶栓药在内源性或外源性纤溶酶原激活物的参与下，使纤溶酶原转为纤溶酶，使血栓溶解。

1．作用机制

该类药物可直接激活纤溶酶原，使其转化为纤溶酶。静脉注射后，该类药物在循环系统中表现出相对非活性状态。一旦与纤维蛋白结合，该类药物被激活，诱导纤溶酶原转化为纤溶酶，导致纤维蛋白降解，血栓溶解。

2．适应证

适用于急性心肌梗死（ST段抬高型心肌梗死）、血流不稳定的急性大面积肺栓塞、急性缺血性脑卒中。

3．禁忌证

不可用于目前或过去6个月中有显著的出血疾病；已知出血体质；口服抗凝血药，近期有严重的或危险的出血；已知有颅内出血史或疑有颅内出血；疑有蛛网膜下腔出血或处于因动脉瘤而导致蛛网膜下腔出血状态；有中枢神经系统病变史或创伤史（如肿瘤、动脉瘤以及颅内或椎管内手术）；最近（10天内）曾进行有创的心外按压、分娩或非压力性血管穿刺（如锁骨下或颈静脉穿刺）；严重的未得到控制的动脉高血压、细菌性心内膜炎或心包炎急性胰腺炎。

4. 常用药物

常用溶栓药物见表5-5-7。

表5-5-7　常用溶栓药物

药品名	规格	用法及用量
重组人尿激酶原	5毫克（50万IU）/支	一次用量50mg，先将20mg（4支）注射用重组人尿激酶原用10ml生理盐水溶解后，3分钟内静脉推注完毕，其余30mg（6支）溶于90ml生理盐水，30分钟内静脉滴注完毕
阿替普酶	50毫克/支	首先用生理盐水稀释后静脉注射15mg，随后30分钟内以0.75mg/kg静脉滴注（最多50mg），随后60分钟内以0.5mg/kg静脉滴注（最多35mg）
瑞替普酶	5.0MU/瓶	分两次静脉注射，每次取本品10MU溶于10ml无菌注射用水中，缓慢推注2分钟以上，两次间隔30分钟
替奈普酶	16毫克/支	16mg用3ml无菌注射用水溶解后，弹丸式静脉注射给药，5~10秒完成注射

5. 护理观察要点

1）主要不良反应：

（1）栓塞、恶心、呕吐、心脏停搏、心源性休克和再梗死。

（2）过敏反应，包括皮疹、荨麻疹、支气管痉挛、血管源性水肿、低血压、休克、血管损伤处出血（如血肿）。

（3）注射部位出血等出血症状。

2）用药注意事项：用药期间严密观察出血体征，心电图情况；配制的溶液可用无菌注射用水或生理盐水稀释，但是不能用作二次稀释，因为可导致溶液混浊。不能与其他药物混合，既不能用同一输液瓶，也不能用同一输液管道。

（1）重组人尿激酶原。加入生理盐水后轻轻翻转1~2次，不可剧烈摇荡，以免溶液产生泡沫、降低疗效，治疗过程中同时使用肝素者，应注意肝素滴注剂量，并监测活化部分凝血活酶时间（APTT），APTT值应控制在肝素使用前的1.5~2.5倍。

（2）阿替普酶。对于急性心肌梗死发生6小时以内的患者，采取90分钟加速给药法。

（3）瑞替普酶。本药应在急性心肌梗死发生后的12小时内尽可能早期使用。发病后6小时内使用比发病后7~12小时使用的治疗效果更好。

（4）替奈普酶。加入无菌注射用水后轻轻摇动至完全溶解，不可剧烈摇荡以免产生泡沫，降低疗效。如果没有立即使用，应避光冷藏保存在2℃~8℃，并在8小时内使用。

（沈玉　贺莉）

第六节 调节血脂药物

动脉粥样硬化由脂质代谢紊乱及纤维蛋白溶解活性降低引起，其病理变化首先是胆固醇及其他脂质在动脉内膜沉着，继而内膜纤维结缔组织增生，并局限增厚形成斑块，随后形成粥样物。因此调整血脂代谢可以防治动脉粥样硬化。他汀类药物为首选降脂药物。

一、他汀类药物

1. 作用机制

该类药物可以选择性地竞争性抑制 β-羟基-β-甲戊二酸单酰辅酶 A（HMG-CoA）还原酶，同时可以增加肝脏表面的低密度脂蛋白受体的数量，从而辅助降低胆固醇。

2. 适应证

1）高脂血症：适用于经饮食控制和其他非药物治疗（如运动、控制体重）后血脂异常仍无法控制的原发性高胆固醇血症或混合型血脂异常症患者，也适用于纯合子家族性高胆固醇血症患者，作为饮食控制和其他降脂措施的辅助治疗。

2）冠心病。

3. 禁忌证

活动性肝病，包括不明原因血清转氨酶持续升高和血清转氨酶升高超过正常值上限3倍的患者；严重肾功能损害、肌病患者；同时使用环孢素的患者；妊娠、哺乳期妇女禁用。

4. 常用药物

常用他汀类药物见表5-6-1。

表5-6-1 常用他汀类药物

药品名	规格	常用剂量 （起始剂量~目标剂量）	用法
阿托伐他汀	10mg、20mg	10~80mg	口服，Qd
瑞舒伐他汀	5mg、10mg	5~20mg	口服，Qd
普伐他汀	10 mg、20 mg	10~40mg	口服，Qd
辛伐他汀	10mg、20mg、40mg	20~40mg	口服，Qd

5. 护理观察要点

1）主要不良反应：①一过性肝酶升高；②引起肌痛、肌病及罕见的横纹肌溶解。

2）用药注意事项：①睡前服用，定期检测胆固醇水平，调整剂量的时间间隔应在4周或以上。

二、贝特类药物

1. 作用机制

该类药物可通过激活过氧化物酶，增强脂蛋白酶活性，促进甘油三酯的代谢，通过升高高密度脂蛋白胆固醇，促进胆固醇的逆转，促进肝外细胞胆固醇的流出和被摄取。

2. 适应证

适用于原发性高脂蛋白血症，对Ⅲ型高脂蛋白血症和混合型高脂蛋白血症也有较好的疗效，也可用于2型糖尿病伴高脂血症的治疗。

3. 禁忌证

肝胆疾病患者、孕妇、儿童、肾功能不全的患者禁用。

4. 常用药物

常用贝特类药物见表5－6－2。

表5－6－2 常用贝特类药物

药品名	规格	常用剂量	用法
非诺贝特	200mg	200mg	口服，Qd
苯扎贝特	200mg	起始剂量：200～400mg；维持剂量：400mg	口服，Tid；口服，Bid

5. 护理观察要点

1）主要不良反应：消化道反应，如食欲缺乏、恶心、腹胀等。

2）用药注意事项：①用药期间严密监测血脂及肝功能情况，用药最初12个月，每3个月监测1次；②配合饮食控制，与餐同服可提高生物利用度；③肾功能受损患者应从小剂量开始使用；④使用苯扎贝特时应注意监测血常规情况。

（沈玉）

第六章　心血管常见疾病及护理

第一节　心力衰竭患者的护理

心力衰竭（heart failure，HF）以下简称心衰，指各种心脏结构或功能异常导致心室充盈和（或）射血功能受损，心排血量不能满足机体组织代谢需要，肺循环和（或）体循环淤血，器官、组织血液灌注不足，患者主要表现为呼吸困难、体力活动受限和体液潴留。发达国家心衰患病率为 1.5%～2.0%，我国 35～74 岁成人心衰患病率为 0.9%。

根据不同的分类依据，心衰可分为不同类型，具体见表 6-1-1。本节将讲述慢性心力衰竭与急性心力衰竭的护理。

表 6-1-1　心力衰竭分类

分类依据	心衰类型
发生部位	左心衰竭、右心衰竭、全心衰竭
生理功能	收缩性心衰、舒张性心衰
发生速度	急性心衰、慢性心衰
左室射血分数（LVEF）	射血分数降低的心衰（HFrEF）：LVEF<40%； 射血分数保留的心衰（HFpEF）：LVEF≥50%； 射血分数为中间值的心衰（HFmrEF）：LVEF 40%～49%

一、慢性心力衰竭患者的护理

慢性心力衰竭（chronic heart failure，CHF）以下简称慢性心衰，指在原有慢性心脏疾病基础上患者逐渐出现心衰的症状、体征，是心血管病的终末期表现和主要死因。引起慢性心衰的病因以冠心病为主，其次是高血压。

（一）病因

1. 心肌损害

心肌损害包括原发性心肌损害和继发性心肌损害。前者如缺血性心肌损害（冠心病、心肌缺血、心肌梗死)、炎症和免疫性心肌损害(心肌炎、扩张型心肌病)、遗传性心肌病(肥厚型心肌病、心肌致密化不全、线粒体肌病等)。后者指其他疾病并发的心肌损害,如内分泌代谢性疾病(糖尿病、甲状腺疾病)、系统性浸润性疾病(心肌淀粉样变性)等。

2. 心脏负荷过重

1)压力负荷(后负荷)过重。见于高血压、主动脉瓣狭窄、肺动脉高压、肺动脉瓣狭窄等可引起左、右心室收缩期射血阻力增加的疾病。

2)容量负荷(前负荷)过重。见于心脏瓣膜关闭不全、先天性心血管病(动脉导管未闭、室间隔缺损)引起的血液反流,或见于伴有全身循环血量增多的疾病(慢性贫血、甲状腺功能亢进症、围生期心肌病、体循环动静脉瘘等)。

3)心室前负荷不足。见于二尖瓣狭窄、心脏压塞、限制型心肌病、缩窄性心包炎等引起的心室充盈受限及体、肺循环淤血。

(二)诱因

1)感染。呼吸道感染是重要的诱因,感染性心内膜炎也不少见。

2)心律失常。心房颤动是诱发心衰的重要因素。其他各种类型的快速型心律失常及严重缓慢型心律失常均可诱发心衰。

3)血容量增加。如钠盐摄入过多,静脉液体输入过多、过快等。

4)过度体力消耗或情绪激动:如妊娠后期及分娩、暴怒等。

5)治疗不当。如不恰当地停用利尿剂或降压药等。

6)原有心脏病变加重或并发其他疾病。如冠心病引发心肌梗死、风湿性心脏瓣膜病处于风湿活动期、合并甲状腺功能亢进或贫血等。

(三)病理生理过程

慢性心衰的发病机制十分复杂,主要机制如下。

1. 代偿机制

1)Frank-Starling机制。即代偿性增加心脏前负荷,使回心血量增多、心室舒张末期容积增加,从而增加心排血量及心脏做功量,但同时也导致心室舒张末压力增高,心房压、静脉压随之升高,达到一定程度时患者可出现体、肺循环淤血。

2)神经-体液机制。

(1)交感神经兴奋性增强:血液中去甲肾上腺素水平升高,作用于心肌β_1肾上腺素能受体,增强心肌收缩力并提高心率,从而增加心排血量,但同时也使心肌耗氧量增加。去甲肾上腺素还对心肌细胞有直接毒性作用,使心肌细胞凋亡,参与心脏重构的病理过程。此外,交感神经兴奋还有促心律失常的作用。

(2)肾素-血管紧张素-醛固酮系统(RAAS)激活:心排血量降低,致肾血流量降低,RAAS激活,起到代偿作用,但同时也促进心脏和血管重构,加重心肌损伤和心功能恶化。

3）心肌肥厚：当心脏后负荷增加时，机体常以心肌肥厚为主要的代偿机制，使心肌收缩力增加，以克服后负荷的影响，心排血量在相当长的时间内可以维持正常。心肌肥厚以心肌细胞肥大、心肌纤维化为主，心肌细胞数并不增多，细胞核和线粒体的增大和增多均发生在心肌纤维化之后，心肌从整体上显得供能不足，最终导致心肌细胞死亡。

2. 心室重塑

心室重塑是导致心衰发生发展的基本机制。除代偿能力有限、代偿机制的负面影响外，心肌细胞的供能不足及利用障碍导致心肌细胞坏死、纤维化也是失代偿发生的一个重要因素。心肌细胞减少使心肌整体收缩力下降，纤维化的增加又使心室顺应性下降，重塑更趋明显，心肌收缩力不能发挥其应有的射血效应，形成恶性循环，最终进入不可逆转的终末阶段。

3. 体液因子的改变

1）利钠肽类。心衰时心钠肽（ANP）和脑钠肽（BNP）分泌明显增加，且增加的程度与心衰的严重程度呈正相关，可用来评估慢性心衰的严重程度和预后。

2）精氨酸加压素（AVP）。AVP由垂体分泌，心衰时心房牵张感受器敏感性下降，使AVP的释放不能受抑制，血浆AVP水平升高，导致水潴留，增加心脏前、后负荷。心衰早期，AVP的效应有一定的代偿作用，但长期的AVP增加将使心衰进一步恶化。

此外，内皮素、一氧化氮、缓激肽、炎症介质等均参与慢性心衰的病理生理过程。

（四）心功能的评估

1. 心力衰竭分级

NYHA心功能分级如下。

（1）Ⅰ级：活动不受限。日常活动不引起明显的气促、疲乏或心悸。

（2）Ⅱ级：活动轻度受限。休息时无症状，日常活动可引起明显的气促、疲乏或心悸。

（3）Ⅲ级：活动明显受限。休息时可无症状，活动轻于日常活动即引起显著的气促、疲乏或心悸。

（4）Ⅳ级：休息时也有症状，任何活动均会引起不适。无须静脉给药，可在室内或床边活动者为Ⅳa级；不能下床并需要静脉给药支持者为Ⅳb级。

2. 6分钟步行试验（6 minutes walk test，6MWT）

该试验通过评定慢性心衰患者的运动耐力，评价心衰严重程度和治疗疗效。试验要求患者在平直走廊里尽快行走，测定6分钟步行距离：<150m、150～450m和>450m

分别提示重度、中度和轻度心衰。

3．心力衰竭分期

临床上以心衰相关的危险因素、心脏的器质性及功能性改变、心衰的症状等为依据将心衰分为 4 个阶段（表 6-1-2）。此评估方法以客观检查为主要依据，揭示心衰发生发展的基本过程，有利于指导临床工作，医护人员可以借此更早、更具针对性地进行防治性干预，减少心衰的发生，控制其发展。

表 6-1-2　心力衰竭的 4 个阶段

阶段	定义	患病人群
A 期 （前心衰阶段）	心衰的高危人群，尚无心脏结构或功能异常，也无心衰的症状和（或）体征	高血压、冠心病、糖尿病、肥胖、代谢综合征、使用心脏毒性药物史、酗酒史、风湿热史、心肌病家族史者
B 期 （前临床心衰阶段）	无心衰的症状和（或）体征，但已发展成器质性心脏病	左心室肥厚、无症状的心脏瓣膜病患者；陈旧性心肌梗死者
C 期 （临床心衰阶段）	已有器质性心脏病，既往或目前有心衰的症状和（或）体征	器质性心脏病伴气短、乏力、运动耐力下降、液体潴留者
D 期 （难治性终末期心衰阶段）	有进行性器质性心脏病，虽经积极的内科治疗，休息时仍有症状，且需特殊干预	因心衰需反复住院，且不能安全出院者；需长期静脉用药者；等待心脏移植者；应用心脏机械辅助装置者

注：主要参考《中国心力衰竭诊断和治疗指南 2018》。

（五）临床表现

1．左心衰竭

以肺循环淤血及心排血量降低为主要表现。

1）症状。

（1）不同程度的呼吸困难：包括劳力性呼吸困难、夜间阵发性呼吸困难、端坐呼吸。

（2）咳嗽、咳痰、咯血：咳嗽、咳痰由肺泡和支气管黏膜淤血导致，开始常于夜间发生，坐位或立位时咳嗽可减轻，为白色浆液性泡沫状痰，偶可见痰中带血丝。急性左心衰竭发作时可出现粉红色泡沫样痰。长期慢性肺循环淤血导致肺静脉压力升高，导致肺循环和支气管血液循环在支气管黏膜下形成侧支，血管一旦破裂可引起大咯血。

（3）乏力、疲倦、头晕、心悸：心排血量降低，器官、组织灌注不足及代偿性心率加快可导致乏力、疲倦、头晕、心悸。

（4）少尿及肾功能损害症状：左心衰竭导致肾血流量减少，患者出现少尿。长期慢性的肾血流量减少可导致患者出现血尿素氮、血肌酐升高，并可有肾功能不全相应症状。

2）体征。

（1）肺部体征：肺毛细血管压力增高，液体渗出到肺泡而出现湿啰音。随着病情的加重，肺部啰音可从肺底部传至全肺。侧卧位时下垂的一侧啰音较多。

（2）心脏体征：除基础心脏病的体征外，患者一般有心脏扩大（单纯舒张期心衰除外），听诊可闻及相对性二尖瓣关闭不全的反流性杂音、肺动脉瓣区第二心音亢进及心尖部舒张期奔马律。

2．右心衰竭

以体循环淤血为主要表现。

1）症状。

（1）消化道症状：腹胀、食欲缺乏、恶心、呕吐等是右心衰竭常见的症状。

（2）劳力性呼吸困难：继发于左心衰竭的右心衰竭，呼吸困难一般早已存在。单纯性右心衰竭若为分流性先天性心脏病或由肺部疾病导致，患者一般也有明显的呼吸困难。

2）体征。

（1）水肿：表现为始于身体低垂部位的对称性凹陷性水肿，也可表现为胸腔积液，以双侧多见，常以右侧为甚，单侧者以右侧多见。

（2）颈静脉征：颈静脉搏动增强、充盈、怒张，肝颈静脉反流征阳性。

（3）肝大：肝淤血肿大常伴压痛，持续慢性右心衰竭可致心源性肝硬化。

（4）心脏体征：除基础心脏病的相应体征外，可因右心室显著扩大而出现三尖瓣关闭不全的反流性杂音。

3．全心衰竭

左心衰竭继发右心衰竭后可形成全心衰竭，因右心衰竭时右心排血量减少，因此以往的阵发性呼吸困难等肺循环淤血症状反而有所减轻。扩张型心肌病患者常有全心衰竭表现，其中左心衰竭的表现以心排血量减少的相关症状、体征为主，肺循环淤血症状往往不显著。

（六）辅助检查

1．实验室检查

1）利钠肽。是心衰诊断、患者管理、临床事件风险评估中的重要指标，临床上常用 BNP 及 N 末端脑钠肽前体（NT-proBNP）。未经治疗者若利钠肽水平正常可基本排除心衰诊断，已接受治疗者利钠肽水平高则提示预后差。但多种疾病均可引起利钠肽水平升高，因此其特异性不高。

2）肌钙蛋白。严重心衰或心衰失代偿期、败血症患者的肌钙蛋白可有轻微升高，但对心衰患者检测肌钙蛋白的更重要目的是明确是否存在急性冠状动脉综合征。肌钙蛋白升高，特别是同时伴有利钠肽升高，是心衰预后的强预测因子。

3）其他。血常规、尿常规、肝肾功能、甲状腺功能、血糖、血脂、电解质等检查。

2．影像学检查

1）超声心动图。超声心动图是诊断心衰主要的影像学检查，能准确地评价各心腔大小变化、瓣膜结构和功能，评估心功能和判断病因。其中，左室射血分数（LVEF）可反应心脏收缩功能，正常时 LVEF＞50％，LVEF≤40％提示收缩功能障碍。舒张早期与舒张晚期（心房收缩）心室充盈速度最大值之比（E/A）是临床上实用的判断舒张功能的指标，正常人 E/A 值不应小于 1.2，舒张功能不全时 E/A 值降低。

2）X 线检查。心影大小及形态可为心脏病的病因诊断提供重要依据。心脏扩大的程度和动态改变间接反映心脏的功能状态。肺循环淤血的有无及程度可反映左心功能状态。

3）心脏磁共振（cardiac magnetic resonance，CMR）。CMR 能帮助评价心室容积、心功能、节段性室壁运动、心肌厚度、心脏肿瘤、瓣膜状态、先天性畸形及心包疾病等，可为心肌梗死、心肌炎、心包炎、心肌病、浸润性疾病提供诊断依据。

4）放射性核素检查：放射性核素心血池显影能相对准确地评价心脏大小、LVEF，计算左心室最大充盈速率，反映心脏收缩与舒张功能，临床上常同时行心肌灌注显像评价存活/缺血心肌。

5）冠状动脉造影（coronary angiography，CAG）。对于拟诊冠心病或有心肌缺血症状、心电图或负荷试验提示有心肌缺血者，可行 CAG 明确病因。

3．心电图

心衰并无特异性心电图表现，但心电图能帮助判断心肌缺血、既往心肌梗死、传导阻滞及心律失常等。

4．有创性血流动力学检查

对于急性重症心衰患者可采用有创性血流动力学检查，详见第八章第二节。

5．心—肺运动试验

在运动状态下测定患者对运动的耐受量，适用于慢性稳定型心衰患者，可评估心功能及判断心脏移植的可行性。

（七）治疗

治疗目标：防止和延缓心衰的发生发展。缓解临床症状，提高生活质量。改善长期预后，降低病死率与住院率。

治疗原则：采取综合治疗措施，包括对各种可致心功能受损的疾病（如冠心病、高血压、糖尿病）进行早期管理，调节心衰的代偿机制，减少其负面效应，如拮抗神经—体液因子的过度激活、阻止或延缓心室重塑的进展。

1. 一般治疗

1）病因治疗。

（1）基本病因治疗：所有可能导致心脏功能受损的疾病在尚未造成心脏器质性改变时应及早治疗。少数病因未明的疾病，如原发性扩张型心肌病应早期积极干预，延缓疾病进展。

（2）消除诱因：积极控制各种感染，及时处理或纠正心律失常、电解质紊乱、甲状腺功能异常、贫血等。

2）生活方式管理。

（1）健康教育：为患者及主要照顾者提供疾病相关知识和管理的指导，包括采取健康的生活方式、保持情绪平稳、规避诱因、规范服药等。

（2）出入量及体重管理：出入量及体重监测可反映患者体液潴留情况及利尿剂疗效，帮助指导调整治疗方案。部分严重心衰患者存在临床或亚临床营养不良，大量体脂丢失或干体重减轻往往提示预后不良。

（3）饮食管理：适当控制钠盐和水的摄入，低脂饮食，戒烟。

3）休息与活动。急性期或病情不稳定者应限制体力活动，卧床休息，以降低心脏负荷，利于心功能的恢复。病情稳定的心衰患者在不诱发症状的前提下从床边小坐开始，逐步增加运动量。

2. 药物治疗

1）利尿剂。唯一能控制体液潴留的药物，原则上在慢性心衰急性发作和明显体液潴留时应用。常用药物包括呋塞米、托拉塞米、氢氯噻嗪等。此外，托伐普坦通过结合血管升压素 V_2 受体减少水的重吸收，不增加排钠，可用于伴有低钠血症的心衰患者。

2）RAAS抑制剂。可改善心室重塑、减轻症状、改善预后、降低死亡率和住院率。常用药物包括血管紧张素转换酶抑制剂（ACEI）、血管紧张素Ⅱ受体拮抗剂（ARB）、血管紧张素受体脑啡肽酶抑制剂（ARNI）、醛固酮受体拮抗剂。

3）β受体阻滞剂。抑制交感神经兴奋对心衰代偿的不利作用。常用药物有美托洛尔、比索洛尔等。

ACEI/ARB/ARNI、β受体阻滞剂和醛固酮受体拮抗剂三药合用可产生相加或协同的有益作用，是慢性心衰的基本治疗方案。

4）正性肌力药。

（1）洋地黄类药物：可增强心肌收缩力，抑制心脏传导系统，对抗心衰时交感神经兴奋的不利影响，常用药物为地高辛、毛花苷C、毒毛花苷K等。

（2）非洋地黄类正性肌力药：①β肾上腺素能激动剂。多巴胺与多巴酚丁胺是常用的静脉制剂，两者均只能短期静脉应用，连续用药超过72小时可能出现耐药，长期使用将增加死亡率。②磷酸二酯酶抑制剂。包括米力农、氨力农等，短期应用可改善心衰症状，长期应用将加重心肌损害，增加死亡率。

（3）左西孟旦：一种钙增敏剂，可用于正接受β受体阻滞剂治疗的患者。该药在缓解症状和改善预后等方面有作用，且可以使 BNP 水平明显下降。

5）伊伐布雷定。特异性窦房结电流抑制剂，可减慢心率。适用于窦性心律、其他药物治疗已达最大耐受剂量、不能耐受 β 受体阻滞剂、治疗后心率仍≥70 次/分钟、持续有症状者。

6）扩血管药物。如硝酸酯类，适用于伴有心绞痛或高血压的患者，可考虑联合治疗，存在心脏流出道或瓣膜狭窄的患者禁用。

7）其他。重组人脑利钠肽（新活素）具有扩张血管、利尿、抑制 RAAS 和交感神经作用，疗程一般为 3 天。

3. 非药物治疗

1）心脏再同步化治疗（CRT）。部分心衰患者存在房室、室间或室内收缩不同步，可通过行 CRT 改善房室、室间或室内收缩同步性，增加心排血量，改善心衰症状、运动耐力，提高生活质量，降低住院率和死亡率。

CRT 的 I 类适应证包括：已接受最佳药物治疗但仍持续存在心衰症状、NYHA 分级 II～IV 级、LVEF≤35%、QRS 波呈 CLBBB 图形、QRS 间期>130 毫秒的患者。对于有高度房室传导阻滞和心室起搏指征的 LVEF 减低的心衰患者，无论 NYHA 分级如何，均推荐行 CRT，包括心房颤动患者。完全性左束支传导阻滞是 CRT 有效果的最重要预测指标。

2）植入型心律转复除颤器（ICD）。ICD 可用于 LVEF≤35%、优化药物治疗 3 个月以上而 NYHA 仍为 II 级或 II 级以上患者的一级预防，也可用于 HFrEF 心脏停搏幸存者或伴血流动力学不稳定且持续室性心律失常患者的二级预防。

3）左室辅助装置（LVAD）。适用于严重心脏事件后或准备行心脏移植术患者的短期过渡治疗和急性心衰的辅助性治疗。

4）心脏移植。顽固性心衰的最终治疗方法，但因其供体来源不明及排斥反应而难以广泛开展。

（八）常用护理诊断/问题

1）气体交换障碍。与左心衰竭致肺循环淤血有关。
2）体液过多。与右心衰竭致体循环淤血、水钠潴留、低白蛋白血症有关。
3）活动无耐力。与心排血量下降有关。
4）潜在并发症。洋地黄中毒、电解质紊乱。

（九）护理目标

1）患者呼吸困难明显改善，肺部湿啰音减少或消失，血气分析指标恢复正常。
2）患者能了解并执行限钠盐和水的饮食计划，水肿、腹水减轻或消失。
3）患者能说出限制最大活动量的指征，遵循活动计划，主诉活动耐力增加。
4）患者能叙述洋地黄中毒、低钾血症的表现，一旦发生，能得到及时发现和控制。

（十）护理措施

1．休息与活动

心衰患者失代偿期需卧床休息，有明显呼吸困难、胸腔积液或腹水者宜采取高枕卧位或半卧位。端坐呼吸者可使用床上小桌，方便患者扶桌休息，必要时双腿下垂。下肢水肿者如无明显呼吸困难，可抬高下肢，以利于静脉回流。注意患者体位的舒适与安全，必要时加用床档防止坠床。

卧床患者应适当进行被动运动以预防深静脉血栓形成。病情稳定后，结合患者心功能分级制订活动计划。心功能Ⅳa级：可下床站立或室内缓步行走，在协助下生活能自理，以不引起症状加重为度；心功能Ⅲ级：严格限制一般的体力活动，鼓励患者日常生活自理，每天下床行走；心功能Ⅱ级：适当限制体力活动，增加午睡时间，进行轻体力劳动或家务劳动，鼓励适当运动；心功能Ⅰ级：不限制一般体力活动，建议参加体育锻炼，避免剧烈运动。活动过程中严密监测患者情况，若患者活动中出现呼吸困难、胸痛、心悸、头晕、疲劳、大汗、面色苍白、低血压等情况时应停止活动。此外，6分钟步行试验结果也可以作为制订个体运动量的重要依据。

2．氧疗

无低氧血症的患者不应常规吸氧。氧疗适用于低氧血症和呼吸困难明显的患者，应尽早使用，根据缺氧程度调节氧流量，使患者 $SaO_2 \geq 95\%$。

3．容量管理

1）出入量管理。准确记录患者24小时出入量。根据患者尿量管理入量，水肿患者应保持出入量负平衡，减轻水钠潴留，病情稳定者维持出入量平衡或略负平衡。

2）体重管理。每日测量并记录体重，体重测量时注意定时间、定衣物、定体重秤，时间安排在患者晨起排便后、早餐前最适宜。

3）腹围监测。腹水者应每日同体位、同部位测量腹围并记录。

4．病情观察

严密观察患者心率、心律、血压、临床实验室检查结果（肾功能、肌酐、BNP、电解质等），评估淤血症状及体征的改善情况。

5．用药管理

指导患者遵医嘱用药，提高患者服药依从性，观察药物作用与不良反应，心衰常用药物的使用注意事项及观察要点详见第五章第二节。

6．并发症预防

服用利尿剂者应根据尿量补钾，预防低钾血症。可嘱患者钾剂同食物同服，改善口感，提高患者依从性，嘱患者补充含钾丰富的食物。观察患者是否有低钾血症症状或体征，如乏力、腹胀、心电图 U 波增高等。

对于服用洋地黄类药物者，观察其有无洋地黄中毒相关表现，如室性期前收缩（多呈二联律）、黄绿视、胃肠道反应、倦怠等，必要时监测血清地高辛浓度。若发生洋地黄中毒，立即停用洋地黄，血钾低者可口服或静脉补钾，停用排钾利尿剂，纠正心律失常。

7. 饮食管理

给予患者低盐、低脂、易消化饮食，少量多餐，控制钠盐摄入量，对于轻度或稳定期心衰患者不主张严格限制钠盐摄入，心衰急性发作伴负荷过重时，限制钠盐摄入＜2g/d。告知患者及家属低盐饮食的重要性，避免含钠量高的食品，如烟熏制品、海产品、苏打饼干等。注意烹饪技巧，可用糖、代糖、醋等调味品增进食欲。心衰伴营养不良者应给予肠内或肠外营养支持。伴低白蛋白血症者可静脉补充白蛋白。

8. 情绪管理

帮助患者及家属树立战胜疾病的信心，保持其情绪稳定，积极配合治疗。及时识别及处理患者存在的各类心理问题。

9. 健康教育

1）疾病预防指导。避免诱发因素，积极治疗原发病。避免可增加心衰发生风险的行为，如吸烟、饮酒。避免感染（尤其是呼吸道感染）、过度劳累、情绪激动、输液过快过多等。

2）饮食指导。食物宜低盐、低脂、易消化、富含营养，每餐不宜过饱。肥胖者应控制体重，消瘦者应增强营养支持。

3）运动指导。运动锻炼可以避免神经激素系统的兴奋和延缓心室重塑的进程，是一种能改善患者临床状态的辅助治疗手段。所有慢性稳定型心衰患者如能够参加体力适应计划，都应当考虑运动锻炼。运动前应进行医学与运动评估，根据心肺运动试验制订个体化运动处方，运动方式以有氧运动为主，抗阻运动可作为有氧运动的有效补充。运动过程中应做好监测，随时调整运动量。

4）用药指导。告知患者药物的名称、剂量、用法、作用与不良反应，勿擅自停药或增减药物剂量，提高患者药物治疗依从性。

5）容量管理指导。指导患者出院后正确记录每日出入量及体重。若 3 天内体重增加 2kg 以上，考虑已有水钠潴留，需调整利尿剂治疗方案。

6）自我监测管理。指导患者出院后监测并记录血压、脉搏，告知患者血压、脉搏测量方法，告知患者心衰加重的症状（如疲乏加重、水肿再现或加重、静息心率增加值≥20 次/分钟、活动后气急加重等），利于病情变化时尽早识别及就诊。

（十一）院外随访

心衰患者出院后需坚持长期随访，医护人员根据患者情况制订随访频率和内容，前期患者病情不稳定，需进行药物调整和监测，应适当增加随访频率，2周1次，病情稳定后改为1~2个月1次。随访内容包括病情评估、监测症状、NYHA心功能分级、血压、心率、心律、体重、肾功能和电解质，评估治疗依从性和不良反应，制订后续治疗方案。护士是心衰随访团队的核心成员，在随访中需评估患者症状、生活方式、活动情况、心理状况、服药情况及自我监测依从性，为患者提供针对性的健康教育及指导，提高患者自我管理能力。

【知识拓展】

达格列净用于慢性心衰的治疗

达格列净是糖尿病治疗的常用药物之一，近年的研究表明，达格列净可通过抑制钠－葡萄糖协同转运蛋白2（SGLT2），减少滤过葡萄糖的重吸收，降低葡萄糖的肾阈值，从而使钠离子和尿糖排泄增多，同时可改善心脏能量代谢和心肌重构，发挥心肌保护作用，使心脏获益，达格列净在《慢性心力衰竭基层诊疗指南（2019年）》中得到推荐，成为心衰治疗药物之一。

达格列净使用适应证包括：已使用指南推荐剂量ACEI/ARB、β受体阻滞剂、醛固酮受体拮抗剂且达到最大耐受剂量后，NYHA心功能Ⅱ~Ⅳ级、仍有症状的HFrEF患者。禁忌证为重度肾损害［eGFR<30ml/（min·1.73m^2）、终末期肾病或需要透析］的患者。在使用过程中需注意监测患者是否发生低血压、酮症酸中毒、急性肾损伤和肾功能损害、尿脓毒症和肾盂肾炎、低血糖、生殖器真菌感染等不良反应。

二、急性心力衰竭患者的护理

急性心力衰竭（acute heart failure，AHF），以下简称急性心衰，是指心衰急性发作和（或）加重的一组临床综合征，患者可表现为急性新发心衰或慢性心衰急性失代偿。临床上以急性左心衰竭最常见。急性左心衰竭指急性发作或加重的左心功能异常，导致心肌收缩力明显降低、心脏负荷加重，造成急性心排血量骤降、肺循环压力突然升高、周围循环阻力增加，引起肺循环充血，出现急性肺循环淤血、肺水肿，可伴组织器官灌注不足和心源性休克。

（一）病因

1. 心源性急性心力衰竭

1）急性弥漫性心肌损害。急性冠状动脉综合征、急性重症心肌炎等。

2）急性压力负荷过重。高血压危象、原有瓣膜狭窄或左室流出道梗阻者突然过度体力活动或出现急性心律失常，可并发急性心衰（快速型心房颤动、心房扑动或室性心动过速）。

3）急性容量负荷过重。新发心脏瓣膜反流（急性缺血性乳头肌功能不全、感染性心内膜炎瓣膜腱索损害）、慢性心衰急性失代偿等。

2. 非心源性急性心力衰竭

1）高心排血量状态。甲亢危象、贫血、感染败血症等。

2）快速大量输液。

3）急性肺静脉压显著增高。大手术后、急性肾功能减退、吸毒、酗酒、哮喘、急性肺栓塞等。

（二）临床表现

急性左心衰竭患者病情发展常十分迅速且极为危重。患者表现为突发严重呼吸困难、端坐呼吸，呼吸频率可达 30～50 次/分钟，频发咳嗽，咳大量白色或粉红色泡沫痰。患者有窒息感，极度恐惧，烦躁不安，口唇发绀，面色灰白或发绀，大汗淋漓，皮肤湿冷，尿量显著减少。听诊两肺可闻及湿啰音和哮鸣音，心率增快，心尖部可闻及舒张期奔马律，早期血压可一过性升高，如未及时纠正，血压持续性下降。

严重者可出现心源性休克，表现为：持续性低血压，收缩压降至 90mmHg 以下，持续 30 分钟以上，肺毛细血管楔压≥18mmHg，心脏指数≤2.2L/（min·m^2），伴组织低灌注状态，如皮肤湿冷、苍白和发绀，尿量显著减少，意识障碍，代谢性酸中毒。

（三）辅助检查

1. 心脏生物学标记物检查

1）利钠肽检查。所有怀疑急性心衰的呼吸困难患者均应进行利钠肽相关检测，当血 BNP＜100pg/mL、NT－proBNP＜300pg/mL、中间区域心房利钠肽前体（MR－proANP）＜120pg/mL 时基本可排除急性心衰。

2）肌钙蛋白检查。对急性心肌梗死的诊断有明确意义，作为常规检测项目。肌钙蛋白升高提示存在进行性心肌损伤。

2. 心电图检查

急性心衰患者的心电图极少完全正常，虽然心衰患者的心电图无特征性表现，但心电图异常可帮助识别基础心脏病和心衰的诱因（心律失常、急性心肌缺血等）。

3. 胸部 X 线检查

早期间质水肿时，上肺静脉充盈、肺门血管影模糊、小叶间隔增厚。肺水肿时表现为蝶形肺门。严重肺水肿时，X 线胸片显示弥漫满肺的大片阴影。

4. 超声心动图与急诊肺部超声检查

超声心动图可帮助准确评价心脏形态、结构、运动与功能，对血流动力学不稳定的患者应紧急行床旁超声心动图检查。床旁急诊肺部超声可帮助发现肺间质水肿的征象（增多的 B 线，呈现肺"火箭征"）。

5. 动脉血气分析

动脉血气分析可提供酸碱失衡及血氧异常等关键信息，循环（灌注）不良和（或）休克的状况下应以动脉血气分析结果为准。

6. 其他实验室检查

包括血常规、乳酸、尿素氮、肌酐、电解质、肝功能、血糖、甲状腺功能等检查。

（四）抢救配合与护理

1. 体位

1）对于突发端坐或阵发呼吸困难者，协助患者取端坐位，双腿下垂，需注意安全，防止患者跌倒坠床。

2）对于出现严重低血压、肢端温度降低、皮肤充盈下降、口渴、口干、皮肤干燥等低血容量表现者，应迅速采取平卧位或休克卧位，抬高头部及下肢，以增加回心血量，并注意保暖，必要时应立即给予补液等抗休克处理。

3）对于意识丧失、大动脉搏动不明显甚至消失者，应立即给予患者复苏体位，做好心肺复苏准备。

2. 氧疗与呼吸支持

对于呼吸困难明显伴低氧血症（$SaO_2 < 90\%$ 或 $PaO_2 < 60mmHg$），应给予高流量吸氧（$6 \sim 8L/min$），将血氧饱和度维持在 95% 以上。对于伴呼吸性碱中毒的患者，可使用面罩吸氧。呼吸频率 >25 次/分钟、$SpO_2 < 90\%$ 时，可采用无创呼吸机持续正压系统或双水平气道正压通气（BiPAP），增加肺泡内压，既可加强气体交换，又可对抗组织液向肺泡内渗透。如积极治疗后病情仍恶化（意识障碍、呼吸节律异常、呼吸频率 <8 次/分钟、自主呼吸微弱或 $PaCO_2$ 持续升高），应及时行气管插管，行有创机械通气。保持患者呼吸道通畅，协助患者咳嗽、咳痰，必要时吸痰。

3. 遵医嘱用药

迅速开放两条静脉通道，遵医嘱正确用药，观察药物疗效与不良反应。

1）利尿剂。呋塞米 $20 \sim 40mg$ 静脉注射，4 小时后可重复 1 次，或托拉塞米 $5 \sim 10mg$ 静脉注射。除利尿作用外，利尿剂还可扩张静脉，利于肺水肿缓解。评价利尿剂效果，开始 2 小时尿量应 >100ml/h。利尿剂使用时注意观察有无电解质紊乱。

2）吗啡。3~5mg 静脉注射，可使患者镇静，减少躁动带来的额外心脏负担，同时可舒张小血管而减轻心脏负荷。必要时每 15 分钟重复给药 1 次，共 2~3 次。老年患者可减量或改为肌内注射。使用吗啡时注意观察患者有无呼吸抑制、心动过缓、血压下降等不良反应。

3）血管扩张剂。收缩压>90mmHg 时使用，可加速改善充血症状。使用时密切监测血压变化，小剂量慢速给药，使用输液泵或微量泵控制输液速度，根据血压调整剂量，维持收缩压在 90~100mmHg。

（1）硝普钠：为动、静脉血管扩张药，静脉注射 2~5 分钟起效，起始剂量 0.3μg/（kg·min），酌情逐渐增加剂量至 5μg/（kg·min）。硝普钠使用时注意现配现用、避光，药物配制后的保存和连续使用均不超过 24 小时。

（2）硝酸酯类药物：扩张小静脉，降低回心血量，包括硝酸甘油、单硝酸异山梨酯，根据血压调整剂量。

（3）重组人脑钠肽（rhBNP）：扩张静脉和动脉，降低心脏前后负荷，同时具有利尿、抑制 RAAS 和交感神经作用，适用于急性失代偿心衰患者。

4）正性肌力药物。使用时应持续监测患者血压、心率、心律。

（1）洋地黄类药物：尤其适用于快速心房颤动或已知有心脏增大伴左心室收缩功能不全的患者。常用药物为去乙酰毛花苷注射液，稀释后静脉缓慢推注，首剂 0.4~0.8mg，2 小时后可酌情再给 0.2~0.4mg。

（2）β肾上腺素能激动剂：小到中等剂量多巴胺、多巴酚丁胺，根据尿量和血流动力学监测结果调整剂量。

（3）磷酸二酯酶抑制剂：兼有正性肌力及降低外周血管阻力的作用，在扩血管、利尿的基础上短时间应用，常用药物为米力农。

（4）左西孟旦：可减轻缺血并纠正血流动力学紊乱，适用于无显著低血压或有低血压倾向的急性左心衰竭患者。

5）血管收缩剂。收缩外周血管提高血压，保证重要脏器灌注，常用于心源性休克患者，常用药物为去甲肾上腺素、肾上腺素。使用时应持续监测患者血压、心率、心律。

6）氨茶碱。解除支气管痉挛，并有一定的增强心肌收缩、扩张外周血管作用，适用于伴支气管痉挛的患者。

4. 非药物治疗

1）连续性肾脏替代治疗（CRRT）。当患者出现高容量负荷、对利尿剂抵抗、低钠血症、肾功能严重受损且药物不能控制时，CRRT 可用于代谢废物和液体的滤除，维持体内稳态。

2）机械辅助循环支持装置。急性心衰常规药物治疗后症状无明显改善时使用。

（1）主动脉内球囊反搏（IABP）：可用于冠心病急性左心衰竭患者，有效改善心肌灌注，降低心肌耗氧量并增加心排血量，详见第八章第二节。

（2）体外膜肺氧合（ECMO）：在心脏不能维持全身灌注或肺不能进行充分气体交

换时 ECMO 可以提供体外心肺功能支持,详见第八章第二节。

(3)可植入式电动左心室辅助泵。该装置通过辅助心室泵血来维持外周灌注并减少心肌耗氧量,从而减轻心脏的损伤,可用于高危冠心病患者和急性心肌梗死患者。

5. 病情观察

监测患者心率、心律、呼吸、血压、血氧饱和度、心电图。密切监测患者意识、精神状态,皮肤颜色、温度、出汗情况,肺部啰音等急性心衰症状及体征。评估容量负荷。监测患者出入量、体重。监测电解质及肾功能、血气分析等。对安置漂浮导管者,严密监测血流动力学指标的变化。及时评估营养、活动、皮肤、认知水平等。

6. 心理护理

向患者介绍环境及医护人员,简要介绍病情、治疗措施及使用监测设备的必要性。鼓励患者表达自身感受,教会患者自我放松的方法。向患者说明不良情绪对病情的不利影响,使患者主动配合,保持情绪稳定。护士应与患者及家属保持密切接触,提供情感支持。此外,医护人员应保持沉着冷静,操作熟练,使患者产生信任、安全感。

7. 并发症预防

1)心律失常。评估发生室性心律失常的危险因素,预防或消除心律失常发生的诱因。持续心电、血压监测,监测电解质和酸碱平衡状况。及时发现室性心律失常及猝死的早期征兆,遵医嘱采取急救措施和药物治疗。备好急救车、除颤仪、简易呼吸气囊等。

2)便秘。评估排便情况,如排便的次数、性质及排便难易程度,平时有无习惯性便秘,是否服用通便药物。指导患者采取通便措施,如及时摄入富含膳食纤维的食物、适当腹部环形按摩。一旦出现排便困难,应立即告知医护人员,积极采取措施。

(沈玉 范婷)

第二节 心律失常患者的护理

一、概述

心律失常(cardiac arrhythmia)是指各种原因导致心脏冲动的频率、节律、起源部位、传导速度或激动次序的异常。

(一)分类

心律失常按发生部位分为室上性(包括窦性、房性、房室交界性)和室性心律失常;按发生机制分为冲动形成异常和冲动传导异常;按发生时的心率分为快速型与缓慢型心律失常。

1. 冲动形成异常

1）窦性心律失常。窦性心动过速、窦性心动过缓、窦性停搏、窦性心律不齐。

2）异位心律。

（1）被动性异位心律：逸搏及逸搏心律（房性、房室交界区、室性）。

（2）主动性异位心律：①期前收缩（房性、房室交界区、室性）；②阵发性（房性、房室交界区、房室折返性、室性）与非阵发性心动过速；③心房扑动、心房颤动；④心室扑动、心室颤动。

2. 冲动传导异常

1）心脏传导阻滞。

（1）窦房传导阻滞。

（2）房内传导阻滞及房间传导阻滞。

（3）室内传导阻滞（完全性左和右束支传导阻滞、不完全性左和右束支传导阻滞、左前分支阻滞、左后分支阻滞）。

（4）房室传导阻滞（一度房室传导阻滞、二度房室传导阻滞、三度房室传导阻滞）。

2）折返性心律。窦房结折返、房内折返、房室结折返、心室内折返、希氏束折返及束支内折返。

3）房室间传导途径异常。预激综合征。

3. 冲动形成异常与冲动传导异常并存

并行心律与反复心律。

（二）心律失常发生机制

1）自律性异常。心脏正常节律的冲动源于窦房结，冲动经心房内三条节间束及右心房肌传递，抵达房室交界区及左心房。房室交界区的冲动又经房室结、希氏束、左右房室束支及分支、浦肯野纤维，最后到达心室，使全部心室肌几乎同时被激动。窦房结、结间束、冠状窦口附近、房室结远端和浦肯野纤维等处的心肌细胞均具有自律性。自主神经系统兴奋性改变及其内在的病变，可导致自律性异常，而引起不恰当的冲动发放，形成心律失常。自律性增高可引起快速型心律失常，自律性降低可引起缓慢型心律失常。另外，正常情况下没有自律性的普通心肌细胞，在病理情况下也可以出现异常自律性而引起不恰当的冲动发放，从而形成心律失常。

2）触发活动。心房、心室与希氏束-浦肯野纤维网在动作电位后产生的除极活动称为后除极。若后除极的振幅增高并抵达阈值，便可引起反复激动，形成快速型心律失常。

3）折返激动。是快速型心律失常主要的发生机制。冲动在传导过程中反复循环，产生持续而快速的心律失常。发生折返激动需要的条件：

（1）有两条或两条以上的传导通路，相互连接形成一个闭合环。

（2）各通路的传导速度及不应期各不相同。

二、快速型心律失常患者的护理

（一）病因及诱因

1. 生理性

健康人亦可发生心律失常，体力活动、食物消化、情绪激动、饮酒、吸烟、饮茶、饮咖啡等均可引起心律失常。

2. 病理性

1）器质性心脏病。如冠心病、风湿性心脏瓣膜病、先天性心脏病、心肌炎、心肌病、心包炎及心包积液等。

2）其他系统疾病。如发热、贫血、甲状腺功能亢进症、脑血管意外等。

3）电解质紊乱。如高钾血症、低钾血症、低镁血症等。

4）药物作用。如洋地黄类药物中毒，拟交感药物、胺碘酮、β受体阻滞剂等抗心律失常药物使用过量，三环类抗抑郁药物中毒，乌头碱中毒等。

5）自主神经及交感神经调节异常。

（二）诊断要点

1. 临床表现

1）症状。快速型心律失常的症状主要取决于血流动力学的影响，心、脑是人体重要器官，一旦发生血流动力学改变，导致供血不足和心脏功能障碍，就会出现相应症状。

（1）心悸：心悸是大多快速型心律失常最主要的症状，可短暂、间歇或持续发生。

（2）脑供血不足的表现：患者可出现头晕、黑矇、晕厥。

（3）其他伴随症状：乏力、胸闷、心绞痛、呼吸困难、电梯升降样的失重感。

（4）心动过速可导致充血性心力衰竭、低血压，或恶化为心室颤动、猝死。

（5）意识丧失、抽搐、呼吸停顿，甚至死亡：见于心室扑动、心室颤动患者。

2）体征。

（1）期前收缩听诊时从规律的节律中可闻及提前出现的心音（第一心音增强、第二心音减弱）；室性期前收缩听诊时可闻及第二心音强度减弱，仅能听到第一心音，其后出现较长的停歇，桡动脉搏动减弱或消失。

（2）各类心动过速、心房扑动若导致房室传导比例发生变动，听诊可闻及心律不恒定，第一心音强度发生变化。室性心动过速听诊时可闻及心律轻度不规则，第一、二心音分裂，收缩期血压随心搏变化。

（3）心房颤动听诊时可闻及节律绝对不整齐，第一心音强弱不等，脉搏短绌。

（4）心室扑动、心室颤动时可出现大动脉搏动不能扪及、听诊心音消失、血压无法测出。

2. 辅助检查

1）心电图。心电图是诊断各类心律失常最主要、最快速的检查手段。常见的各类快速型心律失常心电图特征如下。

（1）窦性心动过速：①呈窦性心律，Ⅰ、Ⅱ、avF、V4－V6导联P波直立，avR导联P波倒置；②PP间期<0.60秒或P波频率>100次/分钟（图6－2－1）。

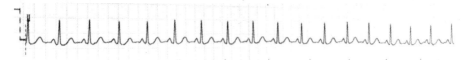

图6－2－1 窦性心动过速心电图

（2）房性期前收缩：①提前出现的P波，与窦性P波形态有所不同；②PR间期>0.12秒；③QRS波群呈室上性，部分可有室内差异性传导；④代偿间歇不完全（图6－2－2）。

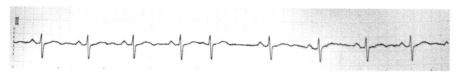

图6－2－2 房性期前收缩心电图

（3）室性期前收缩：①提前出现的QRS波群宽大畸形，时限>0.12秒，其前无相关窦性P波；②QRS波群主波方向与T波的方向相反；③代偿间期多数呈完全性（图6－2－3）。室性期前收缩出现在前一心动周期的T波之上，称为R－on－T现象（图6－2－4），R－on－T型室性期前收缩易落入心室易损期而诱发室性心动过速或心室颤动，所以该类型属于具有潜在危险的室性期前收缩。

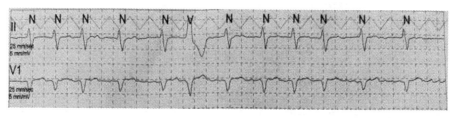

图6－2－3 室性期前收缩心电图

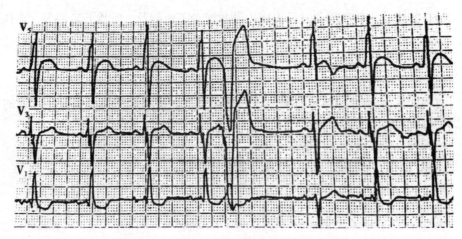

图6-2-4 R-on-T型室性期前收缩心电图

引自：陈新，临床心律失常学（第2版）。

（4）房室交界区期前收缩：①提前出现的QRS波，前无P波，QRS波前后可见逆行性P波；②QRS波群的形态与窦性下传的基本相同；③PR间期<0.12秒，RP间期<0.20秒；④QRS波群形态正常，当发生室内差异性传导时，QRS波形态可有变化（图6-2-5）。

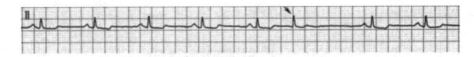

图6-2-5 房室交界区期前收缩心电图

引自：葛均波，徐永健，王辰，内科学（第9版）。

（5）自律性房性心动过速：①心房率通常为150～250次/分钟；②P波形态与窦性P波不同；③P波之间的等电线仍存在；④心房率加快时可出现二度Ⅰ型或Ⅱ型房室传导阻滞，呈现2∶1传导，但心动过速不受影响；⑤刺激迷走神经不但不能终止心动过速，反而会加重房室传导阻滞；⑥心动过速发作开始时心率逐渐加速（图6-2-6）。

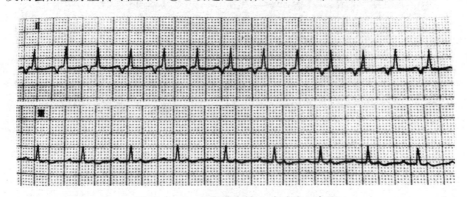

图6-2-6 自律性房性心动过速心电图

引自：尤黎明，吴瑛，内科护理学（第4版）。

（6）多源性房性心动过速，也称紊乱性房性心动过速：①通常有三种或三种以上 P 波，PR 间期各不同；②心房率 100~130 次/分钟；③大多数 P 波能下传心室，部分 P 波过早发生而受阻，心室律不规则。本型心动过速最终可能发展为心房颤动（图 6-2-7）。

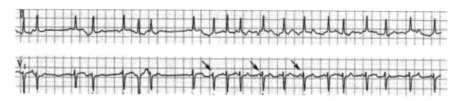

图 6-2-7　多源性房性心动过速心电图

引自：葛均波，徐永健，王辰，内科学（第 9 版）。

（7）非阵发性房室交界区心动过速：①QRS 波群形态正常，节律规则；②心率为 70~150 次/分钟或更快；③心动过速发作起始与终止时心率可逐渐变化（图 6-2-8）。

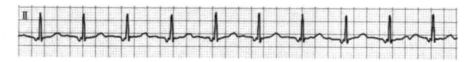

图 6-2-8　非阵发性房室交界区心动过速心电图

引自：葛均波，徐永健，王辰，内科学（第 9 版）。

（8）室上性心动过速：①快而规则的心率，150~250 次/分钟；②QRS 波群形态、时限通常正常，室内差异性传导或束支传导阻滞时 QRS 形态异常；③P 波不易分辨，为逆行性，埋藏在 QRS 波内，但 P 波与 QRS 波保持固定关系；④起始突然，通常一个房性期前收缩可触发，PR 下传的间期明显延长，并引起心动过速发作（图 6-2-9）。

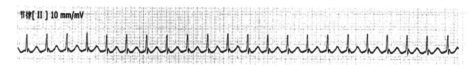

图 6-2-9　室上性心动过速心电图

（9）预激综合征，未发作时表现为：①PR 间期缩短<0.12 秒；②QRS 波群时限>0.12 秒，QRS 波群起始部分见 δ 波，起始部粗钝，与其余部分形成顿挫；③继发性 ST-T 波改变（图 6-2-10）。

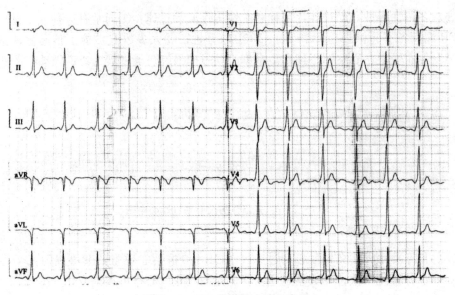

图 6-2-10 预激综合征心电图

(10) 心房扑动：①窦性 P 波消失，代之以振幅、间距相同的有规律的锯齿状扑动波，称为 F 波，扑动波之间的等电线消失，频率常为 250～350 次/分钟；②QRS 波群形态正常，当伴有室内差异性传导、束支传导阻滞或经旁路下传时，QRS 波群可呈宽大畸形；③心室率可规则，也可不规则，主要取决于房室传导比例是否恒定。房室传导比例多为 2∶1 至 4∶1（图 6-2-11）。

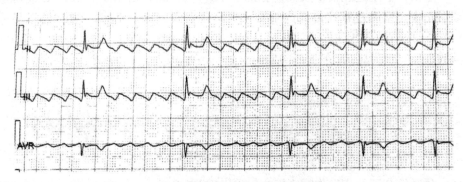

图 6-2-11 心房扑动心电图

(11) 心房颤动：①P 波及等电线消失，代之以小而不规则的基线波动、间距及振幅均绝对不规则的心房颤动波（f 波），频率 350～600 次/分钟；②RR 间期绝对不等；③QRS 波群形态通常正常，当心室率过快，发生室内差异性传导，QRS 波群增宽变形（图 6-2-12）。

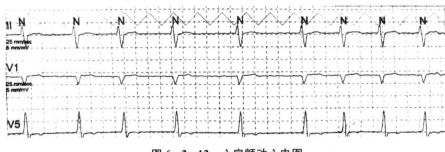

图 6-2-12　心房颤动心电图

（12）室性心动过速：①连续出现 3 次或 3 次以上的室性期前收缩；②QRS 波群形态宽大畸形，时限超过 0.12 秒，ST-T 波与 QRS 波群主波方向相反，节律规则，亦可略不规则，心室率通常为 100～250 次/分钟；③心房独立活动，与 QRS 波群无固定关系，形成房室分离；④偶尔可见心室夺获和室性融合波（图 6-2-13）。

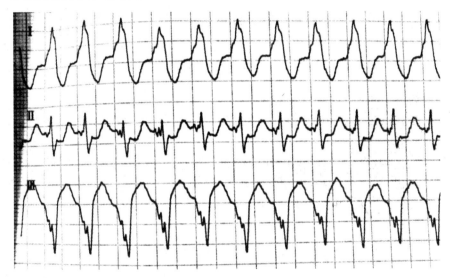

图 6-2-13　室性心动过速心电图

（13）尖端扭转型室性心动过速：①节律不齐，心室率通常为 200～250 次/分钟；②持续、快速增宽变形的 QRS 波群围绕基线不断扭转其主波方向；③窦性心律时常有 QT 间期延长，U 波巨大，Q-T-U 波的长代偿间歇；④室性心动过速的第一个室性搏动多有 R-on-T 现象；⑤易演变为心室颤动（图 6-2-14）。

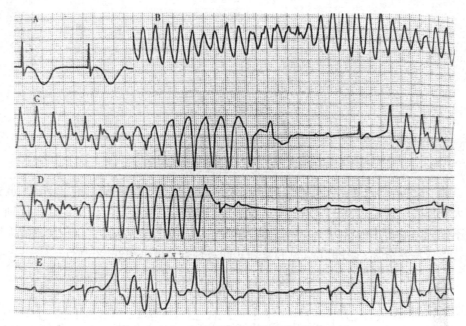

图6－2－14　尖端扭转型室性心动过速心电图

引自：尤黎明，吴瑛，内科护理学（第4版）。

（14）心室扑动：呈正弦波图形，波幅大而规则，P－QRS－T波群消失，频率150～300次/分钟（图6－2－15）。

（15）心室颤动：波形、振幅与频率均非常不规则，无法辨认QRS波、ST段与T波，代之以形态不同、大小各异、极不均匀的颤动波，频率为200～500次/分钟（图6－2－15）。

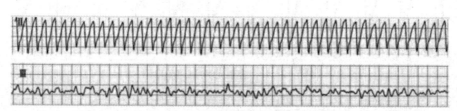

图6－2－15　心室扑动与心室颤动心电图

引自：葛均波，徐永健，王辰，内科学（第9版）。

2）动态心电图。详见第四章第一节。

3）运动平板试验。详见第四章第一节。

4）植入式循环记录仪。通过介入手术将记录仪植入患者体内，可持续记录单导联心电图结果，医生可将资料调出打印并分析诊断。

5）食管心电图。食管心电图利用食管电极导管描记心电图。因左心房后壁邻近食管，所以食管心电图能清晰记录心房电位，同时记录体表心电图。可用于：①确定是否存在房室结双径路；②鉴别室上性心动过速伴有室内差异性传导或室性心动过速；③不典型预激综合征的确诊；④评价窦房结功能；⑤终止不愿或不能应用药物，或药物治疗无效的部分室上性折返性心动过速。

6）心电生理检查。心电生理检查是通过静脉和（或）动脉插入电极导管，将其放置在心腔内，对窦房结、心房、房室结、左右束支及浦肯野纤维进行检查，记录心腔内电活动，分析表现和特征，对心律失常的诊断、发生机制进行正确的判断，为治疗方法的选择、评价和预后判断提供重要或决定性依据。

（三）治疗

1. 病因及诱因治疗

主要针对基础疾病治疗，对于肺部疾病患者应该纠正低氧血症、控制感染。对于洋地黄中毒引起者，需立即停用洋地黄，并纠正可能伴随的电解质紊乱，特别注意低钾血症的发生。保持良好的生活习惯，吸烟、饮咖啡与饮酒均可诱发房性期前收缩，应劝导患者戒除。

2. 终止发作治疗

1）物理治疗。通过刺激迷走神经使心律失常终止，常用方法包括颈动脉窦按压法、咽部刺激法、眼球压迫法、做 Valsalva 动作（深吸气后屏气、再用力作呼气动作）等，对终止室上性心动过速的发作效果佳。

2）药物转律。

（1）胺碘酮：适用于室性心动过速、心房扑动、心房颤动。

（2）利多卡因：适用于室性心动过速、心室颤动。

（3）普罗帕酮（心律平）：适用于室上性心动过速、室性期前收缩、室性心动过速。

（4）维拉帕米：适用于心房颤动、室性心动过速、阵发性室上性心动过速、预激综合征。

（5）奎尼丁：适用于房性期前收缩、室性期前收缩、心房扑动、心房颤动。

（6）β受体阻滞剂：适用于窦性心动过速、室性心动过速、心房扑动、心房颤动。

（7）腺苷：适用于阵发性室上性心动过速。

3）电复律。

（1）同步电转复律：适用于有 QRS 波的情况，如心房颤动、室上性心动过速、室性心动过速等。

（2）非同步电除颤：适用于无 QRS 波的情况，如心室扑动、心室颤动。

心脏电复律操作步骤及护理配合详见第八章第二节。

3. 心室率控制

心室率控制的常用药物包括β受体阻滞剂、钙通道阻滞剂、洋地黄类药物、胺碘酮等，但应注意各药物的禁忌证。

4．介入治疗

1）经导管消融，广泛应用于快速型心律失常的治疗，分为二维射频消融（适用于室上性心动过速、预激综合征）和三维射频消融（适用于除室上性心动过速、预激综合征外的所有快速型心律失常）。

2）器械治疗，反复发生室性心动过速、心室颤动且病因无法去除的患者可考虑使用植入型心律转复除颤器（ICD）。

5．外科手术治疗

外科手术治疗的目的在于切除、离断参与心动过速生成、维持与传播的组织，保存或改善心脏功能，与射频消融等治疗措施相互补充，对一些难治性心律失常（如心房颤动、室性心动过速）有一定疗效。

6．心律失常相关卒中的预防

心房颤动、持续性心房扑动患者易发生栓塞，应给予规范的抗凝治疗，以达到预防卒中的目的。

1）风险评估。抗凝治疗前应首先评估患者栓塞发生风险，目前临床常用的评分表为 CHA_2DS_2-VASc 评分表（表 6-2-1），$CHA_2DS_2-VASc \geq 1$ 分的男性或 ≥ 2 分的女性心房颤动患者都应该接受规律抗凝治疗。

表 6-2-1　CHA_2DS_2-VASc 评分表

危险因素	计分（分）
充血性心力衰竭/左心室功能障碍（C）	1
高血压（H）	1
年龄≥75 岁（A）	2
糖尿病（D）	1
脑卒中/短暂性脑缺血发作/血栓栓塞病史（S）	2
血管病（V）	1
年龄 65～74 岁（A）	1
性别（女性，S）	1

注：血管病包括既往心肌梗死、外周动脉疾病、主动脉斑块。

抗凝治疗会增加患者出血风险，因此除卒中风险外还需进行出血风险评估，现临床推荐 HAS-BLED 评分表（表 6-2-2），HAS-BLED≥3 分的患者为高出血风险，应纠正可逆的出血因素。

表 6-2-2 HAS-BLED 评分表

危险因素	计分（分）
高血压（H）	1
肝、肾功能异常（各1分，A）	1 或 2
脑卒中（S）	1
出血（B）	1
INR 易波动（L）	1
老年（年龄 65≥岁，E）	1
药物或嗜酒（各1分，D）	1 或 2
最高值	9

注：高血压定义为收缩压>160mmHg（1mmHg=0.133kPa）；肝功能异常定义为慢性肝病（如肝纤维化）或胆红素水平>2倍正常值上限，丙氨酸氨基转移酶水平>3倍正常值上限；肾功能异常定义为慢性透析、肾移植或血清肌酐≥200μmol/L；出血指既往有出血史和（或）有出血倾向；INR 易波动指 INR 不稳定；药物指合并应用抗血小板药物或非甾体抗炎药。

2）预防策略选择。

（1）药物治疗：①华法林。华法林是心房颤动患者进行抗凝治疗的有效药物。口服华法林可以使 INR 维持在 2.0~3.0，能安全有效地预防脑卒中，降低心房颤动患者的血栓发生率。但华法林也存在诸多局限性，如个体差异性大、起效慢、有效治疗窗窄、抗凝作用易受多种食物和药物的影响等。服用华法林时需要定期监测 INR，INR 过低可导致抗凝作用不足、卒中风险增加，INR 过高则导致出血风险增加。②新型口服抗凝药（NOACs）。目前主要有Ⅱa 凝血因子抑制剂达比加群、Ⅹa 凝血因子抑制剂利伐沙班。NOACs 的优势是治疗窗较宽，起效和失效均较迅速，与药物、食物相互作用的发生率较低，可以固定剂量口服给药，不需常规行凝血指标监测。目前主要用于非瓣膜性心房颤动的抗凝治疗。临床研究表明，与华法林相比，NOACs 在疗效性、安全性、依从性方面具有显著优势。

（2）左心耳封堵术：左心耳封堵术通过微创导管技术封堵左心耳，以达到预防心房颤动患者发生卒中的目的，它的原理是封堵器植入左心耳后，红细胞进入封堵器内部形成血栓，血栓激化，达到封堵的目的。适用于：①心房颤动发生时间>3个月，长期持续性或永久性心房颤动患者（非风湿性心脏瓣膜病所致）；②年龄≥18岁；③CHA_2DS_2-VASc 评分≥2分；④HAS-BLED 评分≥3分；⑤可长期服用氯吡格雷和阿司匹林；⑥有华法林应用禁忌证或无法长期服用华法林。

（四）主要的护理问题

1）舒适的改变。与心率增快或减慢引起的心悸、胸闷、气紧不适有关。
2）活动耐力下降。与心排血量减少有关。
3）有受伤的危险。与发生晕厥时自我保护意识及知识缺乏有关。

4）潜在并发症。血栓形成、脑卒中、心力衰竭、猝死。

5）手术相关的潜在并发症。出血、感染、栓塞、气胸等。

6）焦虑/恐惧。与患者对心律失常发作的恐惧、担心预后有关。

7）知识缺乏。与缺乏心律失常的疾病和介入治疗相关知识缺乏。

（五）护理目标

1）减轻心悸、胸闷、气紧。

2）患者能进行适当的活动。

3）患者安全未受伤。

4）并发症预防：发生时能及时发现和正确处理。

5）患者保持良好的心态和稳定的情绪，并配合相关治疗。

6）患者掌握心律失常及介入治疗的相关知识。

（六）护理措施

1．一般护理

1）休息与活动。评估患者心律失常的类型及临床表现，与患者及家属共同制订活动计划，对于病情稳定的患者鼓励其正常工作和生活，保持情绪稳定，规律作息。期前收缩有症状者应注意多休息，血流动力学不稳定者应绝对卧床，减少心肌耗氧量。

2）饮食护理。指导患者进食膳食纤维丰富的食物，避免饱餐，保持大便通畅。

3）吸氧。呼吸困难、发绀的患者遵医嘱给予氧气吸入 $2\sim4L/min$，并行用氧安全的相关安全知识宣教。

4）病情观察。密切监测患者的心律、心率及血压的变化，耐心听取患者的主诉，询问有无心悸、心慌、乏力、胸闷、头晕等。

5）安全管理。根据患者的病情和意识状况制订安全措施，如陪伴守护、必要时使用安全器具等。

6）心理护理。医护人员需做好病情解释，注意观察和了解患者的情绪来源，满足患者合理需求，消除患者的紧张情绪，适时给予心理疏导。

2．用药护理

遵医嘱给予抗心律失常药物，注意用药剂量、浓度、途径和速度，用药时医生在旁守护，严密观察心律、心率、血压、治疗效果及不良反应等，并及时准确地做好护理记录。药物使用方法详见第五章第三节。

3．严重心律失常的识别与处理

对于严重心律失常的患者应给予持续心电监护，密切监测患者的心率、心律、血压、心电图及血氧饱和度的变化，及时识别心律失常的类型，一旦出现严重心律失常（如心室扑动、心室颤动），应积极配合医生，立即行心肺复苏、电除颤，准备好抢救物品，配合抢救。

4. 电复律护理

电复律护理详见第八章第二节。

5. 介入治疗围术期护理

1）术前护理。

（1）向患者和家属介绍射频消融术的相关知识（手术目的、方法、过程、效果、可能出现的并发症），对患者的疑问做出适当解释，缓解患者的紧张及焦虑情绪。

（2）协助完成相关检查：实验室检查（血常规、出凝血时间、生化全套、输血全套、甲状腺功能检查），心电图、X线胸片及心脏彩超等。心房颤动患者还需行心脏三维CT或心脏核磁共振检查，术前24小时行经食管超声心动图检查，检查前解释手术目的、流程及注意事项等，了解患者有无吞咽困难、食道疾病等，禁食6～8小时，检查后指导患者随时观察及报告有无腹痛、呕吐物及大便颜色等。

（3）使用抗心律失常药物的患者术前需停止使用，以免影响电生理检查效果，房性心律失常患者行三维射频消融术前需皮下注射低分子肝素抗凝治疗3～5天，术前12小时暂停使用。

（4）予术区备皮，备皮范围：上至下颌，下至乳头平面，左右至双侧腋中线，包括双侧腋窝；腹股沟区备皮范围：上至脐水平线，下至双侧大腿上1/3，包括会阴部，备皮后注意皮肤清洁。

（5）建立静脉通道，左上肢植入留置针。

（6）行术前宣教，嘱患者注意保暖，预防感冒，术前一晚保证良好睡眠，必要时可口服镇静剂，术前需排空膀胱，指导患者训练床上平卧位排便，预防术后因体位原因所致排便困难，二维射频消融术术前无须禁食，但术前一餐不宜过饱，三维射频消融术术前需禁食一餐，左心耳封堵术术前需禁食8小时以上，术晨安置保留尿管。

2）术中护理。详见第七章第四节。

3）术后护理。

（1）术后行饮食和活动指导，并予生活护理，指导患者术后即可进食，宜进食清淡易消化的食物，多食新鲜蔬果，忌饱餐、进食刺激性食物，房颤三维射频消融术后指导患者进食温凉软食。嘱平卧位休息，穿刺侧下肢制动，指导患者制动期间行踝泵运动（预防血栓）、沙袋压迫（穿刺股静脉者沙袋压迫4～6小时，穿刺股动脉者沙袋压迫6～8小时），去除沙袋后可在床上轻微活动，咳嗽、排便时压迫穿刺处，预防腹压增加引起出血。

（2）护士应全面了解患者术中情况，严密监测患者意识、面色、心率、心律、血压、血氧饱和度、尿量及穿刺处的情况（患者行射频消融术、左心耳封堵术后需安置床旁心电监护），注意询问患者的主诉症状，观察胸廓及呼吸音，有无气胸、心脏压塞、房室传导阻滞，穿刺处有无淤斑、血肿等，及早发现并及时配合医生进行处理。

（3）对尿潴留者给予诱导排尿或遵医嘱予保留导尿，做好会阴护理，对腰背部疼痛者予疼痛评估，适当给予腰部按摩，分散注意力，必要时使用镇痛药物，减轻患者不适，促进睡眠。

6. 健康教育

1）提供疾病、药物及术后的相关知识宣教，教会患者自我监测、自我保护的方法，教会家属应急救护的方法。

2）戒烟限酒，避免浓茶与刺激性食物等，多食膳食纤维丰富的食物，保持大便通畅，生活规律，劳逸结合。

3）遵医嘱服药，不能自行减量、换药或停药，需服抗栓药至少3个月的患者，根据随访情况调整服药方式。

三、缓慢型心律失常患者的护理

（一）病因及诱因

1）迷走神经张力增高或颈动脉窦过敏。
2）急性下壁心肌梗死、心肌缺血、急性心肌炎可引起缓慢型心律失常。
3）电解质紊乱。血钾过高。
4）抗心律失常药物，如洋地黄类、乙酰胆碱等药物具有一定的心脏毒性作用。
5）心脏手术损伤窦房结。
6）窦房结周围神经发生变性、纤维化，心房肌发生病变。

（二）诊断要点

1. 临床表现

1）症状。缓慢型心律失常的症状主要取决于脑、心、肾等脏器的供血情况，当供血不足时患者会出现相应症状。

（1）头晕：头晕是大多数缓慢型心律失常的主要症状。

（2）脑供血不足的表现：乏力、记忆力减退，严重者可有黑矇，甚至出现晕厥、阿-斯综合征。

（3）其他伴随症状：心悸、心搏脱漏、胸闷、抽搐、胃肠功能紊乱等。慢快综合征患者出现心动过速时，可出现心悸、心慌等不适。冠心病患者可出现心绞痛，或加重心力衰竭。

2）体征。

（1）窦性停搏的脉搏节律可不规则，有长间隙，或脉搏慢而规则。

（2）对窦房传导阻滞患者行心脏听诊可发现心律不齐、心动过缓、漏跳。

（3）一度房室传导阻滞听诊可闻及第一心音强度减弱。

（4）二度Ⅰ型房室传导阻滞患者，听诊可闻及第一心音逐渐减弱并有心搏脱漏。

（5）二度Ⅱ型房室传导阻滞患者，听诊可闻及间歇性心搏脱漏，但第一心音强度恒定。

（6）三度房室传导阻滞患者，听诊可闻及第一心音强度经常变化，第二心音正常或反常分裂，间歇可闻及响亮亢进的第一心音。

2. 辅助检查

1）心电图。缓慢型心律失常心电图特征如下：

（1）窦性心动过缓。窦性 P 波，PP 间期＞1 秒或 P 波频率＜60 次/分钟，QRS 波正常（图 6-2-16）。

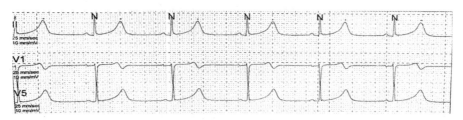

图 6-2-16　窦性心动过缓心电图

（2）窦性停搏。正常的心律中突然出现显著的长间歇，在一段长间歇内无 P-QRS-T 波群；长短 PP 间期不成倍数关系；在长 PP 间期后可出现房室交界区、室性逸搏或逸搏心律（图 6-2-17）。

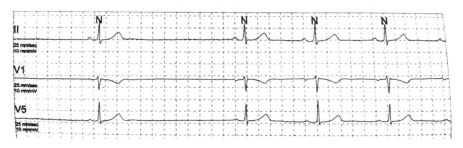

图 6-2-17　窦性停搏心电图

（3）房室传导阻滞。

①一度房室传导阻滞：一度房室传导阻滞表现为每个心房冲动都能传导至心室，PR 间期成人＞0.20 秒、老年人＞0.22 秒、14 岁以下儿童＞0.18 秒；每个 P 波后均有 QRS 波群（图6-2-18）。

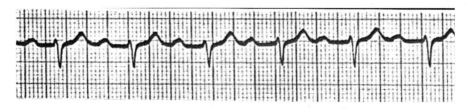

图 6-2-18　一度房室传导阻滞心电图

②二度Ⅰ型房室传导阻滞：规律窦性 P 波；PR 间期进行性延长，直到一个 P 波不

能下传，RR 间期逐次缩短直到心搏脱漏；QRS 波脱落后再次出现同样的变化；传导比例可以是固定的，也可以是不固定的，临床上以前者多见（图 6-2-19）。

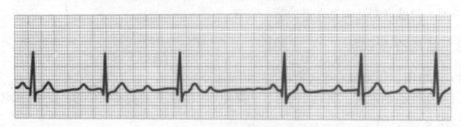

图 6-2-19　二度Ⅰ型房室传导阻滞心电图

③二度Ⅱ型房室传导阻滞：PR 间期恒定；P 波规则地出现，发生周期性的 QRS 波群脱落；传导比例可经常变化，可为 1：1、2：1、3：2、4：3 等（图 6-2-20）。

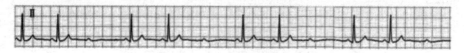

图 6-2-20　二度Ⅱ型房室传导阻滞心电图

引自：葛均波，徐永健，王辰，内科学（第 9 版）。

④三度房室传导阻滞：PP 间期及 RR 间期基本规律，心房率比心室率快；P 波与 QRS 波群无固定关系；心室律由心室或房室交界区自主起搏点维持（图 6-2-21）。

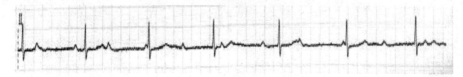

图 6-2-21　三度房室传导阻滞心电图

（4）逸搏。

①室性逸搏：一个过长间歇后出现一个宽大畸形的 QRS 波群，时限>0.12 秒（图 6-2-22）。

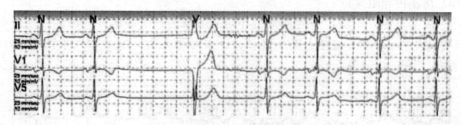

图 6-2-22　室性逸搏心电图

连续 3 次及以上的室性逸搏称为室性逸搏心律，心室率通常 20～40 次/分钟，常伴节律不齐。频率低于 22 次/分钟称心室自主节律。

②房室交界区逸搏与房室交界区逸搏心律：一个过长间歇后出现一个室上性 QRS 波群，时限<0.12 秒。

连续出现三个及以上的房室交界区逸搏则称为房室交界区逸搏心律，心室率 40～60 次/分钟（图 6-2-23）。

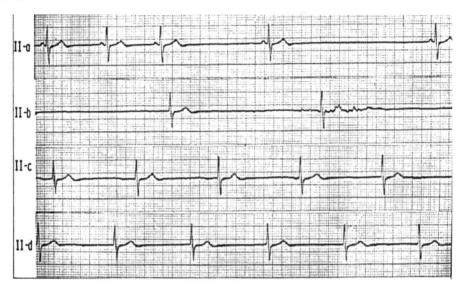

图 6-2-23　房室交界区逸搏心律心电图

2）其他辅助检查。动态心电图详见第四章第一节。

（三）治疗

1. 病因治疗

积极去除诱因，纠正电解质紊乱及酸碱失衡，治疗原发疾病，如冠心病、急性下壁心肌梗死、心肌病、洋地黄中毒等。

2. 药物治疗

对反复、频发、持续头晕和黑矇的患者，可遵医嘱使用阿托品、异丙肾上腺素等，使用时应注意根据患者心率及时调整输注速度及用量。

3. 人工起搏器治疗

人工起搏器是一种由脉冲发生器和电极导线构成的医用电子仪器。它通过发射一定形式的电脉冲，经电极导线将电流引入心脏，刺激心脏，使之激动和收缩，即模拟正常心脏的冲动形成和传导，恢复心脏泵血功能，以治疗由于某些心律失常导致的心脏功能障碍。人工起搏器分为临时起搏器和永久起搏器。

（四）主要的护理问题

1）活动无耐力。与心悸或心排血量降低有关。
2）潜在并发症。晕厥、猝死、吸入性肺炎、窒息。

3）潜在并发症。术后出血、血肿、气胸、感染、栓塞、起搏器电极脱位等。

4）有受伤的危险。与发生晕厥有关。

5）舒适的改变。与心率减慢有关。

6）焦虑/恐惧。与担心晕厥发作和预后有关。

7）相关知识缺乏。缺乏疾病及起搏器治疗的相关知识。

（五）护理目标

1）减轻患者的不适症状，提高患者生活质量。

2）避免并发症的发生。

3）晕厥得到改善，猝死得到有效预防，患者积极配合治疗。

4）不适感或不适症状得到改善。

5）各种生理需要能及时得到满足。

6）患者能进行适当的活动。

7）保持良好的心态和稳定的情绪。

8）患者可全面掌握疾病发生发展及术后维护的相关知识。

（六）护理措施

1. 一般护理

1）休息与活动。注意保持充足睡眠，根据患者的病情和临床表现，医护人员与患者及家属共同制订活动计划，病情稳定的患者可适当活动，如有头晕、黑矇及晕厥，应严格卧床休息。

2）饮食护理。指导患者进食清淡和膳食纤维丰富的食物，避免饱餐或进食刺激性食物。

3）吸氧。遵医嘱予氧气吸入，告知用氧目的、注意事项和用氧安全的相关知识，提高患者的依从性。

4）病情观察。了解患者主诉，观察有无心悸、头晕、黑矇、晕厥及受伤，必要时安置心电监护，观察患者生命体征、意识状态。

5）安全管理。遵医嘱安置心电监护，密切监测患者的生命体征，有晕厥史的患者应保留静脉通道，告知患者家属患者有受伤的危险，需家属留陪，指导如出现头晕、黑矇，应及时帮助患者蹲下或卧床，严重心动过缓或频发阿-斯综合征患者需要严格卧床，双侧床档保护。

6）心理护理。注意观察和了解患者的情绪来源，认真解答患者及家属疑问，满足患者合理需求，消除患者的紧张情绪，适时给予心理疏导。

2. 用药护理

遵医嘱正确使用药物，了解药物的作用及不良反应，注意用药剂量、浓度、途径和速度，使用过程中注意密切观察患者生命体征及了解患者的主诉，并及时准确地做好护理记录。药物使用方法及剂量详见第五章第三节。

3. 严重心律失常的识别与处理

对于严重心律失常的患者给予持续心电监护，密切监测患者的心率、心律、血压、心电图及血氧饱和度的变化，及时识别心律失常的类型，一旦出现严重心律失常（如阿－斯综合征），应积极配合医生，立即行心肺复苏，建立静脉通道，准备好抢救物品，配合抢救。

4. 永久起搏器围术期护理

1）术前护理。

（1）告知患者植入起搏器的手术过程、手术时间、注意事项等，消除患者的疑虑，必要时行心理护理。

（2）协助患者完善相关检查，如凝血功能、血常规、胸部 X 线、心脏彩超、动态心电图、血糖、血压等。

（3）使用抗凝药物的患者遵医嘱停止使用。

（4）术区（前胸部、双侧腋窝、会阴部）备皮，左上肢植入留置针，行抗生素药物敏感试验。

（5）嘱术前进食清淡易消化食物，保证充足的睡眠，指导术前练习床上排便。

2）术中护理。见第七章第六节。

3）术后护理。

（1）指导平卧位休息 24 小时，植入起搏器一侧上臂制动，避免外展、上举等动作，对于术中安置临时起搏器的患者，穿刺侧下肢制动，沙袋压迫 4~6 小时，起搏器伤口根据医嘱沙袋压迫 6~8 小时。

（2）指导进食清淡、易消化及膳食纤维丰富的食物，避免进食产气的食物，保持大便通畅，并指导患者床上排便，对尿潴留患者采取诱导排尿措施，必要时安置导尿装置，对大便不通畅的患者给予开塞露或口服药物。

（3）常规记录心电图，遵医嘱安置心电监护，密切监测患者的体温、心率、心律、血压的变化，询问患者的主诉，有无头晕、黑矇、胸闷、气紧、呼吸困难等。注意观察术肢伤口和穿刺处有无红、肿、热、痛、瘀斑、出血、血肿，起搏器囊袋有无波动感等，及早发现相关并发症（如心脏压塞、起搏器综合征、囊袋出血、导线断裂、血气胸、囊袋感染等），协助医生进行抢救和处理。

（4）对于腰背部疼痛患者行疼痛评分，汇报医生，遵医嘱适当使用镇痛药物，并给予腰部按摩，分散注意力，减轻患者不适，促进睡眠。

（5）及时准确记录，并做好床旁交接班。

5. 临时起搏器围术期护理

1）术前护理。同永久起搏器。

2）术中护理。见第七章第六节。

3）术后护理。

（1）术后平卧床休息，协助行生活护理，嘱患者穿刺侧下肢制动，避免关节屈伸或活动过度，必要时术肢保护性约束，嘱勿用力咳嗽或打喷嚏，以免电极脱位，并指导患者术肢制动期间行踝泵运动，预防静脉血栓的发生。

（2）指导进食清淡、易消化及膳食纤维丰富的饮食，保持大便通畅，并指导患者床上解大小便，对尿潴留患者采取诱导排尿措施或遵医嘱保留导尿装置，对大便不通畅的患者给予开塞露或口服通便的药物。

（3）查看临时起搏器放置是否妥当，感知、带动功能是否正常，起搏器与电极连接处有无松动。

（4）常规记录心电图，遵医嘱安置心电监护，密切监测患者的体温、心率、心律、血压的变化，询问患者的主诉，有无头晕、黑矇、胸闷、气紧、呼吸困难、呃逆等，并注意观察患者胸廓及呼吸音，观察穿刺处有无红、肿、热、痛、出血、血肿，术肢皮肤温度、颜色、感觉及足背动脉搏动情况，注意比较双侧足背动脉搏动是否对称，及早发现相关并发症（如心脏压塞、心肌穿孔、导线移位、膈肌刺激、下肢静脉血栓、血气胸、感染等），协助医生进行抢救和处理。

（5）协助勤翻身，翻身后保持腰背部和髋部呈一直线，保持床单的清洁、干燥，必要时使用气垫床、泡沫敷料预防压力性损伤，对于腰背部疼痛的患者予疼痛评分，遵医嘱适当使用镇痛药物，并适当给予腰部按摩，分散注意力，减轻患者不适，促进睡眠。

（6）准确记录及床旁交接班，注意交接受压处皮肤的情况及临时起搏器参数和电池电量的情况。

6. 健康教育

1）告知疾病相关知识，包括疾病的发生发展、用药的相关知识及手术情况等，避免诱因，嘱患者保持情绪稳定，生活规律，劳逸结合，避免劳累，禁烟、酒、浓茶与刺激性食物。教会患者自我监测、自我保护的方法，避免受伤，教会家属心肺复苏的方法。

2）教会患者定时自测脉搏并记录，脉搏小于设定频率的10%或出现起搏器植入前的症状时应及时就诊。

3）起搏器植入术后，应避免剧烈运动，植入起搏器一侧的上肢应避免过度用力或幅度过大的运动，以免影响起搏器功能或使起搏器电极脱位。避免穿过紧的衣服，注意保护起搏器植入部位，避免碰撞、受伤等。

4）避免进入、靠近强磁场、电场区域，避免电磁干扰影响起搏器功能，需做仪器检查治疗时，需向医生说明起搏器植入史。

5）定期随访测定起搏器功能：植入术后1个月、3个月、6个月各随访1次，以后每6~12月随访1次，接近或已过预测电池寿命时每2~3月随访1次，在起搏器电池耗竭之前及时更换起搏器。随身携带卡片，写明起搏器安装时间、型号、有关参数等。

（贺小兰）

第三节 冠状动脉粥样硬化性心脏病患者的护理

一、动脉粥样硬化

动脉粥样硬化（atherosclerosis）是指脂质成分和炎性物质沉积在动脉壁，形成外观似粥样的斑块，使得动脉变窄变硬，阻碍血流。

（一）病因

动脉粥样硬化是由多种危险因素作用于多个环节所致，病因主要包括：

1. 年龄、性别

临床多见于 40 岁以上的中、老年人。近年来，临床发病年龄有年轻化趋势。相比男性，女性发病率较低，但在更年期后发病率增加。

2. 血脂异常

总胆固醇（TC）、甘油三酯（TG）、低密度脂蛋白（LDL）、极低密度脂蛋白（VLDL）、载脂蛋白 B 增高，高密度脂蛋白（HDL）、载脂蛋白 A 降低是危险因素。

3. 高血压

长期的高血压可以促进动脉粥样硬化的发生和发展，动脉粥样硬化也会引起高血压。

4. 吸烟

吸烟可造成动脉壁缺血、痉挛，血管内皮损伤，促进动脉粥样硬化的发生和发展。吸烟者与不吸烟者比较，本病的发病率和死亡率增高 2～6 倍，且与每日吸烟的数量成正比。

5. 糖尿病和糖耐量异常

糖尿病患者动脉粥样硬化的发病率较非糖尿病患者高出数倍，而且病变进展迅速。动脉粥样硬化在糖耐量异常者中也十分常见。

6. 其他危险因素

1）肥胖：体重超过标准体重 20％者易出现动脉粥样硬化，尤其是在短期内体重明显增加者。

2）体力活动过少：经常进行体力锻炼者血脂一般不高，不易发生动脉粥样硬化。体力活动少、脑力活动多、经常有工作紧迫感者发病率较高。

3）遗传因素：家族中有人在年龄<50岁时出现动脉粥样硬化，其出现动脉粥样硬化的风险可为无这种情况者的5倍。常染色体显性遗传所致的家族性高脂血症是危险因素。

4）饮食方式：常进食含动物性脂肪、胆固醇、糖、盐较多食物的人群，其出现动脉粥样硬化的风险增加。

5）个性：性情急躁、好胜心和竞争性强、不善于劳逸结合的A型性格者的患病风险增加。

（二）发病机制

多种学说从不同角度阐述了本病的发病机制，包括内皮损伤反应学说、脂质浸润学说、血栓形成学说、平滑肌细胞克隆学说等。近年多数学者支持内皮损伤反应学说，认为本病的主要危险因素都会损伤动脉内膜，而动脉粥样硬化的形成是动脉对内膜损伤做出的炎症-纤维增生性反应的结果。

（三）病理生理和病理解剖

正常的动脉壁由内膜、中膜和外膜三层构成。动脉粥样硬化时动脉壁相继出现脂质点和条纹、粥样和纤维粥样斑块、复合病变3类变化。

从动脉粥样硬化的慢性经过来看，受累动脉弹性减弱、脆性增加，其管腔逐渐变窄，甚至完全闭塞。受累的动脉和侧支循环的建立可引起整个循环系统或个别器官的功能紊乱。

（四）临床表现

主要为有关器官受累后出现的症状。

1. 一般表现

患者可出现脑力和体力衰退。

2. 主动脉粥样硬化

多数无特异性症状。患者可出现主动脉弹性降低的相关表现，如收缩期血压升高、脉压增宽等。主动脉粥样硬化最主要的后果是形成主动脉瘤。

3. 冠状动脉粥样硬化

将在下节详述。

4. 颅脑动脉粥样硬化

粥样斑块造成血管狭窄、脑供血不足、局部血栓形成或斑块破裂，碎片脱落可造成脑栓塞等脑血管意外。

5. 肾动脉粥样硬化

可引起顽固性高血压。

6. 肠系膜动脉粥样硬化

可能引起消化不良、肠道张力减低、便秘和腹痛等症状。

7. 四肢动脉粥样硬化

以下肢动脉多见，血供障碍可引起下肢发凉、麻木。

（五）预后

本病预后因病变部位、程度、血管狭窄发展速度、受累器官受损情况和并发症情况而不同。

（六）防治

首先应积极预防动脉粥样硬化的发生。对已发生者，应积极治疗，防止病变进一步发展并争取逆转。对已发生并发症者，及时治疗，防止病情恶化，延长患者寿命。

1. 一般防治措施

1）发挥患者的主观能动性：合理的防治可以延缓病变发展，甚至可使之逆转，患者可维持一定的生活和工作能力。

2）合理的膳食：

（1）控制膳食总热量，以维持正常体重为度，超过正常标准体重者，应减少每日进食的总热量，食用低脂、低胆固醇食物，并限制酒和含糖食物的摄入。

（2）年龄>40岁者，即使血脂无异常，也应避免经常进食过多的动物性脂肪和含胆固醇较高的食物，应食用低胆固醇、低动物性脂肪食物，如鱼肉、豆制品等。

（3）已确诊冠状动脉粥样硬化的患者，严禁暴饮暴食，以免诱发心绞痛和心肌梗死。合并高血压和心力衰竭的患者，应同时限制食盐的摄入。

3）适当的体力劳动和体育活动：劳动和活动量应根据身体情况、体力活动习惯和心脏功能状态而定，以不过多增加心脏负担和不引起不适为原则。

4）合理安排生活和工作：生活要有规律，保持乐观、愉快的情绪，避免过度劳累和情绪激动，注意劳逸结合，保证充足睡眠。

5）提倡戒烟限酒。

6）积极控制有关危险因素：如高脂血症、高血压、糖尿病、肥胖症等。

2. 药物治疗

1）调脂药物：血脂异常的患者可以选用他汀类调脂药物，如阿托伐他汀、辛伐他汀等。

2）抗血小板药物：抗血小板黏附和聚集的药物可以防止血栓形成，有助于防止血管阻塞性病变，预防冠状动脉和脑动脉栓塞，常用药物为阿司匹林、氯吡格雷、替格瑞洛等。

3）溶血栓和抗凝药物：对于动脉内形成血栓导致管腔狭窄或阻塞的患者，可用溶血栓和抗凝药物。

4）针对缺血症状的药物：心绞痛时可应用血管扩张剂及 β 受体阻滞剂。

3. 介入和外科手术治疗

对狭窄或闭塞的血管施行再通、重建或旁路移植等，可以恢复供血。目前应用较多的介入治疗是经皮腔内球囊扩张和支架植入术。

二、冠状动脉粥样硬化性心脏病

冠状动脉粥样硬化性心脏病（coronary atherosclerotic heart disease，CAHD）指冠状动脉发生粥样硬化引起管腔狭窄或闭塞，导致心肌缺血、缺氧或坏死，引起心脏病，简称冠心病（coronary heart disease，CHD），也称缺血性心脏病（ischemic heart disease，IHD）。

冠心病是动脉粥样硬化导致器官病变后的常见类型，也是严重危害人类健康的常见病。随着人们生活方式的改变及生活水平的提高，冠心病的发病年龄呈年轻化趋势，发病率明显提高，已成为威胁人类健康的主要疾病之一。

（一）发病机制

当冠状动脉的供血和心肌的需血之间产生矛盾，冠状动脉血流量不能满足心肌代谢的需要时，心肌就会发生缺血缺氧，急剧的、暂时的缺血缺氧可引起心绞痛。持续的、严重的心肌缺血可引起心肌坏死，即心肌梗死。

当冠状动脉的管腔存在显著狭窄时（管腔直径减少 50%～75%），安静时尚能代偿，而运动、心动过速、情绪激动造成心肌需氧量增加时，可导致短暂的供氧和需氧之间的不平衡，这是引发大多数慢性稳定型心绞痛的机制。

另外，由于不稳定型粥样硬化斑块发生破裂、糜烂或出血，继发血小板聚集或血栓形成，导致管腔狭窄程度急剧加重或冠状动脉痉挛，可使心肌氧供应量减少，清除代谢产物的流程也发生障碍，这是急性冠状动脉综合征出现的主要原因。但在许多情况下，心肌的缺氧是需氧量增加和供氧量减少二者共同作用的结果。

（二）分型

1. 根据病理生理和病理解剖变化分类

由于病理生理和病理解剖变化的不同，冠心病有不同的临床表型。1979 年世界卫生组织把它分为五型：

1）隐匿型：无心肌缺血的临床症状，但常规心电图或 24 小时 Holter 心电图可显示缺血性 ST-T 段变化。

2）心绞痛型：发作性胸痛为主要表现，为心肌急性、暂时性的缺血缺氧所致。

3）心肌梗死型：症状严重，常伴有心力衰竭、心律失常、休克、猝死等。

4）缺血性心肌病型：患者多有心绞痛或心肌梗死病史，有时以心力衰竭或心律失常为首发症状。

5）猝死型：也称原发性心脏骤停型冠心病，心脏局部发生电生理紊乱，引起严重性心律失常所致。

2. 根据发病特点和治疗原则分类

近年来临床上更倾向于根据发病特点和治疗原则的不同将冠心病分为两类。

1）急性冠状动脉综合征：包括不稳定型心绞痛、非 ST 段抬高型心肌梗死和 ST 段抬高型心肌梗死。

2）慢性缺血综合征：包括稳定型心绞痛、冠状动脉正常的心绞痛、无症状性心肌缺血和缺血性心力衰竭。

三、心绞痛

心绞痛（angina pectoris）指在冠状动脉粥样硬化的基础上，机体发生血管管腔狭窄、血栓形成、张力改变或痉挛，引起一过性心肌缺血，导致以发作性胸痛或胸部不适为主要表现的一组临床综合征，多见于 40 岁以上的男性和绝经后的妇女，男性多于女性。根据临床特点，心绞痛可分为稳定型心绞痛及不稳定型心绞痛两类。

（一）稳定型心绞痛

稳定型心绞痛（stable angina pectoris）亦称劳力性心绞痛，是在冠状动脉固定性严重狭窄的基础上，心肌负荷增加引起心肌急性、暂时性的缺血缺氧的一组临床综合征。其特点为阵发性的前胸压榨性疼痛或憋闷感，常发生于劳力性负荷增加时，持续数分钟。疼痛发作的程度、性质及诱发因素在数月内无明显变化。

1. 临床表现

1）症状：心绞痛以发作性胸痛为主要临床表现，其疼痛的特点为：

（1）部位。主要为胸骨体中段或上段之后，范围约手掌大小，甚至横贯前胸，界限不清。常放射至左肩、左臂内侧，可达无名指和小指，或至颈、咽或下颌部。

（2）性质。胸痛常表现为压迫、发闷或紧缩感，也可有烧灼感。有些患者仅有胸闷不适而无胸痛，存在个体差异。

（3）诱因。常由情绪激动、重体力劳动诱发，也可由饱食、寒冷刺激、心动过速、吸烟、低血压等情况引起。

（4）持续时间。疼痛出现后常逐步加重，然后在 3~5 分钟内消失，可数天或数星期发作 1 次，亦可 1 日内多次发作。

（5）缓解方式。发作时，患者休息或舌下含服硝酸甘油可缓解。

2）体征：心绞痛一般无异常体征。心绞痛发作时患者可出现面色苍白、出汗、血压升高、心率加快，听诊有时可闻及心尖部第四心音奔马律。

2. 辅助检查

1）心电图：

（1）静息时心电图。约半数患者心电图正常。

（2）心绞痛发作时心电图。绝大多数患者可出现暂时性心肌缺血引起的 ST 段压低 $\geqslant 0.1 \text{mV}$，T 波低平、平坦、倒置，缓解后恢复。平时 T 波倒置的患者，发作时 T 波可直立（"假性正常化"）。

（3）运动负荷心电图及 24 小时动态心电图：心绞痛可明显提高心肌缺血性心电图检出的阳性率。

2）实验室检查：血脂和血糖检查可帮助了解冠心病的危险因素。胸痛明显者需查心肌损伤标志物，包括心肌肌钙蛋白、肌酸激酶（CK）及其同工酶（CK－MB），据此可以与急性冠状动脉综合征进行鉴别。查血常规可显示有无贫血。必要时需检查甲状腺功能。

3）超声心动图及放射性核素检查：超声心动图显示左室壁节段性运动减弱或消失，提示存在相应部位的冠状动脉供血不足。利用放射性核素进行心肌显像，可提示心肌血流供血不足或消失，对心肌缺血的诊断极有价值。

4）CT 冠状动脉成像：用于判断冠状动脉管腔的狭窄及钙化情况，对于判断管腔内斑块的分布范围及性质也有一定意义，有较高的阴性预测价值，若未见狭窄病变，一般不需要做有创检查，但对狭窄程度的判断有一定局限性。

5）冠状动脉造影：冠状动脉造影是一种有创检查方法，是目前冠心病诊断的金标准，可帮助发现狭窄性病变的部位并评估其程度，一般认为管腔直径减少 $70\%\sim75\%$ 时会严重影响血供，部分管腔直径减少 $50\%\sim70\%$ 时也可提示缺血。

3. 治疗要点

1）一般治疗：消除或避免诱发因素，如重体力劳动、情绪激动、饱餐等。积极治疗及预防诱发或加重冠心病的危险因素，如戒烟、规范化治疗高血压和高血脂、控制过度肥胖等。

2）药物治疗：常用的治疗稳定型心绞痛的药物包括硝酸酯制剂、β 受体阻滞剂、CCB、抗血小板药物、调脂类药物、ACEI 或 ARB。

（1）硝酸酯制剂。可扩张冠状动脉，增加冠状动脉及侧支循环的血流量，同时扩张周围血管，减轻心脏负荷。临床上常用药物主要包括硝酸甘油片、单硝酸异山梨酯片及单硝酸异山梨酯缓释片。

（2）β 受体阻滞剂。能抑制心脏 β 肾上腺素能受体，减慢心率、降低血压、降低心肌收缩力，从而降低心肌耗氧量，减少心绞痛的发作。常用的药物有美托洛尔、普萘洛尔、比索洛尔、阿罗洛尔。

（3）CCB。抑制钙离子进入细胞，抑制心肌细胞兴奋－收缩偶联中钙离子的利用，因而抑制心肌收缩、减少心肌耗氧；扩张冠状动脉，解除冠状动脉痉挛，改善心内膜下心肌供血。适合同时患有高血压的患者。

（4）抗血小板药物。常用的药物有阿司匹林、氯吡格雷、替格瑞洛等。

（5）调脂类药物。长期使用调脂类药物可延缓冠状动脉斑块进展、稳定斑块和抗炎。常用的药物有他汀类（如辛伐他汀、阿托伐他汀、瑞舒伐他汀），贝特类（如非诺贝特等）。

（6）ACEI/ARB。在稳定型心绞痛患者中，对于合并糖尿病、高血压、心力衰竭的患者建议使用 ACEI，不能耐受 ACEI 的患者可使用 ARB，可使心绞痛患者的心血管相关死亡率显著降低。

3）冠状动脉介入治疗：对符合适应证的心绞痛患者可行经皮冠状动脉介入治疗（PCI），包括冠状动脉球囊成形术、冠状动脉内支架植入术等。

4）外科治疗：对病情严重、药物治疗效果不佳、经冠状动脉造影后显示不适合行介入治疗者，应及时做冠状动脉旁路移植术，简称冠脉搭桥术。

（二）不稳定型心绞痛

不稳定型心绞痛（unstable angina pectoris）是介于稳定型心绞痛与急性心肌梗死之间的一组综合征。症状较稳定型心绞痛更为严重，疼痛持续时间更长，发生疼痛的频率增加。

1. 发病机制

冠状动脉内不稳定的粥样斑块发生病理改变，使得部分心肌血流量明显下降，斑块内出血，斑块纤维帽出现裂隙，斑块纤维帽表面有血小板聚集，导致缺血加重。虽然也可因劳力负荷诱发，但劳力负荷中止后胸痛并不能缓解。

2. 临床表现

胸痛的部位、性质与稳定型心绞痛相似，但疼痛更为剧烈，持续时间更长，可持续30 分钟及以上。休息状态或轻微活动时亦可发生，部分患者可在夜间睡眠中突然痛醒。使用硝酸甘油只能暂时或部分缓解症状。

3. 治疗要点

1）一般处理：卧床休息 1~3 天，床旁 24 小时心电监测，严密观察血压、脉搏、呼吸、心率、心律变化。对于有呼吸困难、发绀者应给予氧气吸入。

2）止痛：对于烦躁不安、剧烈疼痛者可给予吗啡 5~10mg 皮下注射。选择硝酸甘油或硝酸异山梨酯含服或静脉滴注，直至症状缓解。另外，根据患者有无并发症等具体情况，选用钙通道阻滞剂或 β 受体阻滞剂。

3）抗栓（凝）治疗：应用阿司匹林、肝素或低分子肝素以防止血栓形成，阻止病情进展为心肌梗死。

4）急诊 PCI：对于病情极严重、保守治疗效果不佳、心绞痛发作时 ST 段压低≥

0.1mV且持续时间＞20分钟者，或血肌钙蛋白水平升高者，有条件的医院可行急诊PCI。

（三）心绞痛患者的护理

1. 主要护理问题

1）疼痛：与心肌缺血缺氧有关。

2）活动无耐力：与心肌氧的供需失调有关。

3）焦虑、恐惧：与心绞痛发作时的濒死感有关。

4）潜在并发症：心力衰竭、心律失常、心肌梗死。

5）知识缺乏：缺乏预防心绞痛发作的有关知识。

2. 护理目标

1）缓解或消除患者的不适。

2）根据患者活动情况增加患者的活动耐力。

3）消除患者的焦虑、恐惧情绪。

4）患者未发生心力衰竭、心律失常、心肌梗死等并发症，或虽然发生但可以得到及时正确的治疗和处理。

5）患者对本病的认识提高，能掌握预防发作的方法和发作时的应对措施。

3. 护理措施

1）休息：休息可减少劳累性心绞痛的发作次数，降低心肌耗氧量。因此，心绞痛发作时应立即停止所有的活动，视周围环境取坐位或卧位，直到疼痛消失。

2）用药护理：心绞痛发作时给予患者硝酸甘油舌下含服，用药后注意观察患者胸痛变化情况。部分患者用药后出现面部潮红、头部肿胀、头晕、心动过速、心悸等不适，应告知患者该不适是由药物产生的血管扩张作用导致，以解除顾虑。

3）饮食护理：减少动物性脂肪及胆固醇的摄入，以避免高脂血症。应给予低盐、低热量、低脂、高膳食纤维食物，多食新鲜蔬菜、水果，不宜过饱，戒烟酒。

4）心理护理：心绞痛患者常有焦虑情绪。心绞痛发作时，医护人员应表现镇静，适时给予心理支持，消除紧张、焦虑情绪，降低心肌耗氧量。必要时遵医嘱给予镇静剂。

5）介入治疗的护理：对于有适应证的患者可行经皮冠状动脉腔内血管成形术或冠状动脉内支架植入术。

（1）术前准备。完成一般常规临床检查，包括血尿常规检查、凝血检查、电解质检查、肝肾功能检查、心电图、超声心动图，做造影剂过敏试验，备皮，建立静脉通道，按计划术前用药。对情绪紧张者行心理护理，必要时可遵医嘱给予镇静剂。

（2）术后护理。

①病情观察：观察患者伤口有无出血、渗血，足背动脉搏动情况，大小便的颜色，

有无胸痛及疼痛的性质、部位、程度、持续时间等。

桡动脉穿刺者：穿刺侧肢体适当抬高，手指适当活动，术侧肢体避免负重及避免做倒腕动作，局部加压包扎6小时，每2小时通知医生局部减压1次。穿刺侧肢体避免输液、测血压等，一月内避免提重物。

股动脉穿刺者：穿刺侧下肢伸直制动，其余肢体可活动，拔出外鞘管后穿刺局部沙袋压迫8~12小时，患肢制动保持平直8~12小时，取沙袋后可床上轻微活动肢体，但要避免坐起，继续卧床至24小时后方可下床活动。逐渐增加活动量，其间避免做增加腹压的动作，如抬头、坐起、咳嗽、打喷嚏、用力大便等，术后一段时间内避免负重及下蹲，不可突然用力或用力过度，卧床制动引起的不适可以通过局部按摩缓解。观察穿刺局部沙袋压迫的位置是否正确，沙袋压迫8~12小时后无出血者可取下沙袋。

②心理支持：及时了解患者有无焦虑，耐心做好解释，解除患者的思想负担，以配合治疗及护理。

③嘱患者多饮水，促进造影剂尽快排出，以减轻造影剂造成的肾功能损害。

④生活护理：协助患者做好生活护理。

⑤饮食护理：进食低盐、低脂、易消化食物。

6）减少或避免诱因：疼痛缓解后，与患者一起分析引起心绞痛发作的诱因，如过劳、情绪激动、寒冷刺激等。调节饮食，禁烟酒，保持大便通畅，切忌用力排便，以免诱发心绞痛。保持心情平和，改变焦躁易怒、争强好胜的性格。

7）健康教育：

（1）改变生活方式。

①合理膳食，饮食多样化，遵循"红、黄、绿、白、黑"的原则。

红：番茄、西瓜、山楂、红枣等，具有益气补血和促进血液循环的作用。

黄：胡萝卜、红薯、南瓜等。

绿：绿茶及深色蔬菜，具有降低胆固醇的作用。

白：菜花、燕麦、莲藕等，可以降低胆固醇，对糖尿病的治疗也十分有益。

黑：黑木耳、黑芝麻、紫菜等，可降低血液黏稠度与胆固醇水平，明显降低冠心病、脑中风等疾病的发生率。

②控制体重。

③适当运动：运动方式以有氧运动为主，应鼓励患者规律运动，遵循循序渐进原则，运动量应根据患者身体情况和心脏功能决定，运动时心率宜比静息状态下的心率高20次/分钟左右，并且不引起心前区不适。

④戒烟。

⑤减轻精神压力。

（2）避免诱发因素。

（3）病情的自我检测。教会患者及家属心绞痛发作时的缓解方法，胸痛发作时应立即停止活动或舌下含服硝酸甘油。如含服硝酸甘油后症状仍不缓解，或心绞痛发作比以往频繁、程度加重、疼痛时间延长，应立即到医院急诊，警惕心肌梗死的发生。

（4）用药指导。指导患者出院后遵医嘱服药，不要擅自增减药量，监测药物的不良反应。外出时随身携带硝酸甘油以备急需。

（5）定期复查。告知患者应定期复查心电图、血糖、血脂等。

（四）预后

大多数心绞痛患者发病之后仍能从事一般性体力工作，且能存活很多年。部分心绞痛患者有发生心肌梗死或猝死的危险。防治冠状动脉粥样硬化是控制冠心病进展的重要措施。

【知识拓展】

加拿大心血管病学会（CCS）把心绞痛严重程度分为四级，详见表6-3-1。

表6-3-1　CCS心绞痛严重程度分级

分级	特征
Ⅰ级	一般体力活动（如步行和登楼）不受限，仅在强、快或持续用力时发生心绞痛
Ⅱ级	一般体力活动轻度受限，快步、饭后、寒冷或刮风中、精神应激或醒后数小时内发作心绞痛，一般情况下平地步行200m以上或登楼一层以上受限
Ⅲ级	一般体力活动明显受限，一般情况下平地步行200m内或登楼一层可发生心绞痛
Ⅳ级	轻微活动或休息时即可发生心绞痛

四、心肌梗死

心肌梗死（myocardial infarction，MI）指冠状动脉供血量急剧减少或供血中断，使相应的心肌出现严重而持久的缺血，进而引起心肌梗死。患者主要表现为持久的胸骨后剧烈疼痛、血清心肌梗死标志物增高及心电图进行性改变，患者可发生心律失常、休克或心力衰竭，甚至猝死，属冠心病的严重类型。

（一）病因及发病机制

常见的病因是冠状动脉粥样硬化，少见的为冠状动脉栓塞、炎症、先天性畸形、痉挛和冠状动脉口阻塞，造成一支或多支血管腔狭窄和心肌血供不足，而侧支循环未充分建立。在此基础上，一旦血供急剧减少或中断，使心肌严重急性缺血达20～30分钟，即可发生急性心肌梗死。心肌梗死的原因多数情况下是不稳定粥样斑块破溃，继而出血或管腔内血栓形成，使血管腔完全闭塞；少数情况是粥样斑块出血或血管持续痉挛，促使冠状动脉完全闭塞。

促使斑块破裂出血及血栓形成的诱因有：

1）晨起6时至12时交感神经活动增加，机体应激反应性增强，心肌收缩力、心率、血压增高，冠状动脉张力增高。

2）在饱餐，特别是进食过量脂肪后，血脂增高，血黏稠度增加。

3）重体力劳动、情绪激动、用力排便时，左心室负荷明显加重。

4）休克、脱水、出血、外科手术或严重心律失常，致心排血量骤降，冠状动脉灌流量锐减。

（二）临床表现

1. 先兆

50.0%～81.2%的患者在发病前数天有乏力，胸部不适，活动时心悸、气急、烦躁、心绞痛等前驱症状。其中以新发生心绞痛或原有心绞痛加重为主要症状。心绞痛发作较以往频繁、性质剧烈、持续时间长，硝酸甘油疗效差，诱发因素不明显。心电图显示一过性 ST 段明显抬高或压低，T 波倒置或增高。及时处理先兆症状可使部分患者避免发生心肌梗死。

2. 症状

1）疼痛：为最早出现、最突出的症状。疼痛的性质和部位与心绞痛相似，但程度更剧烈，患者多伴有大汗、烦躁不安、恐惧及濒死感，持续时间可达数小时或数天，休息和服用硝酸甘油后症状仍不缓解。部分患者疼痛可向上腹部放射而被误诊为急腹症，或因疼痛向下颌、颈部、背部放射而被误诊为其他疾病。少数患者无疼痛，一开始即表现为休克或急性心力衰竭。

2）全身症状：一般在疼痛发生后 24～48 小时出现，表现为发热、心动过速、白细胞增高和红细胞沉降率增快等。体温可升至 38℃左右，很少超过 39℃，持续约 1 周。

3）胃肠道症状：疼痛剧烈时患者常伴恶心、呕吐、上腹胀痛，与迷走神经受坏死心肌刺激、心排血量降低、组织灌注不足等有关。肠道胀气亦不少见，重者可发生呃逆。

4）心律失常：大部分患者都有心律失常，多数发生在起病 1～2 天，24 小时内多见。心律失常以室性心律失常最多，尤其是室性期前收缩，如室性期前收缩频发，每分钟 5 次以上成对出现或呈短阵室性心动过速、多源性，或者落在前一心搏的易损期时（R 在 T 波上），常为心室颤动的先兆。心室颤动是入院前的主要死因。房室传导阻滞和束支传导阻滞也较多见，室上性心律失常则较少，多发生于心力衰竭者。前壁心肌梗死患者如发生房室传导阻滞，表明梗死范围广泛、情况严重。

5）低血压和休克：疼痛期血压下降常见，如疼痛缓解而收缩压仍低于 80mmHg。患者有烦躁不安、面色苍白、皮肤湿冷、脉细而快、大汗淋漓、尿量减少、神志迟钝等表现，晕厥者则为休克表现，一般多发生在起病后数小时至 1 周内，主要为心源性休克，为心肌广泛坏死、心排血量急剧下降所致。

6）心力衰竭：主要为急性左心衰竭，为心肌梗死后心脏收缩力显著减弱或不协调所致。患者表现为呼吸困难、咳嗽、发绀、烦躁等，重者可发生肺水肿，随后可发生颈静脉怒张、肝大、水肿等右心衰竭表现。

3. 体征

1）心脏体征：心脏大小可正常或轻度增大，心率可增快也可减慢，心律可不齐，心尖部第一心音减弱，10%～20%患者在起病2～3天出现心包摩擦音。

2）血压：除急性心肌梗死早期患者血压可增高外，几乎所有患者都有血压降低表现。

3）其他：可有与心律失常、休克或心力衰竭相关的体征。

4. 并发症

1）乳头肌功能失调或断裂：发生率达50%左右，二尖瓣乳头肌缺血坏死常致乳头肌功能失调。

2）心脏破裂：少见，多发生在起病后1周内，常表现为心室游离壁或室间隔破裂，致心包积血或心力衰竭。

3）栓塞：少见，一般于起病后1～2周发生，可发生在体循环或肺循环。

4）心室壁瘤：发生率5%～20%，心电图表现为ST段持续抬高，超声心动图、左室造影、X线检查等可见局部心缘突出、搏动减弱或出现矛盾运动。

5）心肌梗死后综合征：心肌梗死数周至数月后患者可出现心包炎、胸膜炎、肺炎等，可为机体的免疫反应引起。

（三）辅助检查

1）心电图：急性期可见病理性Q波，ST段呈弓背向上明显抬高及T波倒置。

2）实验室检查：

（1）肌钙蛋白I/T（cTnI/cTnT）。在起病后2～4小时开始升高，cTnI水平于10～24小时达高峰，持续7～10天；cTnT水平于24～48小时达高峰，10～14天恢复。

（2）肌酸激酶（CK）及其同工酶（CK－MB）。在起病后6小时内升高，24小时达峰值，48～72小时恢复正常。

（3）天门冬氨酸氨基转移酶（AST）。在起病后6～12小时升高，24～48小时达高峰，3～6天恢复正常。

（4）乳酸脱氢酶（LDH）。在起病后8～10小时升高，2～3天达到高峰，1～2周恢复正常。

3）超声心动图：对了解心室壁的运动和左室功能，诊断梗死部位、室壁瘤及乳头肌功能失调有重要价值。

4）其他：如放射性核素检查、心电向量图等对心肌梗死的诊断、判断心肌代谢及心肌存活有重要价值。

（四）治疗

1. 一般治疗

1）休息：急性期患者需卧床休息，保持环境安静，减少探视，防止不良刺激，解除焦虑。

2）吸氧：对于有呼吸困难和血氧饱和度降低者应给予氧气吸入，严重者可面罩给氧。

3）镇静止痛：尽快解除患者疼痛。常用药物有：①哌替啶 50～100mg，肌内注射；②吗啡 5～10mg，皮下注射；③硝酸甘油 0.5mg 或硝酸异山梨酯 10mg，舌下含服。

2. 再灌注心肌

1）溶栓疗法：

（1）适应证。急性 ST 段抬高型心肌梗死，起病<12 小时，年龄<75 岁。

（2）禁忌证。既往 1 年内有脑卒中，近期（2～4 周）有活动性出血、手术、创伤、心肺复苏史。

（3）常用的药物有尿激酶（UK）、链激酶（SK）、重组组织纤溶酶原激活剂（rtPA）。下列情况应慎用：年龄>75 岁；ST 段抬高型心肌梗死发病已达 12～24 小时，但仍伴有进行性缺血性胸痛。

2）急诊 PCI：其效果较溶栓疗法为好，梗死相关血管开通率可达 95％以上。

3. 消除心律失常

心肌梗死后如出现室性心律失常可引起猝死，必须及时消除。首选利多卡因 50～100mg 静脉注射，必要时 5～10 分钟后可重复给药，直至室性期前收缩得到控制或药物总量达 300mg，而后应以 1～3mg/min 的速度静脉滴注，维持 48～72 小时。发生心室颤动时，应立即行非同步直流电除颤。发生二度或三度房室传导阻滞、心室率较低时，应尽早经静脉心内膜行右心室临时起搏治疗。

4. 抗凝及抗血小板治疗

为防止梗死面积扩大或发生再梗死，无论是否采用急诊溶栓或介入治疗，都应给予患者积极抗凝及抗血小板治疗。常用抗凝药物为肝素，目前临床已选用低分子肝素取代普通肝素。一般抗凝治疗至少 48 小时，之后是否继续使用应根据病情酌情考虑。对于有活动性溃疡、出血性疾病、严重肝肾功能损害者禁用抗凝治疗。常用抗血小板药物有阿司匹林、氯吡格雷。

5. 治疗心力衰竭

心肌梗死 24 小时内，一般不用洋地黄类药物。以吗啡（或哌替啶）和利尿剂为主，亦可选用血管扩张剂减轻左心室负荷。对于临床无心力衰竭表现的患者，也应早期应用

ACEI/ARB，因为此类药物有助于改善心肌重塑、预防心力衰竭、降低死亡率。

6. 治疗休克

应采用升压药及血管扩张剂，补充血容量、纠正酸中毒。如上述处理无效，应即刻行急诊 PCI。

7. 其他治疗

急性心肌梗死早期常伴有交感神经兴奋性增加，在无禁忌证的前提下，应尽早应用β受体阻滞剂，对防止梗死面积扩大、减少恶性心律失常的发生、改善预后有益。常用药物为美托洛尔，使用时注意监测患者血压及心率。

（五）主要护理问题

1）疼痛：与心肌缺血缺氧有关。
2）活动无耐力：与心肌氧的供需失衡有关。
3）生活自理能力下降或缺失：与限制性卧床有关。
4）焦虑、恐惧：与心绞痛发作时的濒死感有关。
5）有便秘的危险：与进食少、卧床及不习惯床上排便有关。
6）潜在并发症：心力衰竭、心律失常、猝死等。

（六）护理目标

1）缓解或消除患者的不适。
2）患者的活动耐力增强，活动后无不适反应。
3）患者的生活自理能力提高，可部分或完全自理。
4）患者的焦虑和恐惧情绪减轻或消除。
5）能采取措施预防便秘，无便秘发生。
6）患者未发生心力衰竭、心律失常及猝死等并发症，或虽然发生但可以得到及时正确的治疗和处理。

（七）护理措施

1）休息：急性期应绝对卧床休息，保持环境安静，限制探视，以降低心肌耗氧量，防止病情加重。
2）饮食护理：食物应低脂、易消化，少食多餐。
3）保持情绪稳定：评估患者心理状态，根据患者心理状态给予有针对性的心理支持。
4）心电监测：连续监测心电图、血压、呼吸，若发现室性期前收缩（>5 个/分钟）、多源性室性期前收缩或严重房室传导阻滞时应警惕心室颤动或心脏骤停的发生。
5）疼痛护理：遵医嘱给予哌替啶或吗啡止痛，对于烦躁不安者可肌内注射地西泮，询问患者疼痛的变化情况及其伴随症状的变化情况，注意监测有无呼吸抑制、血压下降、脉搏加快等不良反应。

6）排便护理：

（1）评估患者排便状况，平时有无习惯性便秘，是否已服用通便药物，是否适应床上排便等。

（2）向患者解释床上排便对控制病情的重要意义。

（3）由于卧床期间活动减少、不习惯床上排便、进食减少等，患者易发生便秘，指导患者采取通便措施，嘱患者勿用力排便，必要时使用开塞露。

7）溶栓护理：对于心肌梗死发生不足 12 小时的患者，可遵医嘱给予溶栓治疗。溶栓过程中应注意：

（1）溶栓前询问患者是否有活动性出血、大手术或外伤史（近期）、消化性溃疡、严重肝肾功能不全等溶栓禁忌证。

（2）准确迅速配制并输注溶栓药物。

（3）注意观察溶栓后有无寒战、发热、皮疹等过敏反应，用药期间注意观察患者是否发生皮肤、黏膜、内脏出血。

（4）使用溶栓药物后，定期监测心电图，抽血查心肌酶，并询问患者胸痛情况以便判断溶栓疗效。溶栓后可根据下列指标间接判断溶栓是否成功：①胸痛于 2 小时内基本消失。②抬高的 ST 段于 2 小时内回落＞50％。③2 小时内出现再灌注性心律失常。④血清 CK－MB 峰值出现于起病 14 小时内。

8）健康教育：

（1）活动指导。①心肌梗死急性期的最初 24 小时内患者应绝对卧床休息，限制活动。②病情稳定，生命体征平稳，无明显心绞痛发作，静息状态心率＜110 次/分钟，无严重心律失常、心力衰竭和心源性休克等并发症的患者可尽早下床活动。③刚开始活动时，护士应守在床旁进行观察，指导患者适度活动，原则上以不引起症状或不适为限度，一般情况下活动时心率较静息时增加 10～20 次/分钟属正常反应。心率增加＜10 次/分钟可酌情增加活动量。活动时心率增加超过 20 次/分钟、收缩压增加超过 15mmHg，出现心律失常或 ST 段缺血性改变（下降≥0.1mV 或上抬≥0.2mV），并出现不适，应停止活动，给予休息、吸氧等缓解不适。④对病情危重、不能进行主动活动的患者，护士应早期给予被动活动。

（2）饮食指导。①鼓励患者进食清淡、低脂肪、低胆固醇、富含膳食纤维的易消化食物。②少食多餐，避免过饱。

（3）避免诱因和便秘。①诱因包括重体力劳动、情绪激动、饱食、吸烟、寒冷刺激、用力排便、沐浴时水温过高或过低等。②避免便秘：多进食蔬菜、水果，根据病情适度运动，指导患者按摩腹部，以刺激肠蠕动。对有潜在便秘危险的患者，可预防性地使用通便药物。

（4）用药指导。①遵医嘱服药，不能擅自改变剂量或停药、换药等。②自我监测药物的疗效和不良反应。③含服硝酸甘油时勿站立，可取坐位或卧位，防止因低血压而晕倒。④外出时随身携带硝酸甘油，知晓正确储存硝酸甘油的方法，硝酸甘油采用棕色瓶保存，取用后立即旋紧瓶盖，防止潮解变质而失效。

【前沿进展】

经皮冠状动脉介入治疗后的再狭窄及防治进展

1. 经皮冠状动脉介入治疗（PCI）后的再狭窄。

冠状动脉再狭窄是 PCI 术后的远期并发症，也是目前冠状动脉介入治疗面临的重大挑战，经皮冠状动脉腔内血管成形术（PTCA）后再狭窄的发生率为 30%~40%，普通支架植入术后再狭窄发生率为 15%~20%。

2. 再狭窄的防治进展。

1）使用药物涂层支架：药物涂层支架集抗血管重塑和增生于一体，局部释放药物，使病变处有高浓度的药物，而机体其他部位的浓度很低，确保药物的可控性和低毒性。

2）血管内放射治疗：血管内放射治疗可以有效地抑制 PCI，尤其是支架植入术后内膜的过度增生。但血管内放射治疗的主要问题是可引起晚期血栓形成，多发生于术后 1~6 月，发生率为 5%~10%。放射治疗后在病变的边缘可出现明显的血管内膜增生，导致管腔的严重狭窄，发生率为 8%~18%。另外，血管内放射治疗还可导致晚期血管狭窄和远期管腔的丢失。

3）基因治疗：在血管内导入基因，通过抑制血管平滑肌细胞的增生，促进血管内皮细胞的生长和血栓溶解，防止再狭窄。基因治疗需要具备两个条件，其一是基因的选择，其二是基因的转运移途径。目前的基因类型有抗血栓形成的基因、生长因子和细胞因子基因、血管活性物质基因等。尽管防止再狭窄的基因类型很多，和其他的基因治疗一样，其安全性等问题尚待解决。

五、冠状动脉疾病的其他形式

（一）血管痉挛性心绞痛

血管痉挛性心绞痛也称变异性心绞痛，1959 年 Prinzmetal 等将其描述为心肌缺血后出现的少见综合征，几乎全都在静息时发生，无体力劳动或情绪激动等诱因，常常伴随一过性 ST 段抬高，冠状动脉造影可证实一过性冠状动脉痉挛存在。长时间冠状动脉痉挛可致急性心肌梗死、恶性心律失常或猝死。

1. 临床表现

1）疼痛多发生于休息或日常活动时，程度较一般心绞痛重，时间长。

2）发作时间从几十秒到 30 分钟不等。有的表现为一系列短阵发作，每次持续 1~2 分钟，间隔数分钟后又出现。

3）呈周期性，常在每天固定的时间发生，尤以半夜或凌晨多见。

4）与劳累、精神紧张无关，无明显诱因，也不因卧床而缓解。

5）多数患者发作时血压升高，少数发作时血压下降。使用硝酸甘油或硝苯地平可迅速缓解。

2. 治疗

钙通道阻滞剂和硝酸酯类药物通过扩张痉挛的冠状动脉可治疗血管痉挛性心绞痛，但是远期疗效尚不确切。此外，戒烟、限酒等生活方式的调节，以及控制糖尿病、高血压、血脂异常及肥胖等危险因素也非常重要。

3. 主要护理问题

1）疼痛：与心肌缺血缺氧有关。
2）知识缺乏：缺乏疾病相关知识。
3）潜在并发症：心律失常、心肌梗死。

4. 护理目标

1）缓解或消除患者的不适。
2）患者掌握疾病相关知识及预防措施。
3）患者未发生心律失常、心肌梗死等并发症，或虽然发生但可以得到及时正确的治疗和处理。

5. 护理措施

同不稳定型心绞痛患者的护理。

（二）无症状性心肌缺血

无症状性心肌缺血也称隐匿型冠心病，指明确有心肌缺血的客观证据（出现心电活动、左室功能、心肌血流灌注及心肌代谢等异常），但缺乏胸痛或与心肌缺血相关的主观症状。无症状性心肌缺血在冠心病中非常普遍，且心肌缺血可造成心肌可逆性或永久性损伤，并引起心绞痛、心律失常、泵衰竭、急性心肌梗死或猝死。因此，它作为冠心病的一个独立类型，已越来越引起人们的重视。

1. 分类

1）Ⅰ型无症状性心肌缺血：发生于冠状动脉狭窄的患者，心肌缺血可以很严重，甚至可引起心肌梗死，但临床上患者常无心绞痛症状。
2）Ⅱ型无症状性心肌缺血：较常见，发生于有稳定型心绞痛、不稳定型心绞痛或血管痉挛型心绞痛的患者，这些患者存在的无症状性心肌缺血常在进行心电监护时被发现。

2. 危险因素

无症状性心肌缺血的发病机制尚不清楚，可能与下列因素有关：

1）糖尿病患者的无症状性心肌缺血或无症状性心肌梗死，可能与自主神经疾病有关。

2）患者体内产生大量的内源性阿片类物质（内啡肽），使痛觉阈值增高。

3）Ⅱ型无症状性心肌缺血患者的心肌缺血程度较轻，或有功能较好的侧支循环。

3. 临床表现

患者平时无症状，但当跑步、饮酒、情绪激动、过度吸烟、严重失眠等情况出现时，易突然出现心慌、胸闷，严重时出现心脏停搏，引起猝死。无症状性心肌缺血易被忽视，但它可导致严重后果，所以当中老年人出现下列症状时，须及时就诊。

1）胃部不适：心脏病引起的胃部不适很少会导致绞痛和剧痛，压痛也不常有，通常只是一种憋闷、胀满的感觉，有时还伴有钝痛、灼热感及恶心欲吐感，大便后会有一些缓解，但不适的感觉不会完全消失。

2）疼痛：

（1）下颌骨疼痛，疼痛扩散到下颌骨两侧，有时只扩散到颈部一侧或双侧。

（2）前臂和肩膀疼痛，左臂和左肩常受到影响，但疼痛严重时也会放射到右臂。

（3）疼痛一般为钝痛，不会放射到腕部和手指。

3）呼吸异常：呼吸时间延长或喘不过气来，静坐几分钟后呼吸可恢复正常，但是当患者重新开始走动时，喘息又立刻开始。

4）疲劳感：正常的工作中出现严重的疲劳感，甚至不能伸直身体。

4. 治疗

有效防止心肌缺血的药物包括硝酸酯类药物、β受体阻滞剂及钙通道阻滞剂，对减少或消除无症状性心肌缺血有效，联合用药效果更好。血运重建术可帮助减少40%～50%的心肌缺血。

5. 主要护理问题

1）知识缺乏：缺乏疾病相关知识。

2）潜在并发症：心力衰竭、心律失常、心肌梗死。

6. 护理目标

1）患者掌握疾病相关知识及预防措施。

2）患者未发生心力衰竭、心律失常、心肌梗死等并发症，或虽然发生但可以得到及时正确的治疗和处理。

7. 护理措施

同不稳定型心绞痛患者的护理。

（三）X综合征

X综合征通常指患者具有心绞痛或类似心绞痛的胸痛，平板运动试验时出现ST段下降而冠状动脉造影无异常表现。本病的预后通常良好，但由于临床症状的存在，常迫使患者反复就医，导致检查措施的过度应用、药品的过度消耗及生活质量的下降，患者日常工作受到影响。这类患者的数量占因胸痛而行冠状动脉造影检查患者总数的10%～30%。

1. 发病机制

本病以绝经期前妇女较多见。平时心电图可正常，也可有非特异性ST−T段改变，近20%的患者可有平板运动试验阳性。

2. 治疗

本病无特异治疗方法，β受体阻滞剂和钙通道阻滞剂均可减少胸痛发作次数，硝酸甘油并不能提高大部分患者的运动耐力，但可以改善部分患者的症状，可尝试使用。

3. 主要护理问题

1）疼痛：与心肌缺血缺氧有关。
2）焦虑、恐惧：与心绞痛发作时的濒死感有关。
3）知识缺乏：缺乏疾病相关知识。

4. 护理目标

1）缓解或消除患者的不适。
2）消除患者的焦虑、恐惧情绪。
3）患者了解疾病相关知识及预防措施。

5. 护理措施

同不稳定型心绞痛患者的护理。

（四）心肌桥

心肌桥指覆盖在心脏表面冠状动脉及其主要分支上的心肌纤维。

1. 发病机制

先天性冠状动脉发育不全。

2. 治疗

本病无特异性治疗方法，β受体阻滞剂等降低心肌收缩力的药物可缓解症状。手术分离壁冠状动脉曾被认为是根治本病的方法，但也有再复发的病例。一旦诊断此病，除非绝对需要，应避免使用硝酸酯类及多巴胺等正性肌力药物。

3. 主要护理问题

1）疼痛：与心肌缺血缺氧有关。
2）焦虑、恐惧：与心绞痛发作时的濒死感有关。
3）潜在并发症：心律失常、心肌梗死。

4. 护理目标

1）缓解或消除患者的不适。
2）消除患者的焦虑、恐惧情绪。
3）患者未发生心律失常、心肌梗死等并发症，或虽然发生但可以得到及时正确的治疗和处理。

5. 护理措施

1）心绞痛发作时的护理：心绞痛发作时立即停止活动，卧床休息，予以吸氧，增加血液中氧含量。遵医嘱用药，进行相关处理。
2）一般护理：心理护理，消除患者焦虑、恐惧情绪。

（王瑶）

第四节　原发性高血压患者的护理

一、定义

原发性高血压是以血压升高为主要临床表现但病因不明的一类综合征，通常简称为高血压。原发性高血压常与其他心血管病的危险因素共存，是心脑血管疾病重要的危险因素，可损伤重要脏器，如心、脑、肾的结构和功能，最终导致这些器官功能衰竭，迄今仍是人群死亡的主要病因之一。

目前，高血压定义为：未使用降压药的情况下，非同日 3 次测量诊室血压，收缩压（SBP）≥140mmHg 和（或）舒张压（DBP）≥90mmHg。动态血压监测（ABPM）时的高血压诊断标准为 SBP/DBP：全天≥130/80mmHg；白天≥135/85mmHg；夜间≥120/70mmHg。家庭血压监测（HBPM）时的高血压诊断标准为 SBP/DBP≥135/85mmHg。根据血压水平，进一步将高血压分为 1 级、2 级和 3 级，我国采用的血压水平分类和定义见表6-4-1。

表 6-4-1　血压水平分类和定义

分类	SBP（mmHg）	DBP（mmHg）
正常血压	＜120 和	＜80

分类	SBP（mmHg）	DBP（mmHg）
正常高值	120～139 和（或）	80～89
高血压	≥140 和（或）	≥90
1级高血压（轻度）	140～159 和（或）	90～99
2级高血压（中度）	160～179 和（或）	100～109
3级高血压（重度）	≥180 和（或）	≥110
单纯收缩期高血压	≥140 和	＜90

注：当SBP和DBP分别属于不同级别时，以较高的级别为准。主要参考《中国高血压防治指南（2018年修订版）》。

二、病因

目前认为原发性高血压的发病机制为在一定的遗传背景下由于多种后天因素作用，使正常血压调节机制失代偿，进而导致高血压。

（一）遗传因素

原发性高血压具有明显的家族聚集性倾向，父母一方有高血压或双亲均有高血压，其子女高血压发生率分别为28%和46%。血压值、并发症发生及其他有关因素（如肥胖）也同遗传有关。

（二）环境因素

1. 饮食

流行病学和临床观察均显示食盐摄入量与高血压发生有一定关系。另外，有研究认为低钙、低钾、高蛋白、高饱和脂肪酸饮食也属于升压因素。饮酒量与血压水平线性相关，尤其与收缩压相关性更强。

2. 精神应激

长期精神紧张、压力、焦虑，或长期处于噪声、视觉刺激环境中也可引起高血压。因此，城市脑力劳动者的高血压发生率高于体力劳动者。

3. 吸烟

吸烟可促使交感神经末梢释放去甲肾上腺素，使血压升高，同时可以通过氧化应激阻碍一氧化氮（NO）介导的血管舒张，导致血压升高。

4. 其他因素

1）体重。超重或肥胖是血压升高的重要危险因素，肥胖的类型与高血压的发生关系密切，腹型肥胖者容易发生高血压。

2）药物。服用避孕药时，患者高血压发生率及严重程度与服药时间有关。其他如麻黄素、肾上腺皮质激素等也可使血压升高。

3）睡眠呼吸暂停低通气综合征（SAHS）。SAHS 患者中 50％有高血压，血压升高程度与 SAHS 严重程度有关。

三、发病机制

（一）神经机制

各种原因使大脑皮层下的神经中枢功能发生改变，各种神经递质浓度与活性异常，最终使交感神经系统活性增强，血浆中儿茶酚胺浓度升高，阻力小动脉收缩增强，导致血压升高。

（二）肾脏机制

各种原因引起肾性水钠潴留，增加心排血量，使外周血管阻力和血压升高，机体启动压力－利尿钠机制将潴留的水钠排泄出去。

（三）激素机制

肾小球入球小动脉的球旁细胞分泌的肾素，促进肝脏产生的血管紧张素原（AGT）生成血管紧张素Ⅰ（ATⅠ），再经肺循环的血管紧张素转换酶（ACE）的作用转变为血管紧张素Ⅱ（ATⅡ）。ATⅡ作用于 ATⅡ受体，使小动脉平滑肌收缩，外周血管阻力增加，并可刺激肾上腺皮质球状带分泌醛固酮，使水钠潴留、血容量增加，进而使血压升高。

（四）血管机制

大动脉及小动脉结构和功能的变化在高血压发病中发挥着重要作用。覆盖在血管壁内表面的内皮细胞能生成、激活和释放各种血管活性物质，如一氧化氮、内皮素、前列环素等，调节心血管功能。各种心血管危险因素，如年龄增长、血脂异常、血糖异常、吸烟等，可导致血管内皮细胞功能异常，影响动脉血管弹性结构和功能。

（五）胰岛素抵抗

胰岛素抵抗（IR）指机体需要高于正常水平的胰岛素释放水平来维持正常的糖耐量，表示机体胰岛素处理葡萄糖的能力减退。约 50％原发性高血压患者存在不同程度的 IR。近年来认为 IR 是Ⅱ型糖尿病和高血压的共同病理生理基础。多数认为 IR 造成继发性高胰岛素血症，继发性高胰岛素血症使肾脏水钠重吸收增强，交感神经系统活性亢进，动脉弹性减退，从而导致血压升高。

四、诊断要点

（一）临床表现

大多数患者起病隐匿、缓慢，症状常不突出。常见表现有头晕、头痛、颈项板紧、疲乏、心悸、耳鸣、视物模糊等，在紧张或劳累后加重。部分患者可无明显不适，在体检时偶然发现高血压。

（二）辅助检查

1. 血液检查

包括血液生化检查（钾、钠、空腹血糖、血脂、尿酸和肌酐）、血常规检查等。

2. 动态血压监测

一般监测 24 小时，可以较为客观地反映患者的血压水平，并可了解血压的变异性和昼夜变化的节律性。

3. 超声心动图检查

主要表现为左心室向心性肥厚，早期常有舒张功能异常，后期心脏呈离心性肥大。

4. 胸部 X 线检查

可见左心室扩大、主动脉增宽、心影呈主动脉型心脏改变，左心功能不全时可出现肺循环淤血征象。

5. 小便检查

包括小便常规检查、尿蛋白检查、尿糖检查和尿沉渣镜检等。

（三）高血压患者心血管风险水平分层

高血压患者的诊断和治疗除依据血压水平外，还需对患者进行心血管综合风险的评估并分层，将高血压患者分为低危、中危、高危、极高危。心血管风险水平分层有利于确定启动降压治疗的时机、优化降压治疗方案、确立适合的血压控制目标和进行患者的综合管理。

五、常见并发症

（1）脑血管病，包括脑出血、脑血栓、腔隙性脑梗死、短暂性脑缺血发作。
（2）心力衰竭。
（3）冠状动脉硬化性心脏病。
（4）慢性肾衰竭。

（5）主动脉夹层。

六、治疗

（一）治疗目标

高血压的治疗目标为降低发生心、脑、肾及血管并发症的风险。一般高血压患者血压应降至＜140/90mmHg；能耐受者和部分高危及以上的患者可进一步降至＜130/80mmHg。

（二）治疗原则

1. 生活方式干预

减少钠盐摄入（每日＜6g），增加钾摄入。控制体重，体质量指数（BMI）＜24kg/m²。腰围：男性≤90cm，女性≤85cm。不吸烟（避免被动吸烟）。不饮或限制饮酒，每日酒精摄入量：男性＜25g，女性＜15g；每周酒精摄入量：男性＜140g，女性＜80g。增加运动，中等强度运动，每周4~7次，每次持续30~60分钟。减轻精神压力，保持心理平衡。

2. 高血压的药物治疗

1）常用降压药物种类及作用特点。常用降压药物包括 CCB、ACEI、ARB、利尿剂和β受体阻滞剂五大类，以及由上述药物组成的固定配比的复方制剂。《中国高血压防治指南（2018年修订版）》建议此五大类降压药物均可作为初始和维持用药的选择，应根据患者的危险因素、亚临床靶器官损害情况及合并临床疾病情况，科学合理地选择降压药物。此外，α受体阻滞剂或其他种类降压药物有时亦可应用于某些高血压人群。

（1）CCB：通过阻断血管平滑肌细胞上的钙离子通道，发挥扩张血管、降低血压的作用。包括二氢吡啶类 CCB 和非二氢吡啶类 CCB。常见不良反应有心跳加快、面部潮红、脚踝部水肿、牙龈增生等。

（2）ACEI：通过抑制血管紧张素转换酶，阻断血管紧张素Ⅱ的生成，抑制激肽酶的降解，发挥降压作用。最常见的不良反应为干咳，其他不良反应有低血压、皮疹，偶见血管神经性水肿及味觉障碍，长期应用有可能导致血钾升高。

（3）ARB：作用机制是通过阻断血管紧张素Ⅱ受体发挥降压作用。不良反应少见，偶有腹泻，长期应用可导致血钾升高。

（4）利尿剂：主要通过利钠排尿、降低容量负荷，发挥降压作用。长期应用者应注意监测血钾。

（5）β受体阻滞剂：通过抑制过度激活的交感神经活性、抑制心肌收缩力、减慢心率而发挥降压作用。常见不良反应有疲乏、肢体冷感、胃肠不适等。

（6）α受体阻滞剂：不作为高血压治疗的首选药，适用于高血压伴前列腺增生患者，也用于难治性高血压患者的治疗。用药过程中注意预防体位性低血压的发生。

2）降压药物应用基本原则。

（1）起始剂量：一般患者采用常规剂量。老年患者初始治疗时通常采用较低的有效治疗剂量，根据需要逐步增加至常规剂量。

（2）优先选择长效药物：尽可能使用每日给药 1 次的长效药物。

（3）联合用药治疗：联合用药时各药物的降压机制应具有互补性，同时具有相加的降压作用，并可减轻不良反应。我国临床主要推荐应用的优化联合治疗方案是：二氢吡啶类 CCB＋ARB、二氢吡啶类 CCB＋ACEI、ARB＋噻嗪类利尿剂、ACEI＋噻嗪类利尿剂、二氢吡啶类 CCB＋噻嗪类利尿剂、二氢吡啶类 CCB＋β 受体阻滞剂。另外，单片复方制剂（SPC）是常用的一类高血压联合治疗药物，SPC 通常由不同作用机制的两种或两种以上的降压药物组成，其优点是使用方便，可提高治疗的依从性及疗效，是联合用药治疗的新趋势。

（4）个体化治疗：根据患者具体情况、药物有效性和耐受性，选择适合患者的降压药物。

（5）药物经济学：高血压需终身治疗，需要考虑成本和效益。

七、主要护理问题

1）头痛、头晕：与血压升高有关。

2）有受伤的危险：与视力模糊、意识改变或体位性低血压有关。

3）潜在并发症：心力衰竭、肾功衰竭、脑血管病等。

4）焦虑：与血压控制不满意、担心并发症等有关。

5）缺乏有关药物、生活方式及血压监测等的相关知识和技能。

八、护理目标

1）患者血压控制达标，头昏、头痛等症状减轻或消失。

2）患者未发生受伤。

3）患者未发生并发症或并发症发生后能得到及时发现和处理。

4）患者情绪稳定，主动配合治疗及护理。

5）患者掌握高血压自我管理的知识和技能，生活方式健康。

九、护理措施

（一）用药护理

1）指导患者遵医嘱按时正确应用降压药物，主动耐心向患者讲解药物的主要作用，提高患者用药依从性。

2）密切观察患者用药后的效果及不良反应，每天定时监测血压，同时注意观察药物不良反应，如使用利尿剂时注意监测电解质，防止低钾血症。

3）指导患者服药后动作缓慢，警惕体位性低血压的发生。

（二）病情观察及护理

1）观察患者自觉症状：观察头晕及头痛部位、程度、持续时间，是否伴有耳鸣、恶心、呕吐等症状。

2）观察患者血压变化：密切监测血压，按照"四定"原则（即定时间、定体位、定部位、定血压计）进行血压的动态监测及记录。

3）指导患者避免受伤：指导患者掌握预防体位性低血压的方法，如避免迅速改变体位，特别是起立时动作宜缓慢，必要时使用床档保护。

4）服用利尿剂时的注意事项：注意观察患者是否人软乏力，注意监测尿量和电解质，特别是血钾情况。

5）高血压并发脑血管病时的注意事项：特别注意观察患者意识、瞳孔、生命体征。注意安全管理，必要时使用保护性约束工具保护患者，避免意外事件发生。

（三）心理护理

1）多关心患者，鼓励患者表达自身感受。

2）指导患者注意休息，教会患者自我放松的方法。

3）鼓励患者家属和朋友给予患者关心和支持。

4）解释高血压治疗的重要性，指导患者保持正确心态，主动配合治疗护理。

（四）健康宣教

1. 科学膳食

指导患者进食低钠高钾饮食，减少食物中脂肪及胆固醇的摄入，戒烟限酒。

2. 适度运动

指导患者坚持规律的中等强度运动，每周4～7次，每次30～60分钟。

3. 休息指导

指导患者保持良好的睡眠，心情舒畅，避免情绪激动。

4. 用药指导

指导患者遵医嘱坚持用药，不能擅自停药或改变药物，注意药物不良反应。

5. 正确监测血压

讲解血压监测的重要性，教会患者及家属正确监测血压的方法。

1）测量时间选择：每日早上、晚上各测量1次，早上应在起床后、服用降压药物及早餐前，晚上应在晚餐后、睡觉前。测量前应排空膀胱。

2）正确测量方法：每次测量前应休息至少5分钟，每次测量2～3遍，每遍间隔1

分钟，取后 2 遍血压的平均值记录。

3）血压计的选择：建议患者使用上臂式电子血压计或水银血压计进行测量。

4）注意事项：测量血压的上肢及对应手掌向上平伸，手臂与心脏处同一水平位置，上臂胳膊与身躯成 45°，同时遵循血压测量的"四定"原则。

6. 定期复诊随访

根据患者血压水平及危险分层拟订复诊随访计划。低危及中危患者 1～3 月复诊随访 1 次；高危患者中血压未达标或临床有症状者，2～4 周复诊随访 1 次；血压达标且稳定者，每月或更长时间复诊随访 1 次。

十、预后

高血压的预后不仅与血压水平有关，而且与心血管危险因素的存在情况、靶器官损害、伴发的临床疾病有关（表 6-4-2）。因此，目前主张对高血压患者进行心血管危险分层，将高血压患者分为低危、中危、高危、极高危。具体分层标准依据为血压升高水平（1、2、3 级）、其他心血管危险因素、靶器官损害程度、临床合并症等（表 6-4-3）。

表 6-4-2　影响高血压患者心血管预后的重要因素

心血管危险因素	靶器官损害	伴发的临床疾病
1. 高血压（1～3 级）。 2. 男性>55 岁；女性>65 岁。 3. 吸烟或被动吸烟。 4. 糖耐量受损（餐后 2 小时血糖 7.8～11.0mmol/L）和（或）空腹血糖异常（6.1～6.9mmol/L）。 5. 血脂异常：TC≥5.2mmol/L（200mg/dL）或 LDL-C≥3.4mmol/L（130mg/dL）或 HDL-C<1.0mmol/L（40mg/dL）。 6. 早发心血管病家族史（一级亲属发病年龄<50 岁）。 7. 腹型肥胖（腰围：男性≥90cm，女性≥85cm）或肥胖（BMI≥28kg/m²）。 8. 高同型半胱氨酸血症（同型半胱氨酸≥15 μmol/L）	1. 左心室肥厚。 心电图：Sokolow-Lyon 电压>3.8mV 或 Cornell 乘积>244（mV·ms）。 超声心动图 LVMI：男性≥115g/m²，女性≥95g/m²。 2. 颈动脉超声 IMT≥0.9mm 或动脉粥样斑块。 3. 颈-股动脉脉搏波速度≥12m/s（选择使用）。 4. 踝/臂血压指数<0.9（选择使用）。 5. 估算的肾小球滤过率降低[eGFR 30～59ml/（min·1.73m²）]或血肌酐轻度升高：男性 115～133μmol/L（1.3～1.5mg/dL），女性 107～124μmol/L（1.2～1.4mg/dL）。 6. 微量白蛋白尿：30～300mg/24h，或白蛋白/肌酐比：≥30mg/g（3.5mg/mmol）	1. 脑血管疾病：脑出血、缺血性脑卒中、短暂性脑缺血发作（TIA）。 2. 心脏疾病：心肌梗死、心绞痛、冠状动脉血运重建、慢性心力衰竭、心房颤动。 3. 肾脏疾病：糖尿病肾病；肾功能受损：eGFR<[30ml（min·1.73m²）]；血肌酐升高：男性≥133μmol/L（1.5mg/dL）；女性≥124μmol/L（1.4mg/dL）；蛋白尿>300mg/24h。 4. 外周血管疾病。 5. 视网膜病变：出血或渗出，视神经盘水肿。 6. 糖尿病： 1）新诊断：空腹血糖≥7.0mmol/L（126mg/dL），餐后血糖≥11.1mmol/L（200mg/dL）； 2）已治疗但未控制：糖化血红蛋白（HbA1c）：≥6.5%

注：主要参考《中国高血压防治指南（2018 年修订版）》。

表 6-4-3 高血压患者心血管危险分层标准

其他危险因素和疾病史	血压水平（mmHg）		
	收缩压 140～159 和（或）舒张压 90～99	收缩压 160～179 和（或）舒张压 100～109	收缩压≥180 和（或）舒张压≥110
无	低危	中危	高危
1～2 个其他危险因素	中危	中/高危	极高危
≥3 个其他危险因素或靶器官损害	高危	高危	极高危
临床合并症或合并糖尿病情况	极高危	极高危	极高危

注：主要参考《中国高血压防治指南（2018 年修订版)》。

【前沿进展】

高血压治疗中器械干预新进展

肾动脉交感神经消融术简称肾动脉消融术，是一种新兴技术，其机制是通过消融肾动脉血管壁中分布的交感神经纤维，阻断中枢交感神经系统与肾脏间的信号传递，一定程度上抑制肾素-血管紧张素系统的活性，使肾素分泌减少，同时使交感神经系统活性降低，进而降低血压。其他一些器械降压治疗方法，如压力感受性反射激活疗法、髂动静脉吻合术、颈动脉体化学感受器消融、深部脑刺激术和减慢呼吸治疗等也在研究中，但安全性和有效性仍不明确，是否有临床应用前景尚不清楚。

【知识拓展】

肾素-血管紧张素系统与高血压

肾素-血管紧张素系统的研究与高血压研究相伴而生，相关的研究结果不仅是当代高血压理论和实践的基石，也是现代医学众多病理生理机制的理论基础。

1897 年，Riva 发明袖带式间接测量血压计，揭开了人类高血压研究的序幕。之后，Tigerstedt 和 Bergman 通过静脉注射兔的肾组织提取物，使动物血压缓慢持续升高，他们称这种来自肾皮质的物质为肾素，从而开始了对肾素-血管紧张素系统的研究。1934 年，Goldblatt 发现结扎动物肾动脉，可使血压升高，于是再次提出了肾素在血压调控中具有重要作用这一结论，使相关研究得以深入。

随后，不同研究进行了相关实验，他们将肾脏提取物与血浆混合后静脉注射，发现可引起动物血管收缩，如与生理盐水混合后注射，则不产生收缩血管的作用。因而推测：这种肾脏提取物并没有直接升压作用，而是肾脏提取物中有一种蛋白水解酶，与血浆中某些物质发生反应后，形成一种升压物质，从而引起血管收缩和血压升高。这种存在于血浆中的活性物质后来被统一命名为血管紧张素,进一步研究发现静脉注射肾素后,可引起缓慢而持久的血压升高,而注射血管紧张素则引起血压迅速升高。这表明肾素是一种酶,能作用于血浆中的活性物质底物,进而形成血管紧张素,后者引发升压反应。

(游桂英　温雅)

第五节　心肌病患者的护理

心肌病指由不同病因引起的心肌病变,导致心肌机械和心电功能障碍,通常表现为心室扩张或肥厚。目前临床上心肌病分类如下:遗传性心肌病(包括肥厚型心肌病、左心室致密化不全心肌病、右心室发育不良心肌病等)、混合性心肌病(包括扩张型心肌病和限制型心肌病)、获得性心肌病(包括感染性心肌病、心动过速心肌病和围产期心肌病等)。其中以扩张型心肌病、肥厚型心肌病、限制型心肌病常见,下面予以重点阐述。

一、扩张型心肌病

扩张型心肌病(dilated cardiomyopathy,DCM)指左心室或双心室扩张伴心肌收缩功能障碍,导致充血性心力衰竭。临床表现为心腔扩大、进行性心力衰竭、心律失常、血栓栓塞及猝死。本病预后差且死亡率高,男性多于女性,确诊后 5 年生存率约 50%,10 年生存率约 25%。

(一)病因

本病迄今病因尚不明确,目前认为主要与以下因素有关。

1)感染:以病毒感染最为常见,病原体直接侵袭引发的慢性炎症和免疫反应,导致心肌损害。

2)非感染的炎症:心肌活检查出的淋巴细胞、单核细胞和嗜酸性细胞浸润及其他多种结缔组织均可直接或间接累及心肌。

3)中毒:嗜酒引起的中毒最常见。

4)内分泌和代谢异常:嗜铬细胞瘤、甲状腺疾病等。

5)遗传:25%~50%患者有基因突变或家族遗传背景,主要是常染色体显性遗传。

6)其他:如精神创伤等。

(二)病理

1)心腔:以心腔扩大为主,肉眼可见心室扩张。

2)心室壁:变薄,纤维瘢痕形成,并常伴有附壁血栓。

3)组织学:为非特异性心肌细胞肥大、变性,程度不同的纤维化等病变常混合存在。

4) 瓣膜、冠状动脉：多无改变。

（三）诊断要点

1) 临床表现：扩张型心肌病起病缓慢，患者早期无明显症状，后期随着病情加重可出现以下症状：

（1）充血性心力衰竭。患者表现为夜间阵发性呼吸困难和端坐呼吸等左心功能不全症状，随后逐渐出现食欲下降、腹胀、水肿等右心功能不全症状。

（2）心律失常。各种类型心律失常均可出现，以传导阻滞和异位心律为主，患者表现为室性期前收缩、室性心动过速、心室颤动、心房颤动、房性心动过速、心房扑动、室内传统阻滞、分支传导阻滞、房室传导阻滞等。

（3）栓塞。可发生脑、肺、肾部位的栓塞。

2) 体征：

（1）心率增快、脉搏细速、脉压小、交替脉。

（2）心腔扩大、颈静脉怒张、肝颈静脉回流征阳性、水肿。

（3）听诊。第一心音减弱，心率快时呈奔马律，肺部闻及湿啰音，随着心力衰竭加重可闻及双肺哮鸣音。

3) 辅助检查：

（1）胸部 X 线检查。心影普遍增大，心胸比大于 50%，心脏活动减弱，肺循环淤血。

（2）心电图检查。出现异常心电图改变，如非特异性 ST-T 改变、阵发性心房颤动、肢体导联低电压、房室传导和室内传导阻滞。

（3）超声心动图检查。心腔扩大，以左心室为主，心脏扩大可导致二尖瓣、三尖瓣关闭不全而瓣膜本身无病变，室壁变薄，运动减弱，心脏收缩功能减弱。

（4）心脏磁共振成像。有助于鉴别浸润性心肌病、致心律失常型右室心肌病、心肌致密化不全、心肌炎等疾病。

（5）冠状动脉 CT 检查。明显的冠状动脉狭窄等病变。

（6）心肌核素显像。左室射血分数降低，显像表现为核素分布不均匀，呈条索样、花斑样改变。

（7）血液和血清学检查。BNP 或 NT-proBNP 升高。

（8）冠状动脉造影和心导管检查。冠状动脉造影显示无明显狭窄，心导管检查在早期结果大致正常，在出现心力衰竭时可见左右心室舒张末期压、左心房压和肺毛细血管压增高。

（9）心内膜心肌活检。心肌细胞肥大、变性、间质纤维化等。

（四）治疗

1) 病因治疗：积极寻找病因并给予相应治疗，如抗感染、严格戒烟限酒、治疗相应的内分泌或自身免疫系统疾病、纠正电解质紊乱、改善营养失衡等。

2) 针对心力衰竭的常规药物治疗：ACEI、ARB、β 受体阻滞剂、盐皮质激素受体拮抗剂、利尿剂、正性肌力药等可阻止心室重构及心肌的进一步损伤，延缓疾病发展。

3）心力衰竭的心脏再同步化治疗（CRT）。

4）抗凝治疗。

5）心律失常和心脏性猝死的防治：控制诱发室性心律失常的可逆因素，植入心律转复除颤器（ICD）。

6）其他治疗：外科心脏移植、左心室成形术等。

二、肥厚型心肌病

肥厚型心肌病（hypertrophic cardiomyopathy，HCM）以左右心室肥厚为特征，常为不对称性心室肥厚并累及室间隔，是以心室腔变小、左心室血液充盈受阻、舒张期顺应性下降为基本特征的一种遗传性心肌病。国外报道人群患病率为 200/10 万，而我国调查显示患病率为 80/10 万，本病预后差异较大，是青少年和运动员猝死的主要原因之一。临床上根据左心室流出道有无梗阻分为梗阻性肥厚型心肌病和非梗阻性肥厚型心肌病。

（一）病因

（1）遗传。

（2）代谢异常。

（二）病理

左心室出现形态学改变，心脏质量可达正常心脏的 2 倍，非对称的室间隔肥厚，心尖、心室中部肥厚，使心腔变小、相对血流不足，心肌细胞肥大、形态特异、排列紊乱。

（三）诊断要点

1．临床表现

1）症状：主要症状是劳力性呼吸困难和乏力、胸痛、活动耐力降低，部分患者运动时出现头晕、晕厥、心律失常，甚至猝死。

2）体征：心脏轻度长大，流出道梗阻患者于胸骨左缘第 3、4 肋间可闻及喷射性收缩期杂音，较粗糙，伴震颤，心尖部也可常闻及收缩期杂音。

3）并发症：心律失常和心源性猝死。

2．辅助检查

1）胸部 X 线检查：心影可正常大小或左心室增大。

2）心电图和动态心电图检查：常见左心室肥大，表现为 QRS 波左室高电压，T 波倒置和异常 Q 波。

3）超声心动图检查：主要的诊断手段，特征性表现为室间隔的非对称肥厚。

4）运动负荷检查：排除隐匿性梗阻。

5）心脏磁共振成像：心室壁肥厚和心室腔变小。

6）心导管检查和造影：左心室舒张末期压力上升，梗阻部位前后存在收缩期压差。心室造影可见犬舌状、纺锤状影像，室间隔肥厚明显时冠状动脉造影可见心室腔呈狭长裂缝样改变。

7）心内膜心肌活检：心肌细胞肥大、排列紊乱、局限性或弥散性间质纤维化。

8）相关基因检测：目前已经证实 7 个基因型、70 多种突变与肥厚型心肌病有关。

（四）治疗

1）一般治疗：避免剧烈运动、持重物，减少猝死发生。

2）药物治疗：口服 β 受体阻滞剂和钙通道阻滞剂。

3）介入手术：室间隔化学消融术、植入 ICD。

4）外科手术：室间隔切除术。

5）终末期治疗：心脏移植。

三、限制型心肌病

限制型心肌病（restrictive cardiomyopathy，RCM）指心室壁僵硬度增加、舒张功能减弱、充盈受限引起的以右心衰竭症状为特征的一类心肌病，患者表现为限制性舒张功能障碍，一侧或双侧心室舒张末期及收缩末期容积正常或减小，室壁厚度正常，确诊后 5 年生存率约 30%。

（一）病因

限制型心肌病属于混合性心肌病，一半为特发性，一半为心肌淀粉样改变导致。

（二）病理

心肌纤维化、炎性细胞浸润及心内膜瘢痕形成使心室壁僵硬度增加、充盈受限，心室舒张功能降低，心房后负荷增加，心房逐渐增大，静脉回流受阻，静脉压升高。

（三）诊断要点

1. 临床表现

1）症状：活动耐力降低、乏力、呼吸困难，随着病情加重患者可出现肝大、全身水肿、腹水。

2）体征：颈静脉怒张、肝大、下肢凹陷性水肿，听诊可闻及奔马律。

2. 辅助检查

1）实验室检查：脑钠肽水平明显增高。

2）心电图检查：心肌淀粉样改变患者常常显示低电压。

3）超声心电图检查：双心房扩大和左心室肥厚。

4）X线检查、CT检查、磁共振成像（MRI）：X线胸片可见心包钙化，CT和MRI可见心包增厚。

5）心导管检查：与缩窄性心包炎比较，肺动脉压明显增高。

6）心内膜心肌活检：具有确诊的价值。

（四）治疗

1. 对因治疗

对于病因明确的限制型心肌病，首先治疗原发病。

2. 对症治疗

1）降低心室充盈压力：利尿治疗。
2）抗心律失常：早期植入ICD。
3）抗凝治疗：由于本病易导致附壁血栓和栓塞，可予以抗凝治疗。

3. 外科治疗

对于有严重心内膜纤维化的患者，可行心内膜剥脱术切除纤维化心内膜；对于伴有顽固性心力衰竭的患者可以考虑心脏移植。

四、心肌病患者的护理

（一）主要护理问题

1）潜在并发症：猝死。
2）气体交换受损：与心力衰竭有关。
3）活动无耐力：与心力衰竭、心律失常有关。
4）体液过多：与心力衰竭引起水钠潴留有关。
5）舒适的改变：与肥厚心肌耗氧量增加、冠状动脉供血相对不足有关。
6）焦虑：与慢性疾病病情反复并逐渐加重、生活方式改变有关。
7）潜在并发症：栓塞、心律失常。

（二）护理目标

1）患者呼吸困难明显改善，发绀消失。
2）患者能说出限制最大活动量的指征，遵循活动计划，主诉活动耐力增加。
3）水肿、腹水症状改善，体重减轻。
4）患者主诉心绞痛发作次数减少，患者能运用有效方法缓解心绞痛。
5）患者焦虑情绪有所缓解。
6）患者未发生相关并发症，或并发症发生后能得到及时正确的治疗与处理。

（三）护理措施

1. 病情观察

1）密切观察患者有无心累、气紧。

2）危重患者密切观察生命体征，尤其是血压、心率及心律。

3）备好抢救物资和药品及电复律等抢救措施。

4）对于心功能不全合并水肿、使用利尿剂的患者注意准确记录 24 小时出入量，监测体重和电解质水平。

5）呼吸道感染是心肌病患者心力衰竭加重的主要诱因，因此要注意预防呼吸道感染，对于长期卧床患者应注意翻身、拍背，促进痰液排出。

6）使用洋地黄类药物者，密切注意洋地黄中毒反应，如恶心、呕吐、黄视、绿视，注意观察有无室性期前收缩和房室传导阻滞等心律失常症状。

7）密切观察有无脑、肺、肾等内脏及周围动脉栓塞，必要时长期抗凝治疗。

2. 休息与活动

1）根据患者心功能，评估其活动的耐受水平，并制订活动计划。

2）无明显症状的早期患者可从事适当工作，避免紧张劳累。

3）心力衰竭患者经药物治疗症状缓解后可轻微活动。

4）合并严重心力衰竭、心律失常及阵发性晕厥的患者应绝对卧床休息。

5）长期卧床及水肿患者应注意皮肤护理，采取措施防止压力性损伤。

3. 心理护理

1）心肌病患者大多较年轻，病程较长且病情复杂，预后差，因此患者易产生紧张、焦虑、恐惧、绝望的心理，在临床护理中医护人员应对患者多关心体贴，予以鼓励和安慰，帮助其消除悲观情绪，增强治疗信心。

2）β 受体阻滞剂容易引起抑郁，应注意患者的心理状态。

3）注意保持休息环境安静、整洁和舒适，避免不良刺激。

4）对睡眠形态紊乱者酌情给予镇静药物。

5）教会患者自我放松的方法。

6）鼓励患者家属和朋友给予患者关心和支持。

4. 饮食

1）进食低脂、高蛋白和富含维生素的易消化食物，避免刺激性食物。

2）心功能不全者应进行低盐饮食。

3）少吃多餐，每餐不宜过饱。

4）耐心向患者讲解饮食治疗的重要性，以取得患者配合。

5）保持大便通畅，避免用力排便增加心肌耗氧量。

5. 吸氧护理

1）呼吸困难者取半卧位，予以持续吸氧，氧流量根据患者病情酌情调节。

2）每日应清洁鼻腔和鼻导管，每日更换湿化瓶内无菌用水，每周更换鼻导管。

3）注意观察用氧效果，必要时做血气分析。

6. 健康宣教

1）饮食：进食低脂、高蛋白和富含维生素的易消化食物，避免刺激性食物，忌烟酒，每餐不宜过饱。

2）活动：症状较轻者可参加适当工作，但要避免紧张劳累。有晕厥史或猝死家族史者应避免独自外出活动。

3）预防感染：保持室内空气流通，防寒保暖，预防上呼吸道感染。

4）用药与病情监测：坚持服用抗心律失常、心力衰竭等药物，说明药物名称、用法、剂量，并教会患者和家属观察药物疗效和不良反应的方法，告知准确测量、记录尿量和体重的重要性。

5）随访：定期门诊随访，以便随时调整药物剂量。有病情变化或症状加重时立即就医，防止病情进展和恶化。

7. 并发症的观察及护理

1）感染。

（1）症状：①肺部感染，发热、咳嗽、咳痰；②感染性心内膜炎，发热、心脏杂音、动脉栓塞、脾大、贫血。

（2）护理：①静脉使用抗生素；②对于肺部感染者应定时翻身、拍背，促进排痰，必要时可行雾化吸入；③对于感染性心内膜炎者宜及时手术治疗。

2）栓塞。

（1）症状：①脑栓塞，偏瘫、失语；②肺栓塞，胸痛、咯血；③肾栓塞，血尿；④下肢动脉栓塞，足背动脉搏动减弱或消失。

（2）护理：①遵医嘱给予抗凝治疗；②指导患者正确服药；③观察疗效和不良反应。

3）心律失常。

（1）症状：心悸不适、乏力、头昏。

（2）护理：①洋地黄类药物中毒者，及时停用；②服用β受体阻滞剂和钙通道阻滞剂时若出现心动过缓，应减量或停用；③出现高度房室传导阻滞时，植入起搏器。

4）猝死。

（1）症状：突然站立或劳累后晕厥。

（2）护理：①猝死发生时立即行心肺复苏等抢救措施；②发生心室颤动，立即采取电除颤；③快速型室上性心动过速必要时电转复律；预防猝死：非持续性室性心动过速可使用胺碘酮；④肥厚型心肌病患者可使用β受体阻滞剂和钙通道阻滞剂，对药物治疗无效的顽固性室性心动过速，可植入 ICD。

【前沿进展】

（一）左心室辅助装置

1986 年美国德州心脏研究所左心室辅助装置应用于临床，用于左心室不能满足循环系统灌注需要时，左心室辅助装置是给循环提供支持的心脏机械性辅助装置，它是严重左心衰竭患者的有力抢救装置，可以为终末期心力衰竭患者提供有效、可靠的血流动力学支持，主要通过维持和增加体循环、肺循环，保证和改善组织的灌注，减少心肌耗氧量，增加心肌收缩力，暂时代替心脏功能，让患者可以等待心脏移植。

（二）室间隔化学消融术

1995 年 Sigwart 首次发明这项技术，它使用酒精部分消融室间隔。该技术将导管插入冠状动脉间隔支，注射无水酒精，从而造成该供血区域心室间隔坏死，目的是减轻部分患者左心室流出道梗阻和二尖瓣返流，从而改善心力衰竭症状。

（三）心肌病的外科治疗

外科治疗主要为肥厚室间隔切开、切除术。对于药物治疗无效、症状明显、左心室流出道压差在静息或运动时大于 50mmHg 的患者，可考虑行室间隔切除术，手术可明显减轻左心室流出道梗阻和并发的二尖瓣返流，术后约 70％患者症状明显改善，但至少 10％患者仍继续存在显著的症状。切除术也能减轻右心室流出道梗阻，手术死亡率在有经验的医院中仅为 1％～2％。

（四）二尖瓣手术

肥厚型心肌病患者若有与梗阻无关的严重二尖瓣返流，可行二尖瓣置换术。极少数二尖瓣疾病患者可行二尖瓣修补术。在各种内科和外科治疗均无效时，可考虑心脏移植。

肥厚型心肌病的遗传学研究已获重大线索，在 10 个有意义的基因中，任何一处基因突变或心肌基节的编码蛋白突变都可导致肥厚型心肌病，这表示对于发生了基因突变的患者进行临床前诊断正在成为可能。笔者相信，致病基因的发现将使相关治疗方式发生革命性的改变。

（徐英）

第六节　先天性心血管病患者的护理

先天性心血管病（congenital heart disease，CHD）以下简称先心病，指心脏及大血管在胚胎发育时期因发育异常（解剖结构异常或胎儿时期正常但出生后应自动关闭的通道未关闭）导致的疾病，它是先天性缺陷中常见的疾病之一，也是导致婴儿死亡的主要疾病之一。目前，我国先心病发病率约为 8％，其中 1～3 岁先心病患儿死亡率超过 50％，有 10％的先心病胎儿在母体内无法存活，其出生缺陷率高。临床上常见的先天性缺陷包括室间隔缺损、房间隔缺损、动脉导管未闭、法洛四联症、肺动脉瓣狭窄等。

一、病因

先心病的确切病因尚未明确，目前认为遗传因素和子宫内环境因素相互作用导致。遗传因素主要包括染色体数量欠缺、结构畸形、先天性代谢紊乱等。子宫内环境因素主要包括子宫内病毒感染（风疹病毒和柯萨奇病毒感染常见），药物影响（如服用抗癌、抗癫痫药物及功能性保健品），不良生活习惯（如抽烟、酗酒、吸毒），居住环境影响（如高甲醛浓度环境、高原），妊娠早期先兆流产，怀孕时高龄（35 岁以上），患糖尿病、高钙血症及营养不良的母体，胎儿受压，放射线的接触等。

二、分类

临床上根据左右心腔或大血管有无直接分流和分流方向将先心病分为三种类型。

（一）无分流类

左右心腔之间或主动脉和肺动脉之间无异常的通路，不产生血液的分流，无发绀。临床常见于肺动脉瓣狭窄、主动脉缩窄、二叶主动脉瓣、三尖瓣下移等。

（二）从左至右分流类（无发绀型）

左右心腔之间或主动脉和肺动脉之间有异常的通路，心脏左侧体循环的压力大于右侧体肺循环的压力，导致血液从左至右分流，故不出现发绀，临床常见于房间隔缺损、室间隔缺损、动脉导管未闭、主动脉窦动脉瘤等。

1. 房间隔缺损（atrial septal defect，ASD）

房间隔缺损是最常见的先心病，占成人先心病的 20%～30%，有家族遗传倾向。

2. 室间隔缺损（ventricular septal defect，VSD）

室间隔缺损是小儿先心病中常见的类型，发病率占小儿先心病的 25%～40%。根据缺损的大小可分为小型缺损（缺损<0.5cm）、中型缺损（缺损 0.5～1.5cm）、大型缺损（缺损>1.5cm）。

3. 动脉导管未闭（patent ductus arterious，PDA）

动脉导管未闭是常见的先天性心脏病之一，占先天性心脏病总数的 12%～15%，女性约两倍于男性。约 10% 的病例并存其他心血管畸形。

（三）从右至左分流类（发绀型）

左右心腔之间或主动脉和肺动脉之间有异常的通路，血液从右向左分流，出现持续性发绀，是先心病中严重的类型。临床常见于法洛四联症、右心室双出口、完全性大动脉转位、永存动脉干等。其中法洛四联症是常见的发绀型先心病，在小儿先心病中其发病率占 10%～15%，在成人先心病中所占比例接近 10%。本症主要畸形包括肺动脉狭窄、室间隔缺损、主动脉右位（主动脉骑跨于缺损的室间隔上）和右心室肥大。该症常可伴其他畸形，如同时有房间隔缺损则称为法洛五联症。

三、诊断要点

（一）临床表现

1. 症状

1）从左至右分流的患者在缺损小、分流量小的情况下可无自觉症状。

2）呼吸困难：从左至右分流的患者若缺损较大、分流量多时有乏力、劳力性呼吸困难的表现。法洛四联症患者活动耐力差，稍微活动就有呼吸困难。无分流类患者严重时活动后也存在心悸、呼吸困难。

3）晕厥、猝死：可见于严重肺动脉瓣狭窄或法洛四联症患者严重缺氧时。

4）其他：部分主动脉缩窄患者可出现下肢无力、麻木、发凉，甚至间歇性跛行。

2. 体征

1）杂音：大多数先心病患者可在胸骨前缘闻及典型杂音。

2）发绀：从右至左分流使动静脉血混合，在鼻尖、口唇、指（趾）甲床发绀明显。

3）蹲踞：发绀型先心病的患者，尤其是法洛四联症患者，常在活动后出现蹲踞现象，这样可增加体循环血管阻力，从而减少心隔缺损产生的从右至左分流，同时也促进静脉血回流到右心，从而改善肺血流。

4）杵状指（趾）和红细胞增多症：发绀型先心病患者几乎都伴杵状指（趾）和红细胞增多症。杵状指（趾）的机理尚不清楚，红细胞增多症是机体对动脉低血氧的一种生理反应。

5）发育障碍：先心病患者往往发育不正常，表现为瘦弱、营养不良、发育迟缓等。

6）四肢血压异常：见于主动脉缩窄患者，表现为上肢血压有不同程度的增高，下肢血压下降。肱动脉血压比腘动脉血压高 20mmHg 以上，颈动脉、锁骨上动脉搏动增强，而股动脉搏动减弱，足背动脉甚至无搏动。

3. 并发症

心力衰竭、感染性心内膜炎、心律失常、肺部感染。

（二）辅助检查

（1）心脏超声：是先心病的首选检查，三维超声、组织多普勒成像、超声灌注影像可用于功能评估。

（2）心脏磁共振（CMR）成像：可提供清晰的解剖结构图像，当心脏超声不能获得准确清晰的图像时可作为替代检查。

（3）心电图。

（4）心导管检查和心血管造影。

（5）CT 检查。

四、治疗

（一）保守治疗

病变轻者可不必手术，少数缺损可在儿童期自行闭合。

（二）外科手术治疗

可选择外科手术纠正畸形，最好在学龄前儿童期施行手术，严重者需在婴幼儿期施行手术。

（三）介入治疗

先心病的介入治疗分为两大类：①利用各种封堵装置堵闭缺损或异常通道。②利用球囊瓣膜成形或植入支架的方式解除瓣膜或血管的狭窄。

1. 经导管封堵术

对于房间隔缺损、室间隔缺损及动脉导管未闭的患者可选用创伤性较小的经导管封堵术治疗畸形。

2. 球囊瓣膜成形术

经皮球囊肺动脉瓣成形术（percutaneous balloon pulmonary valvuloplasty，PBPV）已成为单纯肺动脉瓣狭窄的首选治疗方法。

3. 其他介入治疗

对于不能手术纠正的某些先心病或暂时不宜手术者，可通过施行介入治疗缓解症状，如人工房间隔造口术、异常血管弹簧圈堵闭术。

五、主要护理问题

1）活动无耐力：与心脏畸形导致的心排血量下降有关。

2）营养失调：与疾病导致的生长发育迟缓有关。

3）潜在并发症：心力衰竭、肺部感染、感染性心内膜炎、心律失常、出血、封堵器脱落、心脏压塞等。

4）知识缺乏：缺乏疾病相关知识。

5）焦虑：与担心疾病预后有关。

6）舒适的改变：与术后制动引起的腰痛、腹胀有关。

7）疼痛：与穿刺处加压包扎有关。

8）自理受限：与术后要求卧床有关。

六、护理目标

1）患者活动耐力有所增加。
2）患者营养状况得到改善或维持。
3）未发生相关并发症，或并发症发生后能得到及时治疗与处理。
4）患者或家属能说出有关疾病的自我保健方面的知识。

七、护理措施

（一）术前护理

1. 完善术前检查

配合完成凝血时间测定、肝肾功能检查、X线检查、超声心动图检查。

2. 心理护理

解释手术的目的、意义、必要性、安全性等。

3. 备皮

备皮范围：肚脐平面至大腿上1/3，包括会阴部。

4. 健康宣教

1）全麻手术小儿术前禁食6小时，禁饮4小时；成人禁食禁饮10~12小时或依据麻醉科术前随访交代完成。
2）练习床上大小便。
3）术前1晚保证充足睡眠。
4）手术当日早晨着宽松衣物。
5）预防感冒。
6）取下身上首饰及活动性假牙。

（二）术后护理

1. 密切观察病情

1）严密监测生命体征，给予心电监护，了解麻醉方式、手术方式、穿刺处情况，重视患者主诉，加强巡视。
2）穿刺处沙袋压迫6~8小时，观察穿刺处伤口敷料有无渗血渗液、周围皮肤有无血肿或搏动性肿块、肢端循环及足背动脉搏动情况。

2. 用药护理

房间隔缺损患者术后 6 小时、18 小时分别注射低分子肝素 100U/kg。口服阿司匹林 3~5mg/（kg·d），共 6 个月。行封堵术患者术后遵医嘱常规使用抗生素 1 天。

3. 排尿护理

观察患者能否自行床上小便，若不能自行床上小便，应及时给予诱导排尿，必要时可给予留置导尿，避免尿潴留。

4. 体位与活动

全麻清醒前，去枕取平卧位，头偏向一侧，穿刺侧肢体制动。全麻清醒至术后 8 小时，取平卧位，穿刺侧肢体制动。手术 8 小时后，卧床休息，可适度床上活动。手术 24 小时后，患者可下床活动，避免穿刺侧肢体用力。手术 3 日后，适当增加活动度，3 个月内避免剧烈活动。

5. 常见并发症的观察与预防

1）穿刺点出血或血肿：穿刺处出血浸湿敷料或穿刺处周围可触及肿块，并且皮肤张力高。术后嘱患者平卧，穿刺侧肢体制动 6~8 小时，避免过早活动。加强巡视，一旦发现出血立即通知医生进行有效压迫止血，并重新进行加压包扎。对于血肿者，可以给予 50%硫酸镁溶液或六合丹湿敷，活血化瘀，促进血肿吸收。对局部出血明显或血肿过大者，考虑行外科手术。

2）假性动脉瘤：穿刺处周围可触及同动脉搏动一致的搏动性肿块，患者有疼痛感。对于较小的假性动脉瘤（小于 2.5cm）可按压 20~30 分钟，待假性动脉瘤消失后再用无菌纱布及绷带压迫包扎 2~3 天，同时患肢制动，多数可消失。对于压迫包扎效果不佳者，可在超声引导下将用生理盐水稀释的凝血酶（100~400IU/mL）注入假性动脉瘤腔内，形成血栓堵住破口。对于假性动脉瘤瘤体较大者，可行外科手术治疗。

3）穿刺动脉夹层或闭塞：患者足背动脉搏动减弱或消失，穿刺侧肢体有麻木、疼痛感，皮肤苍白，触及皮温较对侧低，动脉血管造影与彩色多普勒超声检查可确诊，常发生在术中或术后 24 小时内。常见于房间隔缺损和室间隔缺损，少见于动脉导管未闭，术后注意观察足背动脉、穿刺侧肢体的活动情况等，遵医嘱使用抗血小板药，并注意观察药物的疗效及不良反应。

4）封堵器脱落：术后 3 个月内应避免剧烈活动和用力咳嗽，防止发生封堵器脱位。如发生脱位，积极配合医生行外科手术取出封堵器并给予重新安置，封堵器脱落常见于房间隔缺损封堵术，患者表现为突发胸闷、胸痛等症状，常伴有心率增快、血压下降。B 超检查可以确诊。

5）心脏压塞：术中及术后严密观察随访病情。心包积液量少，患者一般状况良好时，严密监测血压、心率，采取保守治疗。大量心包积液时应立即行心包穿刺，如心包穿刺仍不能缓解急性心脏压塞的症状，应尽早行外科手术处理。

6) 心律失常：常发生在房间隔缺损和室间隔缺损的介入治疗患者，室间隔缺损更为多见，传导阻滞发生率较高，包括左束支传导阻滞、右束支传导阻滞、三度房室传导阻滞、二度Ⅱ型房室传导阻滞。传导阻滞可发生于术中或术后1~10天。患者可出现胸闷、心慌、视物模糊、头晕、晕厥等，注意观察患者有无相关表现。注意心电图的变化。术后常规使用激素3~5天，对发生心率缓慢的交界性心律患者可静脉泵入异丙肾上腺素，维持心率在80~90次/分钟。出现三度房室传导阻滞时，除使用激素外，还可用维生素C及营养心肌药物，并酌情安置临时起搏器。

7) 溶血与残余分流：常见于动脉导管未闭和室间隔缺损后行封堵术的患者。溶血主要表现为解酱油或红色小便。术后有残余分流者应严密观察尿量及颜色，并查血、尿常规。严重溶血、内科保守治疗无效、血红蛋白持续下降者，可用异物钳取出封堵器或用弹簧圈再次封堵。上述方法无效或难以施行时需外科手术治疗。

8) 三尖瓣受损及继发性肺动脉瓣关闭不全：可见于肺动脉瓣狭窄后行肺动脉瓣球囊扩张术的患者，右心室容量超负荷，严重时可加重右心衰竭。轻者无须特殊治疗，出现严重肺动脉瓣反流时，应做瓣膜置换术。

(9) 心力衰竭：详见本章第一节。

(10) 感染性心内膜炎：详见本章第十节。

6. 饮食护理

给予患者高蛋白、高维生素、高热量的饮食。出现心力衰竭时应进食低盐食物，限制入量，指导进食含钾丰富的食物，如香蕉、橘子等，保持大便通畅。

7. 心理护理

先心病患者因自幼患病，导致心理发育不良，社会适应能力差，易产生依赖、焦虑、抑郁、自卑、恐惧等心理问题，应积极给予心理支持，帮助其形成良好的社会支持系统，鼓励其参加力所能及的活动，建立自尊与自信，并应注意关心、爱护患者，尽量满足患者的合理要求，提高治疗依从性。

8. 出院指导

1) 指导患者及家属根据病情建立合理的生活制度和活动量，避免剧烈运动和重体力劳动。注意预防感冒、肺炎、外伤等，成人先心病患者避免文身或穿耳洞。

2) 加强患者营养，合理饮食，增强抵抗力。

3) 加强小儿早期教育，减少疾病对小儿的影响。

4) 遵医嘱按时服药，避免自行停药或更改药物剂量。

5) 复查：术后第1、3、6、12个月门诊随访复查。

【前沿进展】

（一）先心病镶嵌治疗技术

介入心脏病学的发展使先心病的介入治疗逐渐被外科医生所接受，并且逐步形成了介入与手术联合治疗的新方法，增加了先心病患者的治疗方式，最大限度地提高治疗效果、减少并发症、降低手术相关死亡率，让患者受益。这种内外科联合治疗称为镶嵌治疗。2002年，先心病镶嵌治疗（hybrid procedure，又称杂交治疗）理念被明确提出，该技术尤其适用于介入或外科手术单独使用无法取得满意结果的情况。近几年，这项新技术在一站式杂交手术室中得到迅速发展。

（二）封堵器的研制与创新进展

陶瓷膜（cera）封堵器指在原先镍钛合金封堵器表面包裹一层陶瓷膜（氮化钛TiN），这种陶瓷膜将大大提高封堵器的耐腐蚀性、生物组织和血液相容性，有效减少术后血栓发生的风险。目前，生物陶瓷膜封堵器已在国内十几家医院进入临床试验阶段。

BioSTAR生物降解封堵器为先心病封堵材料的研制提供了新的方向。BioSTAR采用镍钴合金和镍钛合金材料作为骨架，封堵材料降解后，金属骨架仍存留在体内，这样势必存在一定的风险。因此，采用生物可吸收材料作为骨架，研究全生物降解封堵器将是未来的发展趋势。

【知识拓展】

（一）常见先心病的严重程度分类及预后

1. 低危。

包括室间隔缺损、肺动脉瓣狭窄、冠状动脉瘘、主动脉缩窄（轻），不影响或较小影响生活质量和寿命。

2. 中危。

包括法洛四联症（轻中度）、单纯性完全性大动脉转位、完全性房间隔缺损、主动脉缩窄（重度）、右室双出口（部分类型）、完全性肺静脉异位引流、三尖瓣下移（不伴有心脏扩大）、右室双出口、左冠状动脉起源于肺动脉，可以治愈，但长期生存率的数据不足。

3. 高危。

包括永存动脉干、肺动脉闭锁伴室间隔缺损、法洛四联症（重度）、法洛四联症合并肺动脉瓣缺如、肺动脉瓣闭锁成重度肺动脉瓣狭窄、重度主动脉瓣狭窄或主动脉弓中断、纠正型大动脉转位、三尖瓣闭锁、心室双入口、左/右心发育不良综合征、完全性房间隔缺损合并右室双出口、单心室及只能行单心室手术的心脏畸形、三尖瓣下移（伴随严重心脏扩大）、二尖瓣重度狭窄或反流，手术复杂，部分难以解剖救治。

（二）曲前列尼尔在先心病合并重度肺动脉高压患者围手术期的应用

肺动脉高压（pulmonary arterial hypertension，PAH）是一种以进行性肺血管病为特征的危及生命的疾病。目前，前列环素衍生物、磷酸二酯酶抑制剂、内皮素受体拮抗剂等靶向治疗药物已广泛应用于临床肺动脉高压患者的治疗，大大提高了这部分患者的生存率，曲前列尼尔作为前列环素类药物的一种，通过模拟体内前列环素的生物学效果，能明显改善肺动脉高压患者的活动能力和心肺功能，降低肺阻力，延长患者的 6 分钟步行距离（6-MWD），临床效果好，欧洲心脏病学会/欧洲呼吸学会（ESC/ERS）发布的《肺动脉高压诊断和治疗指南》将曲前列尼尔的地位进一步提升，将其作为治疗耐受钙通道阻滞剂的肺动脉高压患者的一线药物，皮下注射及吸入曲前列尼尔被推荐作为心功能Ⅲ级肺动脉高压患者的一类治疗方法。

（徐蓉）

第七节　心脏瓣膜病患者的护理

心脏瓣膜病（valvular heart disease）指炎症、缺血性坏死、退行性变、黏液样变性、先天性畸形、创伤等引起单个或多个瓣膜（包括瓣环、瓣叶、腱索、乳头肌等）的功能或结构异常，导致瓣口狭窄或关闭不全，以二尖瓣受累为主，其次为主动脉瓣。

风湿性心脏瓣膜病（rheumatic valvular heart disease）简称风心病，指风湿热引起风湿性心脏炎症的过程中导致的心瓣膜损害，主要累及 40 岁以下人群，是我国常见的心脏瓣膜病之一。随着人口寿命延长，瓣膜黏液样变性和老年瓣膜钙化患者在我国日益增多。常见的瓣膜病变有二尖瓣狭窄、二尖瓣关闭不全、主动脉瓣狭窄、主动脉瓣关闭不全、三尖瓣及肺动脉瓣疾病等。

一、二尖瓣狭窄

二尖瓣狭窄（mitral stenosis，MS）指某些原因引起心脏二尖瓣结构改变，使二尖瓣开放受限，从而引起一系列心脏结构和功能的改变，多发生于 20~40 岁，女性发病率高于男性。

（一）病因

1. 风湿热

二尖瓣狭窄最常见的病因。患者多有 A 组 β 溶血性链球菌咽峡炎或扁桃体炎反复发作的病史。风湿热引起二尖瓣粘连融合，导致二尖瓣狭窄。狭窄的二尖瓣呈漏斗状，瓣口常呈鱼口状。

2. 先天性畸形或结缔组织病

如系统性红斑狼疮、心内膜炎，较罕见。

（二）病理

正常成年人二尖瓣瓣口面积为 $4\sim6cm^2$，当瓣口面积减小一半及以上即出现狭窄的相应表现。瓣口面积 $1.5\sim2.0cm^2$ 为轻度狭窄，$1.0\sim1.5cm^2$ 为中度狭窄，$<1.0cm^2$ 为重度狭窄。二尖瓣瓣口面积缩小导致左心房压力增高、肺静脉压升高、右心室扩张，继而发生右心衰竭，并最终导致肺小动脉硬化、肺血管阻力增高、肺动脉压力升高。而重度肺动脉高压可引起右心室肥厚、三尖瓣和肺动脉瓣关闭不全、右心衰竭。

（三）诊断要点

1．临床表现

1) 症状：二尖瓣中度及以上狭窄（瓣口面积 $<1.5cm^2$）时症状明显。

（1）呼吸困难。呼吸困难程度随着狭窄的加重而逐步加重，困难程度由轻到重依次为劳力性呼吸困难、阵发性夜间呼吸困难、静息时呼吸困难、端坐呼吸，甚至发生急性肺水肿。

（2）咯血。突然咯大量鲜血，可为首发症状，通常见于重度二尖瓣狭窄，患者可有阵发性夜间呼吸困难、咳血性痰或带血丝痰，急性肺水肿时咳大量粉红色泡沫痰。

（3）咳嗽。常见，尤其在冬季明显，部分患者在平卧时干咳，可能与支气管黏膜淤血水肿致患者易患支气管炎，或左心房增大压迫左主支气管有关。

（4）声嘶。较少见，左心房和肺动脉压迫左喉返神经导致。

2) 体征：重度二尖瓣狭窄者常有"二尖瓣面容"，双颧绀红，面颊和口唇轻度发绀。心尖区可触及舒张期震颤。心尖区可闻及低调的隆样舒张中晚期杂音，声音局限，不传导。出现肺动脉高压时肺动脉瓣区可闻及第二心音亢进或分裂，右心室扩大伴相对性三尖瓣关闭不全时，在三尖瓣区可闻及全收缩期吹风样杂音。

2．辅助检查

1) X 线检查：左心房增大，后前位见左心缘变直，右心缘有双心房影。

2) 心电图检查：重度二尖瓣狭窄可有二尖瓣型 P 波，P 波宽度 >0.12 秒，QRS 波群显示电轴右偏和右心室肥厚。

3) 超声心动图检查：为明确诊断和判定狭窄程度的重要办法。

4) 心导管检查：可确定跨瓣压差和计算瓣口面积，准确判断狭窄程度。

（四）治疗

二尖瓣狭窄无症状者，无须特殊治疗，严重者可进行药物和手术治疗，风湿热是二尖瓣狭窄的主要病因，感染过风湿热的患者需预防性抗风湿治疗。

1．一般治疗

风湿活动者需行抗风湿治疗并预防风湿热。预防感染性心内膜炎。无症状者避免剧烈体力活动，定期（6～12个月）复查。呼吸困难者应减少体力活动，限制钠盐摄入，避免和控制诱发急性肺水肿的因素。

2. 并发症的处理

1）大量咯血：应取坐位，使用镇静剂和利尿剂，以降低肺静脉压。
2）急性肺水肿：处理原则与急性左心衰竭所致的肺水肿相似。
3）心房颤动：治疗目的为控制心室率，争取恢复和保持窦性心律。
4）预防栓塞：根据症状行抗栓治疗。
5）右心衰竭：限制钠盐摄入，应用利尿剂等。

3. 介入和外科手术治疗

1）经皮球囊二尖瓣成形术：为缓解单纯二尖瓣狭窄的首选方法。
2）二尖瓣分离术：有闭式和直视式两种。闭式分离术目前在临床上很少使用。直视分离术适用于瓣叶严重钙化、病变累及腱索和乳头肌、左心房内有血栓的二尖瓣狭窄患者。
3）人工瓣膜置换术：适用于不宜做分离术者、二尖瓣狭窄合并明显二尖瓣关闭不全者。

二、二尖瓣关闭不全

二尖瓣包括瓣叶、瓣环、腱索、乳头肌四个部分，其中任何一个或多个部分发生结构异常或功能失调均可导致二尖瓣关闭不全（mitral regurgitation，MR）。

（一）病因

临床上引起二尖瓣关闭不全的病因有多种，常见的病因包括风湿性病变、退行性变、细菌性心内膜炎、缺血性心脏病等。

（二）病理

二尖瓣关闭不全时，左心房的顺应性增加，左心房和左心室扩大，在代偿期，扩大的左心房和左心室可适应容量负荷增加，左心房压和左心室舒张末压不会明显上升，肺循环淤血不出现。

持续严重的过度容量负荷终致左心衰竭，左心房压和左心室舒张末压明显上升，导致肺循环淤血、肺动脉高压和右心衰竭。

因此，二尖瓣关闭不全主要累及左心房、左心室，最终影响右心房、右心室。

（三）诊断要点

1．临床表现

1）症状：

（1）急性期。轻度二尖瓣反流患者仅有轻微劳力性呼吸困难。严重反流时会发生急性左心衰竭，甚至发生急性肺水肿和心源性休克。

（2）慢性期。轻度二尖瓣关闭不全患者一般症状不明显。程度较重的二尖瓣关闭不全患者可表现为乏力、活动耐力下降、呼吸困难。发展至晚期则有右心衰竭的表现，包括腹胀、食欲缺乏、肝脏淤血肿大及胸腹腔积液等。

2）体征：

（1）急性期。心尖区收缩期杂音是二尖瓣关闭不全的主要体征，可在心尖区闻及强度≥3/6级的收缩期粗糙的吹风样杂音。出现急性肺水肿时双肺可闻及干、湿啰音。

（2）慢性期。慢性二尖瓣关闭不全的典型杂音为心尖区全收缩期吹风样杂音。杂音强度≥3/6级，可伴有收缩期震颤。

2．辅助检查

1）X线检查：急性发病者心影正常或左心房轻度增大，可伴明显肺循环淤血，甚至肺水肿征。慢性重度反流者常见左心房、左心室增大，左心室衰竭时可见肺循环淤血和间质性肺水肿征。

2）心电图检查：急性发病者心电图正常，有时可见窦性心动过速。慢性发病者的心电图可见左心房增大，部分有左心室肥厚和非特异性 ST－T 段改变，少数有右心室肥厚征，心房颤动常见。

3）超声心动图检查：脉冲式多普勒超声和彩色多普勒血流显像可于二尖瓣心房侧和左心房内探及收缩期反流束，诊断二尖瓣关闭不全的敏感性几乎达 100％，且可半定量返流程度。

4）其他：放射性核素心室造影、左心室造影等。

（四）治疗

1．内科治疗

1）急性期：治疗目的包括降低肺静脉压、增加心排血量和治疗病因。部分患者经药物治疗后症状基本控制，进入慢性期。

2）慢性期：风心病伴风湿活动者需行抗风湿治疗并预防风湿热复发。预防感染性心内膜炎。无症状、心功能正常者无须特殊治疗，应定期随访。心房颤动的处理同二尖瓣狭窄。心力衰竭患者应限制钠盐摄入，可使用 ACEI 缓解症状。

2. 介入和外科手术治疗

1）瓣膜修复术：一般瓣膜损坏较轻，但瓣下腱索无严重增加者可行瓣膜修复术。

2）人工瓣膜置换术：瓣叶钙化，瓣下结构病变严重，感染性心内膜炎合并二尖瓣狭窄者需置换人工瓣。

3）经导管二尖瓣瓣膜夹修复术。

三、主动脉瓣狭窄

主动脉瓣狭窄（aortic stenosis，AS）指先天性瓣叶发育畸形，老年退行性主动脉瓣钙化，风湿性炎症等导致瓣膜交界处粘连融合，瓣叶纤维化、僵硬、钙化和挛缩畸形导致主动脉瓣的狭窄。

（一）病因

风心病、先天性瓣膜畸形、老年退行性主动脉瓣钙化等均可导致主动脉瓣狭窄。几乎无单纯的风湿性主动脉瓣狭窄，大多伴有关闭不全和二尖瓣损害。

（二）病理

正常成人主动脉瓣瓣口面积≥3cm^2，当瓣口面积≤1cm^{2}时，左心室收缩压明显增高，跨瓣压差显著，引起左心室肥厚、左心室舒张压进行性升高、左房压力升高，最终导致左心衰竭。严重的主动脉瓣狭窄也可引起心肌缺血，主要机制为左心室增厚、左心室射血时间延长，增加心肌耗氧，心脏射血和冠状动脉灌注减少，从而导致心肌缺血。

（三）诊断要点

1. 临床表现

1）症状：轻者无明显症状。呼吸困难、心绞痛、晕厥或接近晕厥为主动脉瓣狭窄常见的三联征。劳力性呼吸困难为晚期肺循环淤血引起的首发症状，进而可发生阵发性夜间呼吸困难、端坐呼吸和急性肺水肿。心绞痛常由运动诱发，休息后可缓解。晕厥主要多发生于直立、运动中或运动后，少数在休息时发生，主要因脑缺血引起。

2）体征：心尖搏动增强，位置可稍移向左下，呈抬举样搏动。胸骨右缘第二肋间可触及收缩期震颤。主动脉瓣区可有收缩期喷射性杂音，向颈部传导，收缩压和脉压可降低。主动脉瓣钙化、僵硬，第二心音显示主动脉瓣成分减弱或消失。

2. 辅助检查

1）X线检查：心影正常或左心室轻度增大，左心房可能轻度增大。

2）心电图检查：重度狭窄者可有左心室肥厚伴继发性 ST-T 段改变和左心房扩大，可有房室传导阻滞、心房颤动或室性心律失常。

3）超声心动图检查：为明确诊断和判定狭窄程度的重要方法。

4）心导管检查：用于测定脉压、计算瓣口面积等。

（四）治疗

1. 内科治疗

1）预防感染性心内膜炎。
2）无症状的轻度狭窄患者需定期复查。
3）如有频发的心律失常，应予以抗心律失常药物，预防心房颤动。
4）心力衰竭患者应限制钠盐摄入、慎用利尿剂，以缓解肺充血。
5）ACEI及β受体阻滞剂不适用于主动脉瓣狭窄患者。

2. 介入和外科手术治疗

1）人工瓣膜置换术：治疗成人主动脉瓣狭窄的主要方法。
2）经皮球囊主动脉瓣成形术：临床应用范围较局限。
3）经导管主动脉瓣置入术（TAVI）。

四、主动脉瓣关闭不全

主动脉瓣关闭不全（aortic regurgitation，AR）由主动脉瓣或主动脉根部疾病所致。心脏舒张期主动脉内的血液经病变的主动脉瓣反流入左心室，左心室前负荷增加，导致左心室扩大和肥厚。

（一）病因

感染性心内膜炎、创伤、主动脉夹层、主动脉根部扩张、风心病、先天性畸形、主动脉瓣黏液样变性、强直性脊柱炎等均可能导致主动脉瓣关闭不全。

（二）病理

1）急性主动脉瓣关闭不全：血流反流入左心室，导致左心室舒张压增高，左心房压力增高，从而引起肺循环淤血及肺水肿。
2）慢性主动脉瓣关闭不全：长期慢性血流反流，致左心室压力长期增高，左心室扩大，继而出现左心衰竭。

（三）诊断要点

1. 临床表现

1）症状：轻者可多年无症状，甚至可耐受运动。严重者出现急性左心衰竭和低血压，可有心悸、心前区不适、头部强烈搏动感等症状。晚期可出现左心衰竭表现。少数人有心绞痛表现。常有体位性头昏，晕厥罕见。
2）体征：收缩压升高，舒张压降低，脉压增大。周围血管征常见，包括随心脏搏动的点头征（De Musset 征）、颈动脉和桡动脉扪及水冲脉、股动脉闻及枪击音（Traube 征）、听诊器轻压股动脉闻及双重杂音（Duroziez 征）、毛细血管搏动征等。心尖搏动可向左下移位，呈抬举性搏动，可在胸骨右缘第 2 肋间闻及舒张期杂音。

2. 辅助检查

1) X 线检查：急性期心脏大小正常。慢性期左心室扩大或伴左心房扩大。

2) 心电图检查：急性期常见窦性心动过速和非特异性 ST—T 段改变。慢性期常见左心室肥厚劳损。

3) 其他：超声心动图、放射性核素心室造影、磁共振成像、心血管造影等。

（四）治疗

1. 内科治疗

1) 预防感染性心内膜炎。

2) 无症状的轻或中度反流患者，应限制重体力活动，并定期复查。

3) 左室收缩功能不全伴心力衰竭时可应用血管扩张剂。

4) 积极纠正心房颤动，治疗心律失常。

5) 如有感染应及早积极控制。

2. 介入和外科手术治疗

人工瓣膜置换术为严重主动脉瓣关闭不全的主要治疗方法。

五、三尖瓣及肺动脉瓣疾病

（一）概述

三尖瓣狭窄（tricuspid valve stenosis）指各种病因引起的三尖瓣口狭窄、瓣叶开放受限及开放面积变小，使血流通过受阻的一类心脏瓣膜病。三尖瓣狭窄单独存在者极少见，常伴关闭不全、二尖瓣和主动脉瓣损害，女性多见。

三尖瓣关闭不全（tricuspid incompetence）指三尖瓣发生异常，不能完全关闭，导致血液反流至右心房，影响患者血液循环的正常进程，常见于显著二尖瓣病变及慢性肺源性心脏病、累及右心室的下壁心肌梗死、风湿性或先天性心脏病、肺动脉高压引起的心力衰竭晚期、缺血性心脏病、心肌病。

肺动脉瓣狭窄（pulmonary stenosis）在临床上最常见的病因是先天性畸形，瓣膜在成长过程中发生障碍，导致肺动脉瓣狭窄。

肺动脉瓣关闭不全（pulmonary incompetence）可见于肺动脉瓣环扩张、肺动脉瓣瓣膜缺如、二叶式肺动脉瓣或四叶式肺动脉瓣，可伴有室间隔缺损。

（二）病因

1. 三尖瓣疾病

后天性三尖瓣狭窄最常见的病因是风湿性心脏瓣膜病，占所有病例的90％以上。其他病因有先天性三尖瓣闭锁和类癌综合征。三尖瓣关闭不全较狭窄多见，主要病因有慢性心血管疾病，如原发性肺动脉高压、二尖瓣病变、感染性心脏病变、先天性缺陷等。

2. 肺动脉瓣疾病

先天性畸形是肺动脉瓣狭窄的最常见病因。肺动脉瓣关闭不全的最常见病因是继发于肺动脉高压的肺动脉干根部扩张，引起瓣环扩大，见于风湿性二尖瓣疾病、艾森曼格综合征等情况。

（三）病理

1. 三尖瓣疾病

三尖瓣狭窄的病理改变与二尖瓣相似，但损害较轻，其病理改变为三尖瓣叶发生纤维化增厚，甚至卷缩，瓣叶活动受限，交界融合，瓣口面积减少，腱索增粗、缩短，因此瓣膜狭窄与关闭不全往往并存。三尖瓣狭窄时右心房压力升高，致体循环静脉压升高，继而出现颈静脉怒张、肝大、腹水和水肿。三尖瓣关闭不全远较狭窄多见。严重的三尖瓣关闭不全的血流动力学特征为体循环静脉高压和运动时右心室心搏出量相应增加的能力受限，晚期出现右心衰竭。

2. 肺动脉瓣疾病

肺动脉瓣狭窄的最常见病因为先天性畸形。风心病极少见，且极少有严重者，总是合并其他瓣膜损害。类癌综合征为罕见病因。肺动脉瓣关闭不全导致右心室容量负荷过度，如无肺动脉高压，可多年无症状；如有肺动脉高压，则加速右心衰竭的发生。

（四）诊断要点

1. 三尖瓣狭窄

1) 症状：心排血量降低引起疲乏，体循环淤血致腹胀，可并发心房颤动和肺栓塞。
2) 体征：颈静脉扩张，可闻及胸骨左下缘三尖瓣开瓣音、舒张期隆样杂音，腹水和全身水肿。
3) 辅助检查：X线检查（心影明显增大）、心电图检查、超声心动图检查、心导管检查等。

2. 三尖瓣关闭不全

1) 症状：严重者有疲乏、腹胀等右心衰竭症状，并发症有心房颤动和肺栓塞。

2) 体征：右心室搏动呈高动力冲击感；听诊可闻及高调吹风样和全收缩期杂音；表现体循环淤血体征。

3) 辅助检查：X线检查、心电图检查、超声心动图检查、放射性核素心室造影、右心室造影等。

3. 肺动脉瓣疾病

1) 症状：多数患者因原发病临床表现突出而掩盖肺动脉瓣的临床表现。

2) 体征：收缩期喷射性杂音。

3) 辅助检查：X线检查、心电图检查、超声心动图检查等。

（五）治疗

1. 三尖瓣疾病

内科治疗以对症治疗为主，限制钠盐摄入，控制心房颤动的心室率，如无肺动脉高压，无须手术治疗。少部分患者需行人工瓣膜置换术。另外可行全麻下经右胸小切口三尖瓣植入术、全麻下经导管三尖瓣缘对缘修复术。

2. 肺动脉瓣疾病

以治疗导致肺动脉高压的原发疾病为主，仅在严重的肺动脉瓣反流导致难治性右心衰竭时，才考虑对该瓣膜进行手术治疗。

六、心脏瓣膜病患者的护理

（一）主要护理问题

1) 潜在并发症：猝死、心力衰竭、栓塞、急性肺水肿、感染性心内膜炎、心房颤动、心律失常等。

2) 体温过高：与活动性风湿、并发感染有关。

3) 气体交换受损：与左心功能不全导致的肺循环淤血有关。

4) 清理呼吸道无效/低效：与肺循环淤血导致的咳嗽、咳痰有关。

5) 活动无耐力：与氧供需失调、心功能下降、久病所致虚弱无力有关。

6) 舒适改变：与胸痛、乏力、心悸、晕厥、咳嗽、咳痰有关。

7) 自理能力下降：与发病期心功能下降有关。

8) 焦虑及恐惧：与患者担心预后、对手术的恐惧有关。

9) 知识缺乏：缺乏疾病相关的知识。

（二）护理目标

1）活动耐力增加，患者能根据自己的病情和体力恢复日常自理能力，提高自身生活质量。

2）呼吸和缺氧症状缓解，咳嗽、咳痰症状减轻或能自行咳嗽、咳痰。

3）感染性心内膜炎得到控制。

4）患者主诉不适感减轻或消失，大部分日常生活可自理。

5）恐惧及焦虑情绪减轻，患者能积极配合治疗和护理。

6）患者能说出相关疾病的症状、治疗方法、用药知识及诱因的预防措施，并知晓出院后自我监测和复查的内容。

7）无相关并发症发生，或并发症发生后能得到正确及时的治疗与处理。

（三）护理措施

1. 休息与活动

1）协助患者取舒适卧位，以减轻呼吸困难。

2）日常生活中根据心功能情况合理安排活动，以不感心慌气紧或劳累为度，适当锻炼，加强营养，提高机体抵抗力，注意防寒保暖，避免感冒，避免感染。

2. 用氧护理

一般根据呼吸困难的程度和血氧饱和度，必要时根据动脉血气分析结果确定吸氧方式及氧流量，并观察缺氧情况有无改善。

3. 病情观察

1）监测生命体征：观察电解质、体温、血压、呼吸、心律及心率，必要时观察血氧饱和度。

2）注意观察心脏大小、心脏杂音及心脏射血指数情况。

3）风湿性心脏瓣膜病患者注意观察有无活动性风湿的表现。

4）加强对并发症的观察，及时发现并采取相应的治疗和护理措施。

5）根据心功能情况监测出入量。

6）用药观察，加强对洋地黄类药物、利尿剂、抗凝药物、抗心律失常药物等疗效及不良反应的观察。

4. 并发症的处理

1）心房颤动：观察患者有无心悸、呼吸困难，可采取电复律并配合药物治疗维持窦性心律，控制心室率。

2）栓塞：观察患者有无头痛、偏瘫、疼痛、运动功能障碍、呼吸困难、胸痛、咯血、晕厥等症状，积极运用华法林、阿司匹林治疗。

3）心力衰竭：观察有无呼吸困难、咳嗽、咳痰、咯血、湿啰音等症状，观察有无腹胀、食欲缺乏、恶心、呕吐、水肿、颈静脉怒张、肝脾肿大等右心衰竭症状，应控制或去除心力衰竭诱因，使用洋地黄类药物、利尿剂、血管扩张剂等。

4）感染性心内膜炎：观察患者有无发热、心脏杂音、动脉栓塞、脾大、贫血等症状，内科积极运用抗生素治疗，外科适时选择手术治疗。

5）急性肺水肿：若突然出现严重呼吸困难和发绀、咳粉红色泡沫痰、双肺闻及湿啰音，立即让患者取端坐位休息、吸氧，使用吗啡、利尿剂、血管扩张剂、洋地黄类药物、正性肌力药物等。

5. 饮食指导

1）给予高热量、高蛋白、高维生素、易消化饮食，如鱼、肉、蛋、奶等，多食蔬菜水果，少量多餐，保持大便通畅。

2）限制钠盐及水分的摄入，以减轻心脏负荷。

3）不宜过多或长期食用对抗凝药物有影响的食物，如菠菜、大蒜、生姜、洋葱、海藻、豆腐、胡萝卜、蛋黄、猪肝、绿茶等。

4）低钾者多吃含钾丰富的水果。

6. 药物指导

遵医嘱用药，预防感染，感染可诱发心力衰竭。密切观察患者用药时及用药后的反应，如有不适，及时通知医生采取措施。

7. 心理护理

1）鼓励患者表达自身的感受。

2）解释手术的必要性、手术方式及注意事项。

3）针对个体情况进行针对性的心理护理，教会患者自我放松的方法。

4）鼓励家属和朋友给予关心和支持。

5）必要时可请心理卫生中心老师进行指导。

（四）介入治疗围术期护理

1. 介入治疗术前护理

1）协助完善术前相关检查：包括心电图检查、超声心动图检查、X线检查、CT（颈部、胸部、腹部）血管扫描、肺功能检测、各种实验室生化抽血检查，术前1天合血备用。

2）皮肤准备：术前1天清洁双上肢、颈胸部皮肤。肚脐以下、大腿上1/3、两侧腋中线之间备皮，包括会阴部。

3）饮食：告知术前10~12小时应禁食禁饮。遵麻醉医生医嘱，清晨喝一小口水服药。

4）术前药物准备：必要时行药敏试验，并遵医嘱准备术中用药。术前停止皮下注射低分子肝素等抗凝药物。

5）做好心理护理：保证睡眠，对于精神紧张的患者，可在手术前 1 天晚上使用镇静剂。

6）其他术前准备：术前 1～2 天训练床上大小便，进行咳嗽训练。术前更换病员服，排空膀胱。术前 1 天准备好手术核查单、病历。准备好术前药物和患者术后回 CCU 后所需用物，包括抽纸和湿纸巾各 1 包、毛巾 2 张、盆子 2 个、水杯 1 个等。

7）术前健康宣教：向患者及家属介绍疾病相关知识、手术的方法和意义、手术的必要性和安全性、手术大概过程、术中配合及注意事项，以缓解患者及家属的紧张情绪。术前 1 天告知患者手术当天需取下眼镜、饰品、活动性假牙及助听器等，强调贵重物品妥善保管。介绍训练床上大小便的重要性。

2. 介入治疗术后护理

1）病情观察：备齐抢救设备及抢救药品。安置心电监护，严密监测生命体征。主动询问患者有无胸闷、胸痛、心累、气紧、心悸等不适。每天描记 12 导联心电图，监测有无心律失常、心肌缺血。准确记录患者 24 小时出入量。根据患者心功能情况控制补液速度。观察肢端温湿度变化。密切跟踪血清电解质、凝血功能、心肌酶学等指标。若有异常，及时通知医生并配合处理。

2）穿刺部位皮肤护理：每日检查动脉切开处伤口及穿刺处情况，穿刺处若有瘀斑、血肿应做好标记，并记录具体大小。术后 24 小时需要更换敷料 1 次，敷料若有渗血，需及时更换。伤口若有红肿或脓性分泌物，需及时处理。手术 7～10 天后拆线观察有无并发假性动脉瘤。

3）休息与体位：术后需绝对卧床 24 小时，股动脉穿刺侧肢体在穿刺处予沙袋压迫 10～12 小时并制动，取沙袋后可调整至半卧位并在床上活动肢体。

4）呼吸道管理：如果术后带有呼吸机，应密切观察呼吸机工作状态，及时排除和处理呼吸机隐患。保持呼吸机管道通畅，及时清除管道内的积水。调节合适的温湿度。面部受压部位适当使用溃疡贴进行局部保护。适时采取雾化吸入或气道湿化、吸痰等方式，促进痰液排出。教会患者及家属正确的深呼吸和拍背方式，协助排痰。观察痰液的量、颜色及性状。

5）临时起搏器管道护理：定时检查临时起搏器固定是否稳妥。观察临时起搏器感知及带动功能是否正常、电池有无耗竭。明确穿刺处红肿、疼痛、渗血等异常是否得到及时处理。检查管道固定情况，防止折叠、脱落。保持敷料清洁干燥，无渗血。观察置管处有无红肿及脓性分泌物等。若有异常，及时通知医生并配合处理。做好宣教、沟通、标识，并签署护患沟通表，管道加强固定，保持引流通畅，做好交接班，每天评估，病情变化随时评估，每班进行观察及记录，对于有躁动、谵妄的患者，必要时进行四肢约束，以防非计划拔管。

6）其他：做好预防跌倒坠床的措施及皮肤管理，病情变化随时评估，做好交接班。

7）做好书写记录：记录内容包括患者手术后回病房时间、手术名称、穿刺部位及情况、管道及皮肤情况、术后健康指导相关内容。班班交接。按规定频次记录，病情变化时随时记录。

3. 介入治疗术后并发症的处理

1）出血：因患者在术中使用大量肝素，术后也需长期服用阿司匹林、氯吡格雷等药物，需密切监测患者有无皮肤、口腔、鼻腔、消化道、泌尿道、脑部出血征象。

2）脑栓塞：密切监测患者术后有无头疼、意识障碍、肢体偏瘫、失语等脑栓塞征象。

3）冠状动脉缺血：术后应观察患者有无胸闷、胸痛等冠状动脉缺血征象，并关注心电图有无缺血性改变。

4）心律失常：术后最常见的心律失常是房室传导阻滞，应每日描记心电图，做好临时起搏器的管理（穿刺处预防感染、妥善固定导管、每日检查机器工作状态），部分患者术后需植入永久起搏器。

5）严重的瓣周漏：术后观察患者有无胸闷、心累、气紧及溶血导致的乏力和黄疸，听诊闻及杂音，应首先考虑瓣周漏，并行影像学检查。

6）瓣膜移位：如怀疑并发症时，应及时通知医生，完善相关检查，明确诊断，配合医生积极处理。

（五）出院指导

1）诱因预防：避免饱餐、感冒、情绪激动、寒冷刺激、用力解大便、在密闭环境洗澡、洗澡水过热。

2）用药指导：指导患者认识药物、嘱患者遵医嘱服药，勿擅自减药或停药，使患者了解药物主要不良反应及处理方法。

3）出院复查：术后1月、3月、6月、1年、2年时需复查随访，复查血常规、血糖、血脂、肝肾功能、凝血功能、心肌酶指标等。复查超声心动图以了解心功能的恢复状况。复查24小时动态心电图以了解心律失常情况，告知随访途径。

4）病情自我监测：监测24小时出入量、水肿情况，如院外发生异常情况应及时就诊。

【前沿进展】

（一）心脏瓣膜病介入治疗的新进展

经皮主动脉瓣植入术、经皮肺动脉瓣植入术、经皮二尖瓣修复术、经皮二尖瓣瓣环成形术、经导管二尖瓣膜夹修复术、全麻下经右胸小切口三尖瓣植入术、全麻下经导管三尖瓣缘对缘修复术等。

（二）心脏瓣膜病外科治疗的新进展

经心尖主动脉瓣植入术、利用机器人进行瓣膜置换。

（三）新材料的研究

目前关于机械瓣低强度抗凝研究已有初步结果。另外，随着生物医学工程的发展，3D 打印技术已逐渐应用于心脏瓣膜病的治疗。

（丁杰）

第八节　心包疾病患者的护理

心包是包绕在心脏外面的双层囊袋结构，由脏层心包和纤维层构成，两者之间形成心包腔，含 15～50ml 起润滑作用的浆液。心包具有固定心脏解剖位置、减弱心脏收缩对周围血管的冲击、防止运动和血容量增加导致心腔迅速扩大的作用。

心包疾病是由感染、肿瘤、代谢性疾病、尿毒症、自身免疫病、外伤等引起的心包病理性改变。临床上可按病程分为急性、亚急性及慢性，按病因分为感染性和非感染性。

一、急性心包炎患者的护理

（一）定义

急性心包炎（acute pericarditis）是心包脏层和壁层的急性炎症性疾病，可以单独存在，也可以由某种全身疾病累积心包后引起。经详细检查仍无法明确病因的急性心包炎为特发性急性心包炎或急性非特异性心包炎。急性心包炎患者中约 1/4 可复发，少数患者甚至会反复发作。

（二）病因

急性心包炎最常见的病因是病毒感染。其他病因包括细菌感染、自身免疫性疾病、肿瘤侵犯心包、尿毒症、主动脉夹层、急性心肌梗死、胸壁外伤、放射和心脏手术。

（三）发病机制

1. 纤维蛋白性心包炎

急性心包炎早期为心包脏层和壁层的炎症反应，机体内若出现含有纤维蛋白沉积和多核白细胞聚集而成的黏液时，则称为纤维蛋白性心包炎。纤维蛋白性心包炎的渗出物可完全溶解吸收，但也可以机化为结缔组织瘢痕，甚至引起心包钙化，发展为缩窄性心包炎。

2. 渗出性心包炎

心包腔内积液可为纤维蛋白性、浆液血性或脓性，积液量 100～3000ml，称为渗出性心包炎。心包积液在短时间内增多，可导致心包腔内压力迅速上升，限制舒张期的血液充盈和收缩期心排血量，一旦超过心脏代偿能力时，患者可出现心脏压塞，发生休克。急性心包炎的炎症反应一般可累积心包下的表层心肌，严重者可累积深部心肌，称为心肌心包炎。心包积液一般数周至数月内被吸收，心包炎愈合后可遗留不同程度的粘连或残留细小斑块。

（四）诊断要点

1. 临床表现

1）症状。急性心包炎的典型症状是胸骨后、心前区疼痛，常见于炎症变化的纤维蛋白渗出期。疼痛可放射到颈部、左肩、左臂，也可达上腹部，疼痛性质为尖锐痛，与呼吸运动有关，常因咳嗽、深呼吸、体位变换或吞咽而加重。感染性心包炎可伴有发热，若患者出现心脏压塞，可出现呼吸困难、水肿等症状。

2）体征。

（1）心包摩擦音：急性心肌炎最具有诊断价值的体征为心包摩擦音，呈抓刮样粗糙的高频音，多位于心前区，以胸骨左缘第 3、4 肋间最明显。深吸气、身体呈前倾位或将听诊器胸件加压可听到摩擦音增强。心包摩擦音可持续数小时、数天，甚至数周。当心包积液增多，将两层心包分开时，摩擦音即消失。

（2）其他心脏体征：当心包积液增多，将两层心包分开时，心尖搏动减弱，心脏叩诊浊音界扩大，心音低弱而遥远。

2. 辅助检查

1）实验室检查。主要取决于原发病情况，如为感染性心包炎，查血常规可有白细胞和中性粒细胞水平增高、红细胞沉降率增高、C 反应蛋白水平增高等炎症反应；如为自身免疫性疾病，可出现免疫指标阳性；如为尿毒症，查肾功能可发现肌酐水平明显增高等。

2）X 线检查。早期可无异常发现，心包积液增多时，可见心影增大。心包积液超过 250ml 时，可见心影增大呈烧瓶状，心影随体位改变而改变。

3）心电图检查。

（1）除 aVR 和 V1 导联时 ST 段显示压低外，其余导联 ST 段呈弓背向下型抬高，可于数小时至数日后恢复。

（2）随着 ST 段回到基线，逐渐出现 T 波低平及倒置，可于数周至数月后恢复正常或长期存在。

（3）常有窦性心动过速。

（4）心包积液增多可出现 QRS 波群电交替。

4）超声心动图检查。超声心动图可帮助确诊有无心包积液、判断积液量，以及协助判断临床血流动力学改变是否由心脏压塞所致。

5）心脏磁共振成像。心脏磁共振成像可以清晰显示心包积液容量和分布情况，帮助分辨积液的性质、测量心包厚度、判断心肌受累情况。

6）心包穿刺检查。心包穿刺的主要指征是心脏压塞，也有助于积液性质和病因的诊断，可对心包积液进行血常规、生化、病原学、细胞学等检查。

7）心包镜及心包活检。采用心包镜可直接观察心包表面，协助选择活检部位，提高取材的安全性，对诊断肿瘤和结核的帮助较大。

（五）治疗

治疗原则：急性心包炎的治疗原则为及时解除心脏压塞，积极治疗原发疾病，改善症状，对症支持治疗。

1．对症治疗

急性期患者应卧床休息，直到胸痛消失和发热消退，胸痛明显者可给予非甾体抗炎药止痛，效果不佳者可给予秋水仙碱等，加强对症支持治疗。呼吸困难者帮助取半卧位、吸氧等。

2．药物治疗

相关指南推荐选用阿司匹林（750～1000mg/8h，持续1～2周）或非甾体抗炎药（布洛芬600mg/8h，持续1～2周）作为急性心包炎的一线治疗。秋水仙碱（体重<70kg，0.5mg/d；体重≥70kg，1次0.5mg，一天两次。持续3个月）可作为非甾体抗炎药的一线辅助药物。

3．病因治疗

积极治疗原发疾病，对于感染性急性心包炎患者，应给予针对不同病原体的抗感染治疗。化脓性心包炎需要积极引流，必要时心包腔内注射抗菌药物，如疗效不佳，应尽早行心包腔切开引流术，防止发展为缩窄性心包炎；自身免疫性疾病所致的急性心包炎应行免疫抑制治疗；症状较重的非特异性心包炎可考虑给予糖皮质激素治疗；尿毒症心包炎应加强透析。

4．心包穿刺

解除心脏压塞和减轻大量渗液引起的压迫症状，需及时实施心包穿刺术抽液减压，必要时持续引流。

（六）主要护理问题

1）疼痛。与炎症渗出物有关。
2）气体交换受损。与肺循环淤血和肺组织受压迫有关。
3）心排血量减少。与大量心包积液阻碍心室的充分舒张和充盈有关。
4）体温过高。与炎症反应有关。
5）焦虑。与担心疾病恢复和疗效有关。
6）活动无耐力。与心排血量减少有关。

7）潜在并发症。心脏压塞。

8）知识缺乏。缺乏预防急性心包炎的相关知识。

（七）护理目标

1）疼痛减轻或消失。

2）呼吸困难减轻或消失。

3）心排血量满足机体需要，肺循环淤血和心排血量减少的相关症状减轻或消失。

4）控制感染，体温降至正常范围。

5）焦虑感减轻，情绪稳定。

6）活动耐力增加，能胜任日常体力活动需求。

7）密切观察病情，及早发现心脏压塞征兆，预防休克发生。

8）掌握急性心包炎病情、治疗药物、饮食及活动相关知识。

（八）护理措施

1. 一般护理

1）休息与活动。应根据病情帮助患者采取半卧位或前倾坐位，减轻呼吸困难。疼痛时卧床休息，减少活动，保持情绪稳定。

2）吸氧。根据缺氧程度调节氧流量，注意观察用氧效果，并指导安全用氧。

3）饮食护理。给予高热量、高蛋白、高维生素、易消化的半流质或软食，保证合理营养。对于有肺循环淤血、心功能不全、水肿等的患者，适当限制钠盐摄入。

4）输液管理。严格控制输液速度，防止加重心脏负荷。

2. 疼痛管理

观察患者有无胸痛及心前区疼痛，注意疼痛的性质，指导患者减少咳嗽，变换体位可减轻疼痛，对于干性纤维蛋白性心包炎患者可采取左侧卧位，以减轻疼痛。对于轻度疼痛患者，可指导患者听音乐或使用电子产品，分散注意力，减轻疼痛。对于中/重度疼痛患者，可遵医嘱给予解热镇痛药物，评价药效，必要时更换镇痛药物，注意观察有无呼吸抑制、胃肠道出血等不良反应。

3. 病情观察及护理

1）密切观察呼吸、血压、脉搏、心率、面色等变化，如出现面色苍白、呼吸困难、烦躁不安、发绀、血压下降、刺激性干咳、心率过快、颈静脉怒张等心脏压塞症状，立即通知医生抢救，并做好心包穿刺及引流的准备。

2）对于伴有心力衰竭者，应密切观察患者有无肺循环淤血及体循环淤血的表现，并做好容量管理，指导患者及家属准确记录出入量及正确监测体重。

4. 预防感染及护理

告知患者应预防感染，避免受凉，防止呼吸道感染，以免加重呼吸困难。对感染者给予抗菌、抗结核等对症治疗；对发热患者给予降温措施，包括物理降温和药物退热，并注意观察患者的能量和容量需求，及时补充液体，必要时补充营养，及时擦干汗液，更换贴身衣物、床单，防止受凉。

5. 用药护理

指导患者及时、准确服药，并注意观察药物疗效及不良反应。

6. 心理护理

加强与患者的心理护理，注意沟通，同患者家属共同做好对患者的心理疏导工作，鼓励患者表达内心感受和需求。

7. 健康宣教

1）饮食。急性心包炎患者往往抵抗力下降，应加强营养，提高机体抵抗力，恢复初期以高热量、高蛋白质、高维生素饮食为主，之后可恢复正常饮食，但要注意以低脂、低胆固醇饮食为主，戒烟戒酒，多摄入膳食纤维丰富和易消化食物，限制钠盐摄入。对于自身免疫性疾病引起的急性心包炎患者，还应避免摄入可诱发免疫反应的一些食物，如芹菜、香菇等。

2）休息与锻炼。患者应充分休息，适度活动，锻炼强度宜根据患者情况而定，避免剧烈和长时间运动。

3）药物。嘱患者遵医嘱用药，坚持足疗程的药物治疗，坚持病因治疗，防止复发，切勿擅自停药、调药。

4）随访和复查。根据病情出院后定期随访，复查的项目包括超声心动图、心电图等，对于长期用药或需要长期抗结核治疗的患者，注意定期复查肝肾功能，如有不适应及时就诊。

（十）预后

1）除了肿瘤性心包炎，大部分预后良好。

2）急性心包炎的预后取决于病因、诊断时间和治疗方式，大部分的急性心包炎患者预后良好，可以痊愈。结核性心包炎病程较长，需要接受较长时间（约1年）的抗结核治疗。急性非特异性心包炎容易复发，部分可演变为缩窄性心包炎。

3）部分心包炎可能因炎症渗出物吸收不良，逐渐发展为缩窄性心包炎。

二、心包积液及心脏压塞患者的护理

（一）概述

心包疾病或其他病因累及心包可造成心包积液（pericardial effusion），当积液量达到一定程度时，心排血量和回心血量可明显下降，进而产生临床症状，即心脏压塞（cardiac tamponade）。

（二）病因

肿瘤、特发性心包炎和肾衰竭是心包炎的常见病因。严重的体循环淤血可引起漏出性心包积液，穿刺伤、心室破裂、心胸外科手术及介入操作造成的冠状动脉穿孔等可造成血性心包积液。大量心包积液可引起心脏压塞。

（三）发病机制

正常情况下，心包腔的平均压力接近零或低于大气压，吸气时呈轻度负压，呼气时接近正压。少量心包积液一般不影响血流动力学。而当心包积液迅速增多、心包不能迅速扩展适应时，心包腔内的压力急剧升高，即可引起心脏受压，从而导致心室舒张期充盈受阻，周围静脉压升高，最终使心排血量显著降低、血压下降，出现急性心脏压塞的临床表现。而慢性心包积液患者则由于心包逐渐扩展适应，积液量可达 2000ml。部分老年患者可出现右心室压塞综合征，即少量或中量心包积液就可引起严重心脏压塞表现，常与体位变化有关。

（四）诊断要点

1. 临床表现

1）心包积液。

（1）症状：心包积液最突出的表现是呼吸困难，呼吸困难严重时，患者可呈端坐呼吸，表现为身体前倾、呼吸浅速、面色苍白、口唇发绀。若心包积液压迫气管、食管，患者可产生干咳、声嘶及吞咽困难等症状，还可出现上腹部疼痛、肝大、全身水肿、胸腔积液或腹水。严重者可出现休克。

（2）体征：心尖搏动减弱，位于心浊音界左缘的内侧或不能扪及。心脏叩诊浊音界向两侧扩大，且成为绝对浊音区。心率快，心音低钝而遥远。心包积液量大时可于左肩胛骨下出现扣浊音，听诊可闻及支气管呼吸音，称为心包积液征（Ewart 征），为肺组织受压所致。少数患者可于胸骨左缘第 3、4 肋间闻及心包叩击音（缩窄性心包炎）。大量心包积液可使收缩压降低，而舒张压变化不大，故脉压变小。脉搏可减弱或出现奇脉（桡动脉搏动在吸气时显著减弱或消失、呼气时恢复）。当大量心包积液影响静脉回流时，患者可有体循环淤血表现，如颈静脉怒张、肝颈静脉回流征、肝大、胸腔积液、腹水及下肢水肿等。

2）心脏压塞。心脏压塞的临床表现见第八章第三节。

2. 辅助检查

1）X 线检查。X 线检查可见心影向两侧扩大，呈烧瓶状，透视下心脏搏动减弱或消失。肺野清晰而心影显著扩大是心包积液的有力证据，有助于鉴别心力衰竭。

2）心电图检查。心包积液时可见肢体导联 QRS 波低电压，大量积液时可见 P 波、QRS 波、T 波电交替现象，常伴窦性心动过速。

3）超声心动图检查。超声心动图是简单易行、迅速可靠的检查手段，可用于心包积液的定位、定量及心包穿刺引流。

4）心脏磁共振成像。心脏磁共振成像能清晰显示心包积液的位置、范围及容量，并可根据信号强度推测积液的性质。心脏磁共振成像同时能显示其他病理表现，如心包膜的增厚程度和心包腔内肿瘤。

5）心包穿刺引流。心包穿刺引流后相关人员对穿刺液行生化、细菌培养及细胞学等检查，有助于了解心包积液的性质、明确病因。

（五）治疗

1）患者若出现血流动力学不稳定表现，需紧急处理，解除心脏压塞，心包穿刺引流是解除心脏压塞简单、有效的手段。

2）对于伴有休克的患者，需紧急行扩容、升压治疗。

3）对于血流动力学稳定的心包积液患者，应设法明确病因，针对原发病进行治疗。

（六）主要护理问题

1）气体交换受损。与肺组织受压、肺循环淤血、胸腔积液等有关。

2）体液过多。与渗出液、缩窄性心包炎有关。

3）活动无耐力。与排血量下降有关。

4）焦虑。与病因不明、病情重、担心预后有关。

5）有导管滑脱的危险。与导管固定不稳妥、牵拉管道有关。

6）营养失调。与心包积液渗出导致大量蛋白质丢失、进食少有关。

7）知识缺乏。缺乏疾病相关知识。

8）潜在并发症。休克、感染、心律失常。

（七）护理目标

1）呼吸困难减轻或消失。

2）减少心包积液，排查病因。

3）活动耐力增加，能满足日常活动体力的需求。

4）焦虑感减轻，情绪稳定。

5）管道固定稳妥无滑脱。

6）加强营养，补充蛋白质，纠正低白蛋白血症。

7）预防心包穿刺引流相关的感染和并发症。

8）未发生休克、感染、心律失常等并发症。

（八）护理措施

一般的护理措施同急性心包炎护理。心脏压塞护理见第八章第三节。针对少/中量心包积液应做好病情观察、用药护理等病情管理，从而减少和预防心脏压塞的发生，下面重点介绍少/中量心包积液患者的护理。

1. 休息与氧疗

协助取半卧位休息，使膈肌下降，利于呼吸，给予吸氧，根据病情调节氧流量，观察患者呼吸困难、胸闷有无改善。

2. 病情观察

注意在治疗过程中观察患者面色，持续心电监护，监测呼吸、心律、心率、血压及血氧饱和度的变化。

3. 用药护理

遵医嘱用药，观察药物作用与不良反应，控制输入的速度，防止加重心脏负担，对心力衰竭症状明显、肺循环淤血、水肿明显和应用利尿剂治疗的患者，应密切观察患者的症状、体征及实验室检查指标的动态变化，注意监测血钾变化，防止低钾血症。

4. 容量管理

准确记录出入量及监测体重，对于腹部膨隆伴有腹水的患者，每日测量腹围。对于水肿患者观察水肿有无加重。

5. 皮肤护理

对于双下肢水肿的患者，予适当抬高，利于静脉回流，以减轻水肿。对于长期卧床的患者，定时协助翻身，保持皮肤清洁，防止压力性损伤，防止皮肤破损。对于不能平卧且消瘦的患者，可在骶尾部贴泡沫敷贴，防止皮肤压力性损伤。

6. 营养支持

心包积液患者多因各种原因营养摄入不足，又因心包积液渗出造成蛋白质丢失，多有不同程度的负氮平衡。应鼓励患者进食高热量、高蛋白、高维生素、易消化的半流质食物或软食，必要时静脉补充复方氨基酸、脂肪乳等营养制剂。对于低蛋白水肿的患者，医护人员可给予人血白蛋白。

7. 疼痛护理

评估疼痛部位、性质及其变化情况，指导患者卧床休息，根据患者评估结果给予合适的疼痛缓解措施。

8. 心理护理

向患者及家属说明各项治疗护理措施的目的、方法、注意事项及配合要求，耐心解答患者的疑问，消除患者及家属的紧张焦虑情绪，使其增强信心。

9. 预防感染

在置管的整个过程中严格执行无菌操作，认真做好置管处皮肤和导管接头的消毒，引流袋不能高于穿刺点，防止引流液逆流，引起逆行感染。

10. 心脏压塞的紧急救治与护理

严密观察患者病情变化，及时识别心脏压塞的发生以便处理，详见第八章第三节。

（九）预后

多数心包积液经过治疗后可逐渐减少或消失，如积液量过多或已影响血流动力学，患者可发生心脏压塞，应及时行心包穿刺放液、心包-胸腔造瘘或心包置管放液。

三、缩窄性心包炎患者的护理

（一）定义

缩窄性心包炎（constrictive pericarditis）指心脏被致密增厚的纤维化或钙化心包所包围，导致心室舒张期充盈受限而产生一系列循环障碍的疾病。

（二）病因

大部分心包疾病都可引起缩窄性心包炎，在我国，最常见的病因是结核性心包炎，其次是非特异性心包炎、化脓性心包炎或创伤性心包炎。近年来，放射性心包炎和心脏手术导致的缩窄性心包炎逐渐增多。其他少见的病因包括自身免疫性疾病、恶性肿瘤、尿毒症及使用药物等。

（三）发病机制

多数缩窄性心包炎的发病机制是纤维蛋白性心包炎的渗出物未能完全溶解吸收，逐渐机化为结缔组织瘢痕，或引起心包钙化，最终发展为缩窄性心包炎。心包缩窄使心室舒张期充盈减少，每搏输出量下降，导致心率代偿性增快以维持心排血量。体循环回流受阻，患者可出现颈静脉怒张、肝大、腹水、下肢水肿等。由于吸气时周围静脉回流增多，而已缩窄的心包使心室无法适应性扩展，致使吸气时静脉压进一步增高，颈静脉怒张也更明显，称 Kussmaul 征。

（四）诊断要点

1. 临床表现

1）症状。患者常有急性心包炎、心包积液、恶性肿瘤、胸部放射性治疗和胸心外科手术等病史或治疗史。部分患者起病隐匿，早期无明显临床症状。典型症状常与心排血量下降、体循环淤血有关，前者可表现为劳力性呼吸困难、活动耐力下降、乏力，后者则表现为肝大、胸腔积液、腹水、下肢水肿等。

2）体征。常见颈静脉怒张、脉压变小，较少见的是奇脉。患者通常心率较快，节律为窦性，也可为房性、室性或有期前收缩。患者可有 Kussmaul 征。

2. 辅助检查

1）X 线检查。多数患者心影轻度增大，部分患者心影大小正常，可有心包钙化。

2）心电图检查。常见心动过速、QRS 波低电压、T 波低平或倒置。部分患者可见 P 波增宽、有切迹。病程较长或高龄的患者中有时可见心房颤动。

3）超声心动图检查。超声心动图的典型表现是心包增厚、粘连，心脏变形，室壁活动减弱，室间隔舒张期矛盾运动（即室间隔抖动征），下肢静脉增宽且不随呼吸变化。

4）心脏 CT 和磁共振成像。心脏 CT 和磁共振成像对慢性缩窄性心包炎的诊断价值优于超声心动图。两者均可用于评价心包受累的范围和程度、心包厚度和心包钙化程度等。CT 监测心包钙化的敏感性更高，磁共振成像可识别少量积液渗出、心包粘连和炎症。

5）右心导管检查。当非侵入性检查手段不能明确诊断时或拟行心包切除术前可行右心导管检查。特征性表现为肺毛细血管压力、肺动脉舒张压力、右心室舒张末期压力、右心房压力和腔静脉压均显著升高且趋于同一水平。右心房压力曲线呈 M 形或 W 形，右心室收缩压升高，舒张早期下陷，呈高原形曲线。呼吸时左、右心室压力曲线变化相矛盾。

6）其他。心包腔纤维内镜探查和活组织检查有助于了解病因。

（五）治疗

少数患者的心包缩窄是短期或可逆的，对于近期诊断且病情稳定的患者，除非出现并发症，可尝试抗炎治疗 2~3 个月。多数患者会发展为慢性缩窄性心包炎，心包切除术是唯一有效的治疗方法。对于结核性心包炎患者，推荐抗结核治疗延缓心包缩窄进展，通常在心包感染控制后即行手术，术后应继续抗结核治疗 1 年。

（六）主要护理问题

1）气体交换受损。与肺循环压力增高有关。

2）活动耐力下降。与心排血量下降、呼吸困难等有关。

3）清理呼吸道低效。与术后分泌物增多、咳痰无力有关。

4）焦虑。与担心疾病治疗效果、预后有关。

5）营养失调。与结核、肿瘤等病因有关。

6）有感染的危险。与手术及住院环境有关。

7）潜在的并发症。心律失常、低钾血症、低心排血量综合征、出血等。

（七）护理目标

1）改善心功能，减轻呼吸困难。

2）提高活动耐力，改善生活质量。

3）正确咳嗽及排痰，减少分泌物。

4）做好心理护理，缓解焦虑和紧张情绪。

5）改善营养状况，满足身体需求。

6）住院期间未发生感染。

7）无感染症状及体征，无并发症的发生。

（八）护理措施

患者一般情况通常较差，为充分改善心功能、控制感染、减少腹水、降低手术麻醉风险，应详尽评估患者的营养状况、心肺功能、感染情况。下面重点介绍慢性缩窄性心包炎患者围术期的护理。

1. 术前护理

1）心理护理。主动关心患者，耐心讲解术前相关注意事项、介绍成功病例，解除患者顾虑，增强其对手术的信心，使其以积极向上的心态配合手术。

2）预防和控制感染。指导患者戒烟、冬季保暖，防止感冒和呼吸道感染，注意口腔、皮肤卫生，避免黏膜和皮肤破损，积极治疗感染病灶。

3）加强营养。进行高蛋白、低盐及高维生素饮食，控制液体入量。对于体质衰弱、胃肠功能差者可静脉滴注水解蛋白或少量给予血浆、白蛋白等。对于恶心、食欲下降者鼓励其少食多餐，以保证营养的供给。

4）观察利尿剂效果。准确测量和记录 24 小时出入量，并严密观察利尿剂的效果，注意水、电解质平衡。

5）加强皮肤护理。对于水肿患者护理时动作要轻柔，不要拖、拉患者，协助患者勤翻身，保持皮肤清洁干燥，预防压力性损伤。

2. 术后护理

1）体位。患者麻醉未醒时取平卧位，头偏向一侧，麻醉清醒后且生命体征平稳者可取半坐卧位，以利于患者呼吸。

2）病情监测。严密观察患者病情及生命体征的变化，如心律、心率、血压、体温等。监测患者中心静脉压，为输液量及速度提供依据，准确记录 24 小时出入量。

3）用药护理。根据病情遵医嘱用药，注意观察药物作用与不良反应。使用利尿剂时应注意患者血钾的变化，防止低钾血症的发生，应根据血气分析结果及时调整补钾的速度及量，维持电解质平衡。

4）呼吸支持与肺功能锻炼。对于术后呼吸功能欠稳定者可予以呼吸机辅助呼吸，以维持血氧含量，减少呼吸肌做功，降低心脏负荷。对于已拔管的患者，鼓励其有效咳嗽咳痰，必要时遵医嘱给予雾化吸入，以利于痰液排出、肺部扩张，预防术后肺部并发症。

5）疼痛护理。开胸术后可采用镇痛泵行术后镇痛，连续泵入小剂量镇痛药物，以达到缓解疼痛的目的，护士应定期观察镇痛泵的使用情况，防止泵管打折、扭曲或脱出，及时行疼痛评估，观察镇痛药物的效果及不良反应。

6）引流管的护理。引流管妥善固定，保持通畅，严密观察引流液的颜色、性质和量，当出现引流量突然增多或减少等情况时，及时查找原因给予处理，保持引流管通畅，每隔15~30分钟挤压1次，记录引流液的颜色、性质和量。同时，密切观察病情，注意有无心脏压塞征象，一旦确定心脏压塞、心包或胸腔内有活动性出血，均应立即做好进手术室开胸止血的准备。对于高风险的患者，应在患者腕带、床头标识，并打印沟通表签字，告知预防管道滑脱的相关注意事项及重要性。

3. 术后并发症的观察及护理

1）心律失常。术后早期患者易出现各种心律失常，如心房颤动、心动过速、心动过缓等。应严密监测患者心电图变化，如有异常立即通知医生，根据心律失常类型给予对症处理，并注意观察药物的不良反应。

2）低排血量综合征。患者于术后出现低排血量综合征的原因很多。有效血容量不足、限制入量、使用利尿剂均会影响血容量。处理方法为补液，并可遵医嘱给予多巴胺、肾上腺素等药物，从而提高心肌收缩力，增加心排血量。

3）出血。注意引流液的颜色、性质及量，若短时间内引流出大量鲜红色引流液（>200ml/h，持续3小时以上），可考虑出血的发生，应立即通知医生积极处理。对于伴有心房颤动或瓣膜病的患者给予华法林，应对患者进行华法林相关宣教，监测是否有出血征象，且定期检测INR。

4）低钾血症。患者术后常规应用利尿剂，应注意监测血钾的变化，防止低钾血症引起心律失常。

5）感染。观察患者伤口是否有红肿、渗血或分泌物等。定期监测血常规，密切观察白细胞、中性粒细胞等的变化。指导患者注意保护伤口，预防感染。

4. 出院宣教

指导患者合理调配饮食，养成规律排便习惯，以防便秘。适时活动与休息，根据心功能恢复情况逐渐增加活动量，术后1年内避免重体力劳动、剧烈运动，避免外伤等意外情况发生。遵医嘱服药，结核性心包炎患者出院后继续抗结核治疗，如有不适应及时就诊。

（九）预后

临床上主要通过早期控制心包炎，并积极治疗，减少心包的粘连、增厚、钙化，从而减少缩窄性心包炎的发生。缩窄性心包炎是一种进行性加重的慢性疾病，多因衰竭、腹水、周围水肿或严重心脏并发症而残疾或死亡，如能及早进行彻底的心包剥离手术，大部分患者可取得满意的效果。少数患者因病程较久，有明显心肌萎缩和心源性肝硬化而预后不佳。

【前沿进展】

2015 年欧洲心脏病学会发布的《心包疾病诊断和管理指南》中介绍了急性和复发性心包炎管理推荐，具体如下：

1）急性心包炎高危患者住院治疗方案建议。

（1）秋水仙碱（体重≥70kg，0.5mg，2 次/天；体重<70kg 或不能耐受大剂量，0.5mg，1 次/天），推荐用于急性心包炎（一线治疗，与阿司匹林或非甾体抗炎药联用 3 个月）、复发性心包炎（使用 6 个月）。

（2）不建议糖皮质激素作为急性心包炎一线治疗药物。

（3）建议检测反应蛋白水平以指导治疗持续时间和评估治疗效果。

2）心包炎管理和治疗建议。

（1）心包穿刺术或心脏手术适应证包括心脏压塞，症状性大、中量心包积液，对药物治疗无反应，怀疑未知细菌或肿瘤。

（2）建议采用心包积液分诊流程。

（3）根据病因学有针对性地治疗心包积液。

3）缩窄性心包炎的诊断和治疗建议。

（1）心脏 CT 和（或）磁共振成像为评估钙化程度、心包厚度、心包病变程度和大小的二线影像学技术（在超声心动图和胸部 X 线检查之后）。

（2）无创诊断方法不能明确诊断时可行心导管检查。

（3）慢性永久性缩窄的主要治疗方法是心包切除术。

（刘秋梅）

第九节　心肌炎患者的护理

心肌炎（myocarditis）是指各种原因引起的心肌炎性损伤所导致的心脏功能受损，包括心肌收缩、舒张功能受损和心律失常，分为感染性和非感染性两大类。感染性心肌炎的常见病因是病毒感染，细菌、真菌、螺旋体、立克次体、原虫、蠕虫等感染也可引起心肌炎，但少见。非感染性心肌炎的病因包括过敏反应、药物因素、化学因素、物理因素等。心肌炎起病急缓不定，少数呈暴发性，导致急性泵衰竭或猝死。病程多有自限性，但也可进展为扩张型心肌病。本节重点阐述病毒性心肌炎和暴发性心肌炎。

一、病毒性心肌炎

（一）病因

柯萨奇 B 组病毒、孤儿（Echo）病毒、脊髓灰质炎病毒等为常见病毒，柯萨奇 B 组病毒是最常见的致病病毒，占 30%～50%。此外，人类腺病毒、流感病毒、风疹病毒、单纯疱疹病毒、脑炎病毒、肝炎（A、B、C 型）病毒、EB 病毒、巨细胞病毒及人类免疫缺陷病毒（HIV）等均能引起心肌炎。

（二）发病机制

1. 病毒直接作用

病毒侵蚀心肌细胞或其他细胞并在细胞内复制，引起心肌变性、坏死和功能受损。

2. 病毒与机体的免疫系统直接作用

趋化炎症细胞（如单核巨噬细胞、淋巴细胞和中性粒细胞）在间质中浸润，引起细胞毒性反应、抗原抗体反应，引起炎性因子对心肌造成损伤。

（三）诊断要点

1. 临床表现

1）症状。个体差异较大，多数患者常常在发病前 1～3 周出现类似感冒的症状，如发热、全身倦怠感、咽痛、恶心、呕吐等，随后可出现胸闷、心前区隐痛、心悸、气促等，严重者可出现恶性心律失常、心力衰竭及心源性休克。临床诊断的病毒性心肌炎大部分以心律失常为主诉或首见症状。

2）体征。心率可增快，常有心律失常，以房性与室性期前收缩、房室传导阻滞多见。听诊可闻及第三、第四心音或奔马律，部分患者心尖部可闻及收缩期吹风样杂音。心力衰竭患者可有颈静脉怒张、肺部湿啰音、肝大等体征。

2. 辅助检查

1）实验室检查。急性期心肌损害标志物检查可见心肌肌酸激酶同工酶（CK－MB）及血清肌钙蛋白增高、白细胞总数轻度增高、红细胞沉降率轻至中度增高、中性粒细胞增高，起病 2～4 周后可出现柯萨奇病毒抗体 B－IgM 抗体及抗心肌抗体阳性。

2）X 线检查。可见心影正常或增大，合并心包积液时呈烧瓶样改变。

3）心电图检查。常见 ST－T 段改变，包括 ST 段轻度移位和 T 波倒置。患者出现短阵室性心律失常，如出现房室传导阻滞提示预后不良。

4）超声心动图检查。可正常，也可以显示左心室增大，节段性或弥漫性室壁运动低，左心室收缩功能减弱或附壁血栓等。

5）心脏磁共振成像。诊断特异性强、敏感性高、无创性，在临床诊断不明确及辅助检查特异性不强的情况下，该检查是非常实用的检查方法。

6）经皮心内膜心肌活检（EMB）。是确诊的客观指标，能帮助发现病原体及研究发病机制，不建议在急性期做该检查。

（四）治疗

病毒性心肌炎尚无特异性治疗，以针对性和支持性治疗为主。

1. 休息

患者应避免劳累，适当休息。

2. 对症治疗

心力衰竭时使用利尿剂、血管扩张剂、ACEI 等。快速型心律失常时可采用抗心律失常药物。因高度房室传导阻滞或窦房结功能受损而出现晕厥时可考虑使用临时起搏器。

3. 药物治疗

可应用促进心肌代谢的药物，如三磷酸腺苷、辅酶 A、环磷腺苷等。

4. 特异性抗病毒治疗

对 EMB 诊断明确的患者，可使用阿昔洛韦、更昔洛韦、奥司他韦等药物。

（五）主要护理问题

1）体温过高。与病毒感染有关。
2）舒适的改变。胸痛，与心肌损伤有关。
3）活动无耐力。与乏力、发热有关。
4）焦虑。与担心疾病预后、费用有关。
5）知识缺乏。缺乏疾病相关知识。
6）潜在并发症。猝死、心律失常、心力衰竭。

（六）护理目标

1）患者感染得到控制，体温降至正常。
2）患者疾病好转，胸痛缓解。
3）患者活动能力增强，生活能自理。
4）患者情绪稳定，焦虑症状减轻或消失。
5）患者了解疾病相关知识。
6）预防或减少并发症的发生。

（七）护理措施

1．活动与休息

休息可减少心肌耗氧量，减轻心脏负荷，有利于心功能的恢复，防止病情恶化。急性期患者绝对卧床休息，恢复期患者可根据脉搏或心电图结果指导活动量，并严密观察加大活动量后患者有无心肌缺血或心律失常。

2．饮食指导

给予患者高蛋白、高维生素、低脂肪饮食，以减轻心肌耗氧量。多食新鲜蔬菜和水果，禁烟、酒，禁饮咖啡、浓茶。水肿者需限制钠盐及水的摄入。

3．病情观察

加强巡视，密切观察生命体征的变化，观察有无肺循环淤血和体循环淤血的症状。如出现短阵室性心动过速、房室传导阻滞，应立即急救处理。

4．用药护理

1）遵医嘱予以洋地黄类药物和抗心律失常药物，如去乙酰毛花苷、地高辛、胺碘酮、利多卡因等。

2）观察药物作用与不良反应，如心率减慢、血压降低、洋地黄中毒等。

3）注意输液速度，避免因输液速度过快或液体过多而引起心力衰竭。观察输液穿刺处有无静脉炎、药物外渗等情况。

5．疼痛护理

当患者出现胸痛，应立即做心电图查看有无 ST 段抬高，抽血查看有无肌钙蛋白的变化。可使用数字评分法进行评估，安慰患者，轻度疼痛时可通过倾听音乐、聊天等方式转移注意力，中重度疼痛时应遵医嘱应用止痛药物。

6．并发症护理

1）猝死。密切观察患者主诉、体征、电解质变化。

2）心律失常。动态观察患者电解质水平，避免电解质紊乱而诱发心律失常。出现室性心动过速及心室颤动时，立即行胸外心脏按压并及时行直流电除颤。出现心动过缓和高度房室传导阻滞时首先考虑安置临时起搏器。

3）出现急性左心衰竭时，立即给予以下措施。

（1）吸氧：给予高流量氧气吸入（6~8L/min），根据病情可使用呼吸机。

（2）遵医嘱使用镇静、强心、利尿、血管扩张剂对症治疗。常用药物包括吗啡、多巴胺、呋塞米、毛花苷 C、硝酸甘油、硝普钠等。

（3）注意监测电解质、血气、体征、出入量变化。

7. 心理护理

耐心倾听患者的想法，评估家庭−社会支持系统，帮助患者正确认识疾病，并指出不良情绪可加重心脏负荷，加重病情。关心患者、协助生活料理，指导改变生活方式，促进疾病恢复，增进医患关系。

（八）预后

大多数病毒性心肌炎患者预后较好，经过适当的休息和治疗能完全恢复，不会留下后遗症。但少数患者仍有期前收缩和心肌缺血，或经暂时治疗好转，劳累和感冒后又出现胸闷、心悸、心电图改变。经过系统治疗，1年后心脏仍未缩小者，可能发展为扩张型心肌病。部分患者因房室传导阻滞，需植入永久起搏器。

二、暴发性心肌炎

暴发性心肌炎（fulminant myocarditis，FM）是心肌炎中最为严重和特殊的类型，特点是起病急、病情发展快、患者很快出现血流动力学异常及严重心律失常，患者可有呼吸系统、肝肾衰竭，早期病死率很高。

（一）病因与发病机制

同病毒性心肌炎。异常的免疫系统激活、过度的巨噬细胞极化和巨噬细胞在组织器官中聚集所致的间接损伤是导致病情急剧恶化的重要机制。

（二）诊断要点

1. 临床表现

1）症状。患者出现皮肤湿冷、苍白、发绀，严重呼吸困难，咳粉红色泡沫痰，焦虑不安，大汗等急性左心衰竭和心源性休克症状。

2）体征。患者出现心率加快或减慢，低血压。

3）并发症：室性心动过速、心室颤动等恶性心律失常。多器官/多系统受累，如肝肾功能、呼吸系统、凝血功能异常。

2. 辅助检查

一般辅助检查同病毒性心肌炎。对血流动力学不稳定者，可使用有创血流动学监测，为判断病情和治疗效果提供依据。

（三）治疗

1. 严密监测

严密监测各项体征、电解质、凝血功能指标。

2. 抗病毒治疗

可使用神经氨酸酶抑制剂（奥司他韦）、更昔洛韦、奥司他韦等药物。

3. 免疫调节治疗

所有暴发性心肌炎患者均应尽早进行免疫调节治疗，如使用糖皮质激素、免疫球蛋白。

4. 生命支持治疗

是暴发性心肌炎重要的治疗措施，常用的生命支持治疗包括：

1）循环支持。主动脉内球囊反搏（IABP）、体外膜肺氧合（ECMO）。
2）呼吸支持。无创呼吸机辅助通气、气管插管和人工机械通气。
3）连续性肾脏替代治疗（CRRT）和免疫吸附（IA）。

5. 药物治疗

抗休克使用多巴胺。纠正酸碱失衡使用5％碳酸氢钠溶液，急性左心衰竭使用利尿剂、镇静药物等。

6. 心律失常的治疗

结合患者血流动力学进行相应处理。如快速型心律失常者，可使用药物或进行电除颤/电复律；心动过缓者首先考虑安置临时起搏器，观察2周如病情稳定，但房室传导阻滞仍未恢复可考虑植入永久起搏器。

（四）主要护理问题

1）潜在并发症。猝死。
2）气体交换受损。与左心衰竭致肺循环淤血有关。
3）体液过多。与心力衰竭有关。
4）自理能力下降。与疾病有关。
5）恐惧。与起病急骤、濒死感有关。
6）潜在并发症。电解质紊乱、心律失常。

（五）护理目标

1）预防或减少并发症的发生。
2）患者呼吸困难改善。
3）患者水肿、腹水减轻，体重减轻。
4）患者生活能自理。
5）患者心理健康，能正确排解心中的恐惧、困惑。

（六）护理措施

1. 休息与活动

1）急性期患者应绝对卧床休息。

2）对于意识不清者，护士协助进行四肢及远端小关节的被动运动。清醒患者可床上进行适当被动或主动运动，预防静脉血栓，通过呼吸机辅助呼吸训练和肺部物理治疗技术等保持患者肺部正常功能。

3）对于清醒的患者，生命体征平稳后，在监测下可进行体位变换及肢体活动，以主动运动为主。对于无法耐受站立位的患者，可进行体位适应性训练，依次取高卧位、长坐位、床边坐位、站立位进行训练。运动强度以心率增加不超过 20 次/分钟为宜，运动时间每次 10~15 分钟，每日 3 次。遵循早日离床原则。

4）可下床活动者进行以步行为主的康复训练。以自感有点用力为宜，心率保持在 6 分钟步行试验中最大心率的 65%~80%，运动时间每次 30~45 分钟，每周 5 次，步行距离由 25 米开始，逐渐增加至 800 米，步行训练后期可进行上、下楼梯等垂直运动。

2. 饮食与营养

1）急性期为避免增加心肌耗氧量和激素引起的胃肠道不良反应，建议给予清淡易消化流食，必要时禁食，通过静脉补充营养。

2）恢复期鼓励患者经口进食，少食多餐。食物应清淡、易消化、富含维生素。

3）饮水量应严格根据容量管理原则进行控制，量出为入。

3. 病情观察

密切动态监测患者意识、心率、心律、血氧饱和度、有创血流动力学指标、超敏心肌肌钙蛋白、血清 B 型利钠肽、血清 B 型利钠肽前体等，避免病情进一步恶化或减少并发症发生。

4. 心理护理

耐心向患者说明疾病规律及治疗效果。暴发性心肌炎患者常伴有濒死样恐怖感，要避免一切不良刺激，注意保护性医疗。医护人员耐心的护理、平静的情绪能给患者带来极大的安慰，有利于疾病恢复。

5. 用药护理

1）至少建立两条静脉通路，如需使用血管活性药物可优先考虑中心静脉置管，避免药物外渗和静脉炎。

2）控制输液速度，必要时使用输液泵或微量泵，量出为入，避免快进快出，增加心脏负荷或导致容量不足、血压下降。

3）合理安排输液顺序，优先使用糖皮质激素、免疫球蛋白及神经氨酸酶抑制剂等药物。

  4) 使用糖皮质激素时应注意消化道不良反应，使用免疫球蛋白时应注意过敏反应。

6. 管路护理

  1) 定期观察各种管道，保证管道处于密闭、通畅状态，标识清晰。

  2) 妥善固定各类管道，IABP、ECMO体外管道沿肢体平行固定，避免牵拉。

  3) 更换体位时需专人固定管道，每班监测各种导管外露情况。

  4) 对于躁动不安、意识障碍患者应予保护性约束及镇静。

7. 循环支持护理

  对于使用循环支持的患者，应保证IABP有效触发，观察反搏治疗效果。应保证ECMO有效运转和关键参数的有效管理，详见第八章第二节。

8. 机械通气护理

  1) 常规护理。病房室温控制在（24.0±1.5）℃，湿度控制在55%～65%。做好口腔护理、翻身拍背，病情稳定后尽早进行被动与主动运动，改善肌力、预防压力性损伤和深静脉血栓发生。根据病情给予肠外/内营养支持，预防管道脱落。

  2) 呼吸机参数管理。对使用有创机械通气的患者，设置合理参数，避免气压伤、容积伤。推荐的呼吸机参数为：潮气量（5～12）ml/kg。呼吸频率12～20次/分钟；呼气末正压通气（PEEP）初始一般设为$5cmH_2O$，随后可根据血氧饱和度进行调整。初始阶段给予高浓度氧（甚至是纯氧）以迅速纠正严重缺氧，后依据目标PaO_2、PEEP、平均动脉压（MAP）水平和血流动力学状态，酌情将吸入氧浓度降低至50%以下。

  3) 镇静镇痛管理。每日唤醒患者进行神经功能评估。使用Richmond躁动-镇静评分量表，根据评分结果动态调整镇静目标，并调整镇静药物及其剂量，以减少药物在体内蓄积和维持患者最佳镇静状态。按照人体生物钟模式调整，白天控制评分为-2～0分，夜间为-3～-1分。

  4) 人工气道护理。

  （1）人工气道固定：可使用固定器、胶布、棉带固定气管插管，注意颈部系带松紧以可插入一根手指为宜，预防器械、医用黏胶相关性皮肤损伤。对于气管切开患者，应观察气管切开口有无红肿、分泌物，保持固定装置清洁、干燥、及时更换。

  （2）气管内吸引：因气管内吸引是一种有潜在损害性的操作，因此不作为常规操作，在患者出现明显痰鸣音、持续呛咳、呼吸困难，呼吸机出现高压或低潮气量报警时使用。吸引负压为150～200mmHg，吸痰时间不超过15秒。对于儿童和成人，吸痰管直径不超过气管内导管内径的50%。对于婴儿，吸痰管直径不超过气管内导管内径的70%。对颅脑损伤患者，吸引间隔时间应尽量大于10分钟。

  （3）人工气道湿化：是降低呼吸道感染的重要方法之一。人工气道湿化包括加热湿化、雾化湿化等方式。理想的湿化状态是气体温度稳定达36℃～37℃，相对湿度100%。

（4）气囊护理：使用气囊的目的是封闭气管导管与气管壁之间的间隙，保证有效通气，同时可避免口咽部、声门下分泌物移到气管深部。采用测压法维持气囊压力在20~30cmH$_2$O。

（5）病情观察。观察患者呼吸节律、深度，评估有无人机对抗。机械通气可使胸腔内压升高、静脉回流减少，增强心脏后负荷、降低前负荷。患者心排血量降低，表现为低血压、心律失常、尿量减少等。严密观察血气分析结果，评估机械通气效果、是否需要调整呼吸机参数和模式。监测体温，预防呼吸机相关性肺炎。

5）常见并发症与护理。

（1）脱管：表现为低潮气量报警、喉部发声、窒息。应保持气道通畅，紧急处理，必要时重新置管。

（2）气道堵塞：表现为呼吸困难、严重窒息。应针对原因及时处理，如调整人工气道位置、抽出气囊气体、试验性插入吸痰管。必要时重新建立人工气道。

（3）气道损伤：表现为出血、肉芽增生、气管食管瘘等。插管时应动作轻柔，带管过程中保持导管中立位，合理吸痰，做好气囊护理。

（4）呼吸机相关性肺损伤（ventilator induced lung injury，VILI）：表现为肺间质气肿、皮下气肿、心包积气、气胸、肺水肿。应避免高潮气量和高平台压，吸气末平台压不超过35cmH$_2$O。

（5）呼吸机相关性肺炎（ventilator associated pneumonia，VAP）：表现缺少特异性，患者可有肺内感染常见症状：发热、痰鸣音。协助患者取半卧位休息，做好翻身、口腔护理，开放式吸痰装置应每日更换，及时倾倒管路冷凝水等，预防呼吸机相关性肺炎。

9. 连续性肾脏替代治疗护理

1）严密监测生命体征。特别是体温的监测，大量置换液的输入及体外循环可丢失热量，患者常出现寒战或畏寒，可配备有自动加温装置的机器，并加盖棉被。对于感染的患者要避免低体温对病情的掩盖。

2）液体的管理。治疗过程中保持出入量动态平衡非常重要，需每小时统计1次出入量，根据病情及血流动力学监测指标及时调节各流速。

3）血电解质和血气的监测。对于病情稍稳定的患者在治疗开始必须每2小时监测1次，如无异常，可适当延长监测时间间隔。

4）出血的预防和监测。体外循环中抗凝剂的应用可增加出血危险。因此，应密切观察引流液和大便的颜色、伤口渗血情况，严密监测凝血指标［活化凝血时间（ACT）和部分凝血活酶时间（APTT）］，避免引起严重的出血并发症。

5）预防感染。管路、滤器的连接，置换液的更换都会引起细菌入侵。因此，严格无菌操作是预防感染的重要措施，应每日更换导管出口处敷料。

6）血管通路的护理。每次治疗结束后严格消毒接口处，用体积为100％~120％管腔容量的封管液对动、静脉管封管。根据患者凝血情况选择合适的肝素浓度。

10. 并发症护理

1）猝死。密切观察患者主诉、心律、电解质变化。一旦发生猝死，立即胸外心脏按压，建立静脉通道，遵医嘱使用肾上腺素、多巴胺等药物，维持生命体征。

2）心律失常。动态观察患者电解质水平，避免电解质紊乱而诱发心律失常。出现室性心动过速及心室颤动时，立即行胸外心脏按压并及时行电除颤。出现心动过缓和高度房室传导阻滞时，首先考虑安置临时起搏器。大多数暴发性心肌炎患者渡过急性期后心律失常可痊愈，急性期不推荐植入永久起搏器。

3）出血及血栓形成。出血及血栓形成是循环支持治疗中常见的并发症，使用ECMO治疗后患者的血栓形成发生率高达20%。预防措施包括：

（1）密切观察穿刺点、引流液、大小便有无出血等，管道中有无凝血，患者有无下肢血栓及肺栓塞等征象，使用IABP时如有触发不良、低反搏压等情况，应警惕导管相关血栓形成。

（2）关注凝血功能，维持ACT和APTT在目标范围。

（3）避免皮下、肌内注射，减少动静脉穿刺频次，延长穿刺部位按压时间。

（4）指导协助患者进行肢体主动或被动训练，可使用肢体加压装置，预防下肢静脉血栓。

4）感染。使用ECMO治疗期间，患者医院感染发生率为9%～65%。密切观察患者体温、穿刺处有无红肿，床旁设保护性隔离屏障，严格遵守无菌原则和执行手卫生，预防导管相关血流感染和呼吸机相关性肺炎。遵医嘱使用抗生素预防感染。

5）溶血。ECMO可造成红细胞破坏，患者可出现溶血。ECMO运行期间应关注泵前压力、转速及流量等指标，达到目标流量后避免长时间高转速运行。

6）下肢动脉缺血。研究表明应用IABP的患者下肢动脉缺血发生率达6.4%，应用ECMO时发生率更高。应选择合适的动脉鞘管。观察足背动脉搏动，局部皮肤温度、颜色，肌张力，腿围等情况。注意保暖，保持肢体功能位，指导主动和被动肢体活动。

（杨婷婷）

第十节　感染性心内膜炎患者的护理

一、定义

感染性心内膜炎（infective endocarditis，IE）指心脏内膜表面有微生物感染，伴赘生物形成。赘生物为大小不等、形状不一的血小板和纤维素团块，内含大量维生素和少量炎性细胞，瓣膜为最常受累的部位。感染性心内膜炎的年发病率为（3～10）例/10万人。

二、分类

（一）根据病程分类

感染性心内膜炎可分为急性和亚急性。

1）急性感染性心内膜炎特征：①中毒症状明显；②病程进展迅速，数天至数周引起瓣膜破坏；③感染迁移多见；④病原体主要为金黄色葡萄球菌。

2）亚急性感染性心内膜炎特征：①中毒症状轻；②病程数周至数月；③感染迁移少见；④病原体以草绿色链球菌多见，其次为肠球菌。

（二）根据获得途径分类

可分为卫生保健相关性、社区获得性和静脉毒品滥用所致的感染性心内膜炎。

（三）根据瓣膜材质分类

可分为自体瓣膜心内膜炎和人工瓣膜心内膜炎。

三、病因

（一）自体瓣膜心内膜炎

链球菌和葡萄球菌为其主要病原菌。急性者主要由金黄色葡萄球菌引起，亚急性者主要由草绿色链球菌引起。

（二）人工瓣膜心内膜炎

发生于人工瓣膜置换术后 1 年以内的为早期人工瓣膜心内膜炎，病原菌以表皮葡萄球菌为主；发生于 1 年及以后为晚期人工瓣膜心内膜炎，病原菌以草绿色链球菌为主。

（三）静脉药瘾心内膜炎

致病菌最常来源于皮肤，药物污染所致者较少见。主要病原菌为金黄色葡萄球菌。近年来静脉吸毒者增多，使静脉药瘾并发感染性心内膜炎的发病率增加。

四、发病机制

（一）自体瓣膜心内膜炎

亚急性自体瓣膜心内膜炎病例数约占自体瓣膜心内膜炎的 1/3，其发病与以下因素有关。

1）血流动力学因素。亚急性自体瓣膜心内膜炎常见于二尖瓣或主动脉受累的心脏瓣膜病，主要机理是畸形孔道喷出的血流冲击心内膜面，引起损伤而致病，多发生于高速血流处、高压腔至低压腔处。

2）非细菌性血栓性心内膜炎。内皮受损处形成结节样无菌性赘生物。最常见于湍流区、瘢痕处和心外因素所致的内膜受损区。

3）短暂性菌血症。多见于引起感染或细菌寄居皮肤黏膜的创伤（手术、器械操作等）后，也可见于咀嚼和刷牙后。

4）细菌感染无菌性赘生物。发生主要取决于菌血症发生频度、循环中细菌数量和细菌黏附于无菌性赘生物的能力。草绿色链球菌从口腔进入血流的机会较多、黏附性强，故成为亚急性自体瓣膜心内膜炎最常见的致病菌。

急性自体瓣膜心内膜炎发病机制尚不清楚。病原体主要来自皮肤、肌肉、骨骼或肺等部位的活动性感染灶，主动脉瓣常受累。

（二）人工瓣膜心内膜炎

最常累及主动脉瓣，不但有赘生物形成，并且可致人工瓣膜破裂、瓣周漏、瓣环周围组织和心肌脓肿。

（三）静脉药瘾心内膜炎

大多累及正常心瓣膜，三尖瓣受累占 50% 以上，其次为主动脉瓣和二尖瓣。急性发病者多见，常伴有迁移性感染灶。

五、诊断要点

（一）临床表现

1. 发热

发热是常见症状，对人工安置材料敏感的人群更应高度重视。高龄、抗生素治疗、免疫抑制状态、病原体毒力弱可无发热。亚急性患者起病隐匿，可有全身不适、乏力、食欲缺失和体重减轻等非特异性症状。患者可出现弛张热，体温一般不超过 39℃，午后和晚上高热，常伴头痛、背痛、肌肉骨骼酸痛等。急性患者呈暴发性败血症过程，可有高热、寒战。

2. 心脏杂音

新出现的反流性心脏杂音。

3. 动脉栓塞

赘生物碎片脱落可致动脉栓塞，在机体的任何部位均可发生，常见于心、脑、肾、四肢等部位。

4. 周围体征

多为非特异性，近年已不多见。包括：

1）淤点。以锁骨上皮肤、口腔黏膜和睑结膜多见。

2）指（趾）垫出现红或紫的痛性结节，即 Osler 结节。

3）指（趾）甲下线状出血。

4）Roth 斑。视网膜出现卵圆形出血斑，中心呈白色。

5）Janeway 损害。表现为手掌和足底处出现直径 1～4cm 的无痛性出血红斑。

5. 感染的非特异性症状

进行性贫血、体重减轻、脾大、杵状指（趾）。

6. 并发症

1）心脏并发症。

（1）心力衰竭，为最常见并发症，主要由瓣膜关闭不全所致，主动脉瓣受损者最常发生。

（2）心肌脓肿。

（3）急性心肌梗死。

（4）化脓性心包炎。

（5）心肌炎。

2）细菌性动脉瘤。多见于亚急性患者，占 3%～5%，受累部位依次为近端主动脉、脑、内脏和四肢，一般见于病程晚期，多无症状。

3）迁移性脓肿。多见于急性患者，多发生于肝、脾、骨髓和神经系统。

4）神经系统受损。15%～30% 的患者有神经系统受累表现，如脑栓塞、脑细菌性动脉瘤、脑出血、中毒性脑病、脑脓肿、化脓性脑膜炎等。

5）肾脏受损。大多数患者有肾脏损害，包括肾动脉栓塞和梗死、肾小球肾炎、肾脓肿等。

（二）辅助检查

1. 血培养检查

血培养是诊断菌血症和感染性心内膜炎重要的方法。对于未经治疗的亚急性患者，应在第 1 日每间隔 1 小时采血 1 次，共 3 次。如次日未见细菌生长，可重复采血 3 次后开始抗生素治疗。对于已用过抗生素者，停药 2～7 天后采血。急性患者应在入院后 3 小时内，每隔 1 小时采血 1 次，共 3 次，然后开始治疗。本病伴发的菌血症为持续性，无须在体温升高时采血。每次采静脉血 10～20ml，进行需氧和厌氧培养，至少应培养 3 周。

2. 超声心动图检查

超声心动图可用于发现赘生物、瓣周并发症等支持心内膜炎的证据，帮助明确感染性心内膜炎诊断。经胸超声心动图（TTE）可检出直径 50%～75% 的赘生物；经食管超声心动图（TEE）可检出<5mm 的赘生物，敏感性达 95％以上。大部分情况下只需行 TTE 检查，当存在人工机械瓣，或需要检测右心系统病变及心肌脓肿时才需行 TEE 检查。

3. 影像学检查

心脏 CT 在显示瓣膜旁解剖结构和并发症方面与 TEE 效果相当。MRI 在检测脑损伤方面比 CT 敏感。

4. 尿常规检查

当患者存在肾损害时常有显微镜下血尿和轻度蛋白尿。

5. 血常规检查

亚急性患者正色素性正常细胞性贫血常见，白细胞计数正常或轻度升高、轻度核左移。急性患者常有白细胞计数增高和明显核左移。红细胞沉降率二者均升高。

6. 免疫学检查

约 25％的患者有高丙种球蛋白血症。约 80％的患者体内出现循环免疫复合物。病程 6 周以上的亚急性患者中约 50％的患者有风湿因子阳性。

六、治疗

1. 抗微生物治疗

抗微生物治疗是最重要的治疗措施，用药原则为：

1）早期用药，连续行 3 次血培养后开始治疗。

2）足量用药，大剂量、长疗程、联合应用抗生素才能快速杀菌、完全消灭藏于赘生物内的致病菌。

3）静脉给药为主，保持高而稳定的血药浓度。

4）病原菌不明时，对于急性患者多选用对金黄色葡萄球菌、链球菌和革兰氏阴性杆菌均有效的广谱抗生素。对于亚急性患者多选对链球菌（包括肠球菌）有效的抗生素。

5）已分离出病原菌时，根据致病菌选择药物。具体为：

（1）针对葡萄球菌感染的心内膜炎，根据病原菌药敏试验结果选用不同抗生素，包括苯唑西林或万古霉素。

（2）针对链球菌感染的心内膜炎可首选青霉素。

（3）针对肠球菌感染的心内膜炎可选青霉素联合阿莫西林/氨苄西林。

（4）针对需氧革兰氏阴性杆菌感染的心内膜炎可选用哌拉西林联合庆大霉素/妥布霉素。

（5）随着粪肠球菌感染的心内膜炎对氨基糖苷类药物耐药频率的增加，欧洲心脏病学会（ESC）指南确定氨苄西林和头孢曲松为治疗对氨基糖苷类耐药的粪肠球菌感染心内膜炎的首选药物（ⅠB类推荐），以避免氨基糖苷类药物长期治疗带来的肾脏毒性。

2. 手术治疗

手术治疗的主要目的是完全切除感染组织和重建心脏形态。有严重心脏并发症或抗生素治疗无效的患者应及时考虑手术治疗。

七、主要护理问题

1）体温过高：与微生物感染引起的心内膜炎有关。
2）潜在并发症：心力衰竭、栓塞、猝死等。
3）营养失调：与食欲下降、发热导致机体消耗过多有关。
4）活动无耐力：与发热、乏力有关。
5）焦虑：与反复发热、皮肤损害、担心预后等有关。
6）知识缺乏：缺乏疾病相关的检查、预防及治疗知识。

八、护理目标

1）患者体温恢复正常、不适感减轻或消失。
2）预防或减少患者并发症的发生。
3）营养状况得到改善。
4）患者活动能力得到改善。
5）患者焦虑程度减轻，能配合治疗及护理。
6）患者了解疾病的治疗、护理及预防知识。

九、护理措施

（一）体温护理

1. 观察体温

动态监测体温变化情况，每4～6小时测量1次体温，并准确记录体温变化，以判断病情进展及用药效果。

2. 发热护理

病室安静通风，定期消毒，保持适宜的温度和湿度。保持皮肤干燥舒适，衣服和皮肤之间可以垫软毛巾，便于更换，预防受凉。出汗较多时应注意适当补充水分及电解质，患者发生寒战时应注意保暖。必要时可予温水擦浴、冰袋物理降温或药物降温。

3. 正确抽血

如采血针为头皮针式，在穿刺成功后应先采集需氧瓶再采集厌氧瓶。如使用20ml

注射器则先采集厌氧瓶再采集需氧瓶，每瓶采血量 10ml，严格遵循无菌操作原则。

（二）饮食护理

1) 给予高热量、高蛋白、高维生素、清淡易消化的流质或半流质饮食，做好口腔护理，增加食欲。

2) 合并心力衰竭患者限水限盐。

3) 营养不良者必要时请营养科会诊，补充营养，维持体能消耗。

（三）用药护理

1) 根据医嘱使用抗生素，应严格按时、按量用药，保证药物的有效血浓度。

2) 观察药物作用及不良反应。

3) 多种药物同时使用时，注意配伍禁忌。液体较多时，可使用输液泵控制速度。

4) 注意保护血管，可使用静脉留置针。必要时可使用中心静脉导管，避免静脉炎和药物渗出。

（四）休息与活动

急性期以卧床休息为主，随着病情好转，实施渐进性活动计划。必要时请康复科会诊，制订活动计划，促进恢复。在活动中耐心倾听主诉，观察心律、血氧饱和度等的变化，发现异常及时调整活动方案。

（五）并发症的观察与护理

1. 心力衰竭

心力衰竭是常见的并发症，也是致死的主要原因。密切观察患者心律、出入量变化，控制输液速度，根据病情调整患者每日入量目标。一旦心力衰竭发作，协助患者取端坐位，根据医嘱给药。

2. 细菌性动脉瘤

细菌性动脉瘤占并发症的 3%～5%，多见于亚急性者。受累部位依次为近端主动脉（包括主动脉窦）、脑、内脏和四肢，一般见于病程晚期，患者多无症状，细菌性动脉瘤为可扪及的搏动性肿块，发生于周围血管时易诊断；发生在脑、肠系膜动脉或其他深部组织的动脉时，往往直至动脉瘤破裂出血时方可确诊。

3. 迁移性脓肿

迁移性脓肿多见于急性患者，亚急性患者少见，多发生于肝、脾、骨髓和神经系统。

4. 神经系统并发症

约 1/3 患者有神经系统受累的表现。

1) 脑栓塞，约占神经系统并发症的 1/2，大脑中动脉及其分支最常受累。

2) 脑细菌性动脉瘤，除非破裂出血，多无症状。

3) 脑出血，由脑栓塞或细菌性动脉瘤破裂所致。

4) 中毒性脑病，可有脑膜刺激征。

5) 脑脓肿。

6) 化脓性脑膜炎，不常见。

后三种情况主要见于急性患者，尤其是金黄色葡萄球菌性心内膜炎。

5. 肾脏并发症

多数患者可有肾损害。

1) 肾动脉栓塞和肾梗死，常见于急性患者。

2) 免疫复合物所致局灶性和弥漫性肾小球肾炎（后者可致肾衰竭），常见于亚急性患者。

3) 肾脓肿，不常见。

（六）心理护理

1) 解释疾病的相关知识、预后。

2) 讲解成功案例，使患者树立战胜疾病的信心。

3) 发挥家庭支持系统对患者的作用，指导患者学会自我放松，通过聊天、听音乐等方式转移注意力。

4) 针对不同的情况采取个性化护理。静脉药瘾心内膜炎患者身心负担相对较重，容易焦虑恐惧，自暴自弃。护理人员要针对性地为患者做疾病的宣教，使患者对自己所患疾病有所了解，积极配合治疗。同时讲解戒毒的意义和方法，讲解成功的案例，使其重振信心。

十、预后

未治疗的急性患者几乎均在 4 周内死亡。亚急性患者的自然史一般≥6 个月。预后的不良因素中以心力衰竭最严重。死亡原因为心力衰竭、肾衰竭、栓塞、细菌性动脉瘤破裂和严重感染。除耐药的革兰氏阴性杆菌和真菌所致的心内膜炎外，大多数患者可获得细菌学治愈。但本病的近期和远期死亡率仍较高，治愈后的 5 年存活率为 60%～70%。约 10% 的患者在治疗后数月或数年内再次发病。

【知识拓展】

感染性心内膜炎小组

2015 年 ESC 首次提出了感染性心内膜炎小组的概念。感染性心内膜炎的管理需要心脏内外科、感染科、微生物学实验室、神经内外科、检验超声科、营养科、康复科和护理的多学科配合。感染性心内膜炎小组的提出主要基于三点原因：①感染性心内膜炎不是单一疾病，可累及多系统。②感染性心内膜炎的治疗需要多个专业的高水平医生。③约半数感染性心内膜炎患者住院期间需要手术治疗，早期与外科医生讨论病情十分必要。

ESC 指出感染性心内膜炎小组承担的任务有：①定期共同讨论病例、做出外科决策、安排随访的患者。②根据现有指南，制订抗生素治疗方案。③参加国内和国际会议，汇报本中心的发病率和死亡率。④按期随访患者。

（杨婷婷）

第七章　心血管病常见介入诊疗及护理配合

第一节　概述

心血管病介入诊疗作为应用最广泛的治疗心脏疾病的一种手段，因其具有创伤小、疗效确切等优势得到了临床工作者及患者的认可。心血管病介入治疗主要包括冠状动脉粥样硬化性心脏病介入诊疗、先天性心血管病介入诊疗、心律失常介入诊疗、心脏瓣膜病介入诊疗、人工心脏起搏器安置术及梗阻性肥厚型心肌病介入消融术等，本章就临床应用较多的心脏介入诊疗技术的术中护理部分进行阐述，并对心血管病介入诊疗的新技术进行介绍。

一、适应证和禁忌证

详见本章第二节至第五节。

二、手术方法、麻醉方式及手术体位

（一）手术方法

详见本章第二节至第五节。

（二）麻醉方式

多数成人或较大的儿童可在局麻下进行，婴幼儿和不能配合的儿童及成人需采用全麻。

（三）手术体位

仰卧位，双下肢外旋外展30°。

三、术中常用药品

1）升压药：去甲肾上腺素、多巴胺、肾上腺素、间羟胺等。
2）心血管系统用药：去乙酰毛花苷、胺碘酮、阿托品、硝酸甘油、硝普钠、维拉帕米、异丙肾上腺素、替罗非班、三磷酸腺苷等。

3）呼吸兴奋剂：洛贝林、尼可刹米等。

4）利尿剂：呋塞米。

5）抗过敏药：地塞米松、异丙嗪等。

6）镇静药：地西泮、哌替啶等。

7）镇痛药：吗啡、地佐辛等。

8）止吐药：甲氧氯普胺、奥美拉唑等。

9）抗凝药：肝素钠、比伐卢定等。

10）止血药：鱼精蛋白、凝血酶等。

11）局麻药：利多卡因。

12）其他：造影剂。

四、术中护理配合

（一）用物准备

多导心电监护仪、心电监护仪、除颤仪、麻醉机、主动脉内球囊反搏（IABP）仪、临时起搏器、心包穿刺包、功能程控刺激仪、射频消融仪、高频电刀、无菌布类包及各种器械包。

（二）器材准备

详见本章第二节至第五节。

（三）手术步骤及护理配合

详见本章第二节至第五节。

五、常见并发症

（一）血管并发症

1. 穿刺血管局部出血和血肿

患者表现为穿刺部位周围出现青紫、压痛、肿块。肿块较小时除局部胀痛不适外，无其他症状，一般无须特殊处理，多可自行吸收，并无严重后果；肿块较大时患者可出现全身症状，如贫血、低血压、发热等，对于引起压迫症状的较大肿块应及时行外科手术清除并彻底止血。

2. 腹膜后血肿

腹膜后潜在腔隙巨大，因此出血量往往较大。达到一定出血量时患者血压持续下降、心率增快、面色苍白、出冷汗，血常规示血红蛋白降低，经输血、补液后情况逐渐稳定。临床上腹膜后血肿需与血管迷走神经反射相鉴别，血管迷走神经反射常发生在血管穿刺及术后拔鞘止血过程中。CT 血管造影是确诊腹膜后血肿最可靠的方法。

（二）感染

典型临床表现为穿刺处的局部反应，如红、肿、疼痛及出现分泌物。心导管手术导致的细菌侵入通常仅表现为短暂发热，但心脏瓣膜病或先天性心脏病患者可因此有发生感染性心内膜炎的风险，因此导管室应注意彻底消毒，进行严格的无菌操作。

（三）心律失常

心律失常为心导管检查过程中常见的并发症，在心导管检查及造影过程中需密切监护心电图。对于导管刺激引起的一过性心律失常可不予处理。心搏骤停为严重的并发症，应立即叩击心前区，行心脏按压、气管插管，如为心室颤动则应先行电除颤复律，再静脉推注肾上腺素、碳酸氢钠等药物。

（四）局部血栓形成

局部血栓形成是心脏介入诊疗后的常见并发症，股动脉、股静脉的血栓发生率较高。动脉血栓一般表现为患侧肢体突然或进行性的疼痛、麻木、发绀、苍白、发凉、末梢动脉搏动减弱或消失。静脉血栓一般表现为患侧肢体疼痛、肿胀、浅静脉扩张。如血栓脱落形成肺栓塞，患者可出现咳嗽、胸痛、呼吸困难，严重时休克甚至猝死。

（五）空气栓塞

一般由心导管检查时操作不当导致，大量空气栓子通过静脉进入右心室可造成空气栓塞，患者表现为肺动脉压增高、心排血量和血压下降、中心静脉压增高、低氧血症和高碳酸血症、心律失常，甚至心脏骤停。右心房和左心室的空气栓子进入冠状动脉，患者可出现胸痛、血压下降，甚至休克；进入颅内动脉患者可出现躁动、低血压、恶心、昏睡、头痛、抽搐、肢体偏瘫、失语、失明等。

（六）迷走神经系统反射过度

各种刺激引起迷走神经系统反射过度，患者出现血压明显下降，合并或不合并心率减慢、胸闷、面色苍白、出冷汗、恶心、呕吐等临床表现。若发生应立即遵医嘱使用阿托品、升压药，以及静脉补液。

（七）心脏压塞

急性心梗、心室壁薄、心脏过大、心功能差者（老年人、扩张型心脏病患者）较易发生。患者表现为烦躁，心率、血压下降，意识丧失，甚至呼吸、心跳停止。一旦发生应立即准备心包穿刺针、血管鞘、猪尾造影管等进行心包穿刺引流，快速补液，遵医嘱使用升压药，必要时需外科开胸修补。

（八）过敏反应

一般为造影剂过敏。轻者出现恶心、呕吐、皮肤瘙痒等症状，重者可发生喉头水肿、呼吸道梗阻、过敏性休克等。若发生需立即遵医嘱使用肾上腺素、升压药等。

六、健康教育

1）饮食宜少量多餐，选择营养丰富、温软、易消化、易吸收的食物。多饮水可促进体内造影剂的排出。

2）静脉穿刺者肢体制动 4~6 小时；动脉穿刺者血管加压包扎后以 1kg 沙袋压迫伤口 6~8 小时，平卧 12~24 小时。

3）告知穿刺桡动脉者勿自行松解绷带，术后医生常规 1~2 小时松解 1 次，6 小时后可更换为无菌敷料包扎。

4）穿刺处护理。教会股动静脉穿刺者自我管理和观察伤口的方法，即观察伤口有无渗血、渗液、血肿，沙袋压迫是否稳妥等，足背动脉搏动情况。

5）遵医嘱服药，勿自行停药或更改用药剂量。

6）门诊随访。

（文颐）

第二节　冠状动脉粥样硬化性心脏病介入诊疗及护理配合

一、冠状动脉造影术及护理

冠状动脉造影术（coronary angiography，CAG）指经皮穿刺桡动脉或股动脉，应用影像学的方法，通过植入导管行冠状动脉选择性造影，直观显示冠状动脉的形态（图7-2-1），为临床诊断冠状动脉粥样硬化性心脏病（简称"冠心病"）提供更为准确的依据，冠状动脉造影术作为冠心病诊疗的"金标准"在临床应用多年。

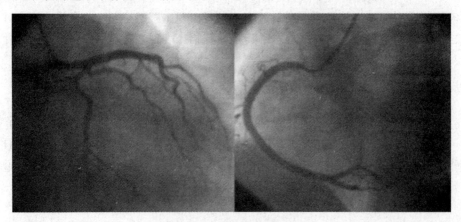

图 7-2-1　冠状动脉造影图

（一）适应证及禁忌证

1. 适应证

1）心绞痛：稳定型心绞痛、无症状心肌缺血、不稳定型心绞痛。

2）心肌梗死：急性心肌梗死（或疑诊心肌梗死、ST 段抬高、新出现左束支传导阻滞），心肌梗死（所有类型）演变期的危险分层。

3）其他大手术术前评估（疑诊冠心病或已知患有冠心病）。

4）瓣膜疾病（心脏瓣膜病换瓣术前评估冠状动脉）。

5）心力衰竭。

6）左心室功能损害。

7）明确诊断为冠心病，行介入治疗或外科旁路移植术。

8）心电图有异常改变。

9）不明原因的心功能不全和心律失常。

10）欲行化学消融术的梗阻性肥厚型心肌病。

11）原发性心搏骤停经心肺复苏成功。

12）先天性心脏病可能合并冠状动脉异常。

2. 禁忌证

冠状动脉造影术应用非常广泛，一般没有绝对禁忌证，美国心脏病学会/美国心脏病协会（ACC/AHA）制订的相对禁忌证为：

1）急性肾功能衰竭。

2）继发于糖尿病的慢性肾功能衰竭。

3）活动性胃肠道出血。

4）可能和感染相关的不明原因发热。

5）尚未治愈的感染。

6）活动期中风。

7）严重贫血。

8）严重、尚未控制的高血压。

9）伴随相关临床症状的恶性电解质紊乱。

10）因心理或全身疾病而无法配合冠状动脉造影。

11）伴随显著缩短生命或增加介入治疗风险的严重疾病。

12）拒绝进行经皮冠状动脉腔内血管成形术和冠状动脉旁路移植术。

13）洋地黄类药物中毒。

14）失代偿充血性心力衰竭或急性肺水肿。

15）严重凝血功能障碍。

16）主动脉瓣感染性心内膜炎。

17）对造影剂过敏。

（二）术中护理

1. 耗材准备

心导管室无菌手术包见表 7-2-1、冠心病介入诊疗各术式部分耗材见表 7-2-2。

表 7-2-1　心导管室无菌手术包

布类包		器械包	
物品	数量	物品	数量
治疗巾	12 张	大方盘	2
大单	1 张	治疗碗	2
手术衣	2 件	弯盘	2
大纱布	15 张	小药杯	3
小纱布	8 张	巾钳	4
—	—	止血钳	直、弯各 2
—	—	卵圆钳	1
—	—	刀柄	1

表 7-2-2　冠心病介入诊疗各术式部分耗材

手术	物品	型号	数量
CAG	血管鞘	5F、6F、7F	1
	0.035 "J" 形导丝	150cm、260cm	1
	三联三通	多通	1
	环柄注射器	10cm	1
	压力延长线	91cm	2
	造影导管	5F TIG、5F、6F、7F JL 5F、6F、7F JR 5F、6F、7F AL	1~2
PTCA	止血阀（Y 阀）	—	1
	压力泵	30atm/bar	1
	指引导管	6F、7F XB、6F、7F JL 6F、7F AL1、6F、7F JR	1
	0.014 指引导丝	190cm	1
	球囊（快速交换球囊、切割球囊、耐高压球囊、棘突球囊、药物球囊）	球囊直径规格有 1.25、1.5、2.0、2.5、2.75、3.0、3.5、4.0、4.5mm，球囊长度规格有 8、12、15、20mm	1

手术	物品	型号	数量
CSI	支架	支架直径规格有 2.25、2.5、3.0、3.5、4.0、4.5mm，支架长度规格有 8、12、16、20、24、28、32、38mm	1

注：CSI表示冠状动脉支架植入术。

2. 手术步骤及护理配合

手术步骤及护理配合见表7-2-3。

表7-2-3　CAG手术步骤及护理配合

手术步骤	护理配合
1. 消毒手术区，铺巾： 1）穿刺桡动脉时消毒范围为肘关节至指尖。 2）穿刺股动脉时消毒范围为脐下至双侧膝关节，包括会阴部。	1）调节合适的温度。 2）患者取仰卧位，穿刺侧肢体摆放舒适，必要时行保护性约束。 3）连接心电监护，电极、血压袖带、血氧饱和度指套应避开穿刺侧肢体。各连线避开心影部位，以免影响造影效果。 4）建立静脉通道，选择 20~22G 的留置针，避开穿刺侧肢体。 5）协助消毒与铺巾，注意保护患者隐私。
2. 穿刺血管：局部麻醉，穿刺血管，成功后置入血管鞘，注入 2000~2500IU 肝素钠，对于桡动脉穿刺患者根据血压注入适量硝酸甘油。	1）准确提供利多卡因、硝酸甘油、肝素钠及生理盐水，并做好标记。 2）根据需要提供穿刺血管鞘。 3）记录肝素钠使用时间，然后每小时追加 1000IU 肝素钠。 4）严密监测患者心电图、有创血压及血氧饱和度的变化。
3. 造影：经血管鞘沿指引导丝将造影导管送至升主动脉根部，轻轻地转动导管，使之滑进冠状动脉开口，从多角度行冠状动脉造影，尽量暴露全部主干及分支，对于有病变的部位应从不同角度进行评价。	1）传递 0.035 "J" 形导丝、连通板、压力延长管、环柄注射器及造影导管。 2）连接压力传感器。 3）严密监测患者心电图、有创血压及血氧饱和度的变化，出现异常及时通知医生并配合处理。 4）遵医嘱用药和补液，准确记录出入量。 5）心理护理：与患者交谈，分散其注意力，缓解患者对陌生环境的紧张、焦虑感等。询问不适，及时处理。
4. 拔管止血：血管评估完善后，拔出血管鞘，压迫止血，局部加压包扎。	1）协助医生拔管，妥善包扎固定。 2）对于股动脉穿刺患者，沙袋压迫稳妥。 3）完善手术记录。

二、经皮冠状动脉腔内血管成形术及护理

经皮冠状动脉腔内血管成形术（percutaneous transluminal coronary angioplasty, PTCA）指经皮穿刺外周动脉将球囊导管送至冠状动脉狭窄处，加压扩张使管腔内径增大、心肌供血得到改善。1977 年 Gruentzing 等首次成功地进行了 PTCA，标志着冠心病介入治疗时代的开始。

（一）适应证及禁忌证

1. 适应证

1）不稳定型心绞痛。
2）药物治疗效果不佳的慢性稳定型心绞痛。
扩展适应证：
1）药物治疗有效的心绞痛，但运动平板试验结果阳性。
2）急性心肌梗死。
3）高危心绞痛。
4）变异型心绞痛。
5）冠状动脉搭桥术后心绞痛伴有严重的固定狭窄。
6）慢性稳定型心绞痛或不稳定型心绞痛伴多支血管病变。

2. 禁忌证

无绝对禁忌证，相对禁忌证为：
1）左主干等同病变。
2）血管广泛性、弥漫性、多支病变。
3）无保护的左主干病变。
4）冠状动脉病变狭窄程度＜50％。
5）陈旧性、慢性、完全闭塞病变。
6）严重心肾功能不全，出血性疾病。

（二）术中护理

1. 耗材准备

同 CAG。

2. 手术步骤及护理配合

PTCA 步骤及护理配合见表 7-2-4。

表 7-2-4 PTCA 步骤及护理配合

手术步骤	护理配合
步骤 1~3 同 CAG 步骤 1~3。	同 CAG 步骤 1~3 对应的护理配合。
4. 术前谈话，签署同意书。	1）核对知情同意书。 2）明确患者服药情况，包括氯吡格雷和阿司匹林。

手术步骤	护理配合
5. 全身肝素化。	1）每小时追加肝素钠 1 次（50～100IU/kg）。 2）记录肝素钠使用时间。 3）必要时查活化凝血时间（ACT）。
6. 选择球囊。	核对手术常规耗材，并递送到手术台上。
7. 球囊扩张。	1）严密观察患者血流动力学的改变。 2）严密观察心律失常及心电图的改变。 3）严密监测患者生命体征。 4）心理护理，加强沟通，以缓解患者的紧张、焦虑情绪。
8. 拔出球囊。	并发症观察，配合处理。
9. 拔管止血。	1）协助医生拔出血管鞘。 2）压迫止血。 3）局部加压包扎。

三、冠状动脉支架植入术

冠状动脉支架植入术（coronary stent implantation，CSI）指穿刺外周动脉，利用冠状动脉导管和指引导丝，在冠状动脉狭窄部位置入金属支架，使狭窄的管腔增大，维持冠状动脉的血流通畅，改善心肌供血。与外科手术相比，CSI 具有创伤小、恢复快的优势，是治疗冠心病的重要治疗手段。

目前临床上有多种类型的支架，根据支架设计、支架材料、网孔大小、置入方式等方面的不同，可进行如下分类：

1）支架设计：管状支架、环型支架、缠绕型支架、网状型支架，现临床上以管状型支架最常见。

2）支架材料：镍支架、钽支架、钴铬支架和高分子聚合物做成的生物降解支架。

3）网孔大小：闭环、开环支架。

4）置入方式：自膨胀式和球囊膨胀式支架，目前临床上以球囊膨胀式支架最常用。

5）特殊支架：带膜支架、涂层支架、分叉病变支架。

6）药物洗脱支架和非药物洗脱支架：临床上常用依维莫司、西罗莫司药物洗脱支架。

（一）适应证及禁忌证

1. 适应证

1）无症状心肌缺血和稳定劳累心绞痛。

2）非 ST 段抬高型急性冠状动脉综合征。

3）ST 段抬高型心肌梗死。

4）PTCA 术后残余狭窄仍大于 30％。

5) PTCA 术中出现严重的内膜撕裂或急性血管堵塞。

2. 禁忌证

1) 心功能严重低下，左室射血分数<40%。
2) 严重肝、肾功能损害。
3) 未控制的感染性疾病。
4) 严重贫血及活动性胃肠道出血。
5) 严重精神障碍。
6) 严重凝血功能障碍。
7) 冠状动脉多支有严重弥漫性血管病变。
8) 心肌梗死合并室壁瘤，需行室壁瘤切除术。

（二）术中护理

1. 耗材准备

同 CAG。

2. 手术步骤及护理配合

CSI 步骤及护理配合见表 7-2-5。

表 7-2-5　CSI 步骤及护理配合

手术步骤	护理配合
步骤 1~5 同 PTCA 步骤 1~5。	同 PTCA 步骤 1~5 对应的护理配合。
6. 选择支架。 7. 支架植入。	1) 与医生核对支架型号，并传递到手术台上。 2) 严密监测患者生命体征、血流动力学变化、心电图变化，聆听主诉。 3) 指导患者平稳呼吸，勿咳嗽。
8. 拔管止血。	协助医生包扎伤口。
9. 转运患者。	医生、护士及护工共同协助转移患者至平车，根据患者病情决定送回病房还是 CCU 监护。

四、经皮冠状动脉内血栓抽吸术

经皮冠状动脉内血栓抽吸术指经皮穿刺外周动脉，将血栓抽吸导管送至冠状动脉堵塞处进行血栓抽吸。经皮冠状动脉内血栓抽吸术能够预防远端栓塞，保持微血管循环完整，减少心肌梗死面积。

1. 适应证

1) 急性 ST 段抬高型心肌梗死。

2）非 ST 段抬高型急性冠状动脉综合征。

2. 禁忌证

1）心功能严重低下，左室射血分数<40%。
2）严重肝、肾功能损害。
3）严重感染性疾病。
4）严重贫血及活动性胃肠道出血。
5）严重精神障碍。
6）严重凝血功能障碍。

五、冠状动脉旋磨术

冠状动脉旋磨术由 David Auth 发明，1988 年初次应用于临床。冠状动脉旋磨术采用呈橄榄型、带有钻石颗粒的旋磨头，根据差异性切割或选择性切割的原理在磨头高速旋转下除去冠状动脉内纤维化或钙化的动脉硬化斑块。随着药物洗脱支架的发展，冠状动脉旋磨术被用于开通管腔及修饰钙化斑块，有助于冠状动脉血运重建，并有可能降低支架植入后的再狭窄率。

1. 适应证

1）血管内膜严重钙化病变和严重纤维化病变。
2）严重狭窄病变或冠状动脉慢性完全性闭塞病变（CTO），球囊导管不能通过病变。
3）支架植入前预扩张球囊不能对狭窄病变充分扩张时。
4）植入支架时，为使支架均匀贴壁，对某些钙化病变可行冠状动脉旋磨术。
5）冠状动脉开口处病变。
6）支架内再狭窄。
7）血管分叉处病变。

2. 禁忌证

1）退行性大隐静脉桥病变。
2）旋磨导丝无法通过的病变。
3）严重成角的钙化病变。
4）血栓性冠状动脉病变或急性心肌梗死。
5）有明显内膜撕裂的病变。
6）病变血管为唯一有血流的冠状动脉血管并伴左室射血分数<30%。
7）严重螺旋形夹层。

六、冠状动脉血管内超声技术

血管内超声（intravascular ultrasound，IVUS）技术将镶有微型化超声换能器的导管置入血管腔内，再经超声导管内设的电子成像系统显示血管的横截面图像，用以观察冠状动脉管腔的形态、管壁的结构或病变。IVUS 可以在横断面上对冠状动脉管腔及管壁进行定性和定量分析，能清楚地展现斑块的分布及病变的范围，弥补了传统冠状动脉造影的不足。

1. 适应证

1）辨别特殊影像，如斑块破裂、心肌桥、真性或假性动脉瘤、钙化、血栓、血管夹层及壁内血肿等。

2）对于不能准确评价的左主干病变，IVUS 能更准确地显示病变严重程度、病变长度及血管大小等信息。

3）帮助医生选择合适的支架。

2. 禁忌证

1）重症心功能不全。

2）严重的全身感染或发热。

3）高龄（应视患者全身状况而定）、精神病和由于心理或全身性疾病等不能配合手术。

4）碘过敏（如仅为轻度皮疹，可在使用激素的前提下或使用非离子造影剂的前提下使用）。

5）活动性胃肠道出血，女性月经期。

6）急性肾功能衰竭，继发于糖尿病的慢性肾功能衰竭。

7）严重贫血（Hb<60g/L），严重凝血功能障碍。

8）伴有相关临床症状的严重电解质紊乱。

9）洋地黄中毒，失代偿性充血性心力衰竭或急性肺水肿。

10）活动期中风。

七、冠状动脉血流储备分数

冠状动脉造影及血管超声只能对血管病变狭窄程度进行影像学评估，而对于血管的狭窄程度对血管远端血流产生的影响是不清楚的。1993 年 Pijls 提出冠状动脉血流储备分数（FFR）概念，在最大充血状态下 FFR 的定义如下：FFR＝QSmax（实测狭窄血管最大血流）/QNmax（假定该狭窄血管完全正常时的最大血流）＝Pd/Pa。在临床工作中，通常使用冠状动脉腔内压力来代替血流指标。

使用腺苷等药物实现最大充血状态后，心肌的微血管阻力消除，压力和血流成正比（图 7-2-2），FFR<0.75 提示心肌缺血（特异度 100%），FFR>0.80 提示心肌缺血的可能性非常小（敏感度 90%）。FFR 临界值为 0.80，≤0.80 提示应行血运重建，>0.80 提示应行药物治疗。经过长期的基础和临床研究，FFR 已经成为冠状动脉狭窄功能性评价的公认指标。

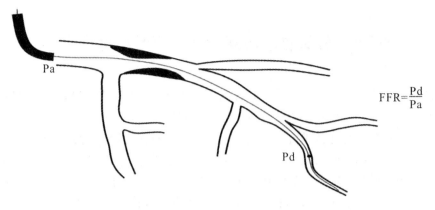

$$FFR = \frac{Pd}{Pa}$$

图 7-2-2　冠状动脉血流储备分数

注：Pd 表示心肌最大充血状态下的狭窄远端冠状动脉内平均压；Pa 表示冠状动脉口部主动脉平均压。

1. 适应证

1）在一根或多根血管有中度狭窄的病变。

2）弥漫性病变。

3）左主干开口或远端病变。

4）支架内再狭窄。

5）分叉病变。

2. 禁忌证

1）ST 段抬高型心肌梗死。

2）严重的左室肥厚。

3）心肌梗死<5 天。

4）急性肾功能衰竭，继发于糖尿病的慢性肾功能衰竭。

5）严重贫血（Hb<80g/L），严重凝血功能障碍。

6）伴有相关临床症状的严重电解质紊乱。

7）洋地黄中毒，失代偿性充血性心力衰竭或急性肺水肿。

【前沿进展】

光学相干断层扫描（optical coherence tomography，OCT）利用近红外线及光学干涉原理对生物组织进行成像，将头端带光学透镜的成像导管放在冠状动脉内，通过高速旋转回撤，帮助诊断血管内的结构和斑块性质，OCT 目前也是分辨率最高的影像学技术，轴向分辨率可达 10μm，俗称"光学活检"。

（文颐）

第三节　先天性心脏病介入诊疗及护理配合

先天性心脏病介入诊疗包括先天性心脏病心导管检查及先天性心脏病介入治疗。先天性心脏病介入治疗指经皮穿刺股动脉或股静脉，通过鞘管将封堵器送至缺损处进行封堵，或者将球囊送到病变部位进行球囊成形术，以达到矫正血管或瓣膜畸形、恢复正常血流动力学状态的目的。先天性心脏病介入治疗除适用于房间隔缺损、室间隔缺损、动脉导管未闭、肺动脉瓣狭窄、二尖瓣狭窄等常见先天性心脏病外，还适用于少见先天性心脏病，如主动脉缩窄、主动脉瓣狭窄、肺动静脉瘘、冠状动脉瘘、复杂先天性心脏病等。

一、心导管检查

心导管检查是帮助先天性心脏病确诊的一种重要检查手段。该手段在 X 光透视下，从周围静脉（或动脉）插入导管，进行心脏各腔室、瓣膜与血管的构造及功能的检查，包括左、右心导管检查，其目的是诊断大血管病变的部位与性状，判断病变是否引起血流动力学改变及病变的程度，为选择合适的介入手术或外科手术提供依据。

（一）适应证和禁忌证

1. 适应证

1）左心导管检查的适应证：
（1）先天性心脏病、心瓣膜病外科手术或介入治疗的术前评估。
（2）主动脉及其分支、周围动脉病变的术前诊断。
（3）心肌病或疑有心包缩窄的病情评价或诊断。
（4）肺血管疾病的侧支血管评估。
（5）危重症患者或术后患者的血流动力学监测。
2）右心导管检查的适应证：
（1）先天性心脏病，特别是心内有分流的先天性心脏病的诊断。
（2）心包疾病、限制型心肌病及某些左心系统疾病的诊断和鉴别。
（3）先天性心脏病合并肺动脉高压的术前检查和评估，帮助明确引起肺动脉高压的原因（特别是帮助明确是否存在先天性心脏病）。
（4）肺动脉栓塞性疾病的诊断。

2. 禁忌证

心导管检查一般只有相对禁忌证：
1）感染性疾病，如感染性心内膜炎、败血症、肺部感染等。
2）严重心律失常及严重的高血压未控制。

3）严重的肝肾功能不全。

4）严重心力衰竭且未纠正。

5）电解质紊乱且未纠正。

6）凝血机制障碍。

7）碘过敏或有显著的过敏体质。

8）其他病情危重或不能配合的情况。

（二）术中护理

1. 手术方法

一般采用 Seldinger 经皮穿刺法，局麻后自股静脉、上肢静脉或锁骨下静脉（用于右心导管检查），或者股动脉（用于左心导管检查）将导管送到相应部位，连续测量并记录压力，必要时行血气分析，插入造影导管至相应部位，注入造影剂进行造影。

2. 器材准备

心导管检查部分器材见表 7-3-1。

表 7-3-1　心导管检查部分器材

名称	规格	数量
血管鞘	4F，5F，6F	1
0.035 "J" 形导丝	150cm	1
0.032 超滑导丝	260cm	1
三联三通	多通	1
压力延长管	91cm	1
造影导管	6F MPA2，5F MPA1，5F/6F PIG	1
压力传感器	—	1
采血针	常规	4
穿刺针	18G	1
尖刀片	—	1

3. 手术步骤及护理配合

心导管检查步骤及护理配合见表 7-3-2。

表7-3-2 心导管检查步骤及护理配合

手术步骤	护理配合
1. 消毒手术区，铺巾。	1）核对患者身份信息、手术方式及知情同意书。 2）调节手术室温度，预防患者感冒。 3）协助患者取平卧位，双下肢外展成30°。 4）建立静脉通道，连接心电监护仪、多道生理记录仪。 5）铺无菌台，严格无菌技术操作，消毒时注意保护患者隐私。
2. 穿刺血管，行心导管检查。	1）血管穿刺成功后递送手术耗材。 2）记录肝素钠使用时间、心腔及血管内的压力，协助完成血气分析。 3）询问患者有无任何不适。 4）观察病情及生命体征变化。
3. 拔管止血。	协助医生拔管，妥善包扎固定，并用沙袋压迫。
4. 完成手术记录。	向患者及家属交代手术情况及术后注意事项。
5. 转运患者。	医生、护士及护工共同协助转移患者至平车，根据患者病情决定送回病房还是CCU监护。

二、房间隔缺损封堵术

房间隔缺损（ASD）封堵术指经皮穿刺，通过封堵器输送装置将封堵器送至ASD处释放，封堵缺损部位，以达到纠正畸形、恢复正常血流动力学状态的目的。

（一）适应证和禁忌证

1. 适应证

1）成人继发孔型ASD直径8~34mm（儿童≥5mm），伴右心容量负荷增加，左向右分流。

2）缺损边缘至冠状静脉窦，上、下腔静脉及肺静脉的距离≥5mm；至房室瓣的距离≥7mm。

3）房间隔的直径＞所选用封堵器左房侧的直径。

4）无其他需外科手术矫治的心内畸形。

5）外科手术后的残余缺损。

2. 禁忌证

1）原发孔型ASD及静脉窦型ASD。

2）近期有感染性疾病、出血性疾病史，左心房和左心耳内有血栓。

3）严重肺动脉高压导致右向左分流。

4）伴有与ASD无关的严重心肌疾病或瓣膜疾病。

5）超出封堵器适应范围的巨大ASD。

6）大范围先天性心脏畸形，仅能通过外科手术完全修复。

（二）术中护理

1. 器材准备

同心导管检查，另需准备各种型号的 ASD 封堵器及封堵器输送装置。

2. 手术步骤及护理配合

ASD 封堵术步骤及护理配合见表 7－3－3。

表 7－3－3　ASD 封堵术步骤及护理配合

手术步骤	护理配合
1. 消毒手术区，铺巾。	同心导管检查。
2. 穿刺股静脉，行右心导管检查。	同心导管检查。
3. 行 ASD 封堵。	1）选择适宜的封堵器输送装置及封堵器，核对无误后传递给术者。 2）释放封堵器时，询问患者有无不适。 3）观察病情及生命体征变化。 4）观察有无并发症，并做好急救准备。
4. 经胸超声评估封堵器位置及封堵效果。	保证心脏彩超机处于备用状态。
5. 拔管止血。	同心导管检查。
6. 完成手术记录。	同心导管检查。
7. 转运患者。	同心导管检查。

（三）并发症及处理

1. 术后残余分流

常见并发症，且多为少量分流，较大量的残余分流需外科手术重新缝合。

2. 术中封堵器脱落

发生时应给予患者充分肝素化，可尝试使用圈套器取出脱落封堵器，如不能取出应及时移送外科手术室。

三、室间隔缺损封堵术

室间隔缺损（VSD）封堵术指经皮穿刺动静脉（常用股动脉）置入血管鞘，在 X 线透视及心动超声监测下，将封堵器经封堵器输送装置送至 VSD 处释放，封堵缺损部位，达到矫正畸形、恢复正常血流动力学状态的目的。

（一）适应证和禁忌证

1. 适应证

1）有血流动力学影响的单纯性 VSD，直径在 3～14mm。
2）VSD 上缘距主动脉右冠瓣≥2mm，无主动脉右冠瓣脱入 VSD 及主动脉瓣反流。
3）肌部 VSD 直径>3mm。
4）外科手术后残余分流。
5）外伤或急性心肌梗死后的 VSD。

2. 禁忌证

1）巨大 VSD、VSD 缺损解剖位置不良，封堵器放置后可能影响主动脉瓣或房室瓣功能。
2）合并严重的肺动脉高压和因右向左分流而有发绀。
3）封堵器安置处有血栓形成，导管插入处有静脉血栓形成。
4）出血性疾病、感染性疾病未治愈。
5）合并心肺功能不全、肝肾功能异常。
6）合并其他先天性心脏畸形需外科手术。

（二）术中护理

1. 器材准备

同心导管检查，另需准备各种型号的 VSD 封堵器及封堵器输送装置、圈套器。

2. 手术步骤及护理配合

VSD 封堵术步骤及护理配合详见表 7-3-4。

表 7-3-4　VSD 封堵术步骤及护理配合

手术步骤	护理配合
1. 消毒手术区，铺巾。	同心导管检查。
2. 穿刺股静脉、股动脉，行左、右心导管检查及造影。	基本同心导管检查，保证高压造影注射器处于备用状态。
3. 建立动静脉轨道，行 VSD 封堵。	同 ASD 封堵术。
4. 行造影及超声心动图，评估封堵器位置及封堵效果。	保证心脏彩超机处于备用状态。
5. 拔管止血。	同心导管检查。

手术步骤	护理配合
6. 完成手术记录。	同心导管检查。
7. 转运患者。	同心导管检查。

（三）并发症及处理

1. 束支传导阻滞

应用激素及营养心肌的药物，酌情安置临时或永久起搏器。

2. 封堵器脱落

异物钳夹取或行外科手术。

3. 主动脉瓣或三尖瓣反流

若封堵器未释放则收回封堵器，若封堵器已释放则酌情行外科手术。

四、动脉导管未闭封堵术

动脉导管未闭（PDA）封堵术指经皮穿刺动静脉（常用股动静脉），将封堵器经封堵器输送装置送至未闭的动脉导管内并释放，以达到纠正畸形、恢复正常血流动力学状态的目的。PDA封堵术是先天性心脏病介入治疗中成功率较高、疗效较确切的一种方法。

（一）适应证和禁忌证

1. 适应证

绝大多数的PDA均可经介入得到封堵，相关人员可根据患者年龄、未闭导管情况选择不同的封堵器械。

1）PDA最窄处内径应≤12mm。

2）合并肺动脉高压的患者应以左向右分流为主，肺动脉压力应＜8woods单位。

3）外科手术或其他治疗方法后存在较大残余分流。

4）无其他重大心血管畸形及并发症。

2. 禁忌证

1）依赖PDA生存的心脏畸形。

2）PDA合并重度肺动脉高压，右向左分流。

3）感染性心内膜炎、心脏瓣膜病或导管内有赘生物。

4）合并其他不宜进行手术和介入治疗的疾病。

（二）术中护理

1. 器材准备

同心导管检查，另需准备各种型号的 PDA 封堵器及封堵器输送装置、圈套器。

2. 手术步骤及护理配合

PDA 封堵术步骤及护理配合详见表 7-3-5。

表 7-3-5　PDA 封堵术步骤及护理配合

手术步骤	护理配合
1. 消毒手术区，铺巾。	同心导管检查。
2. 穿刺股静脉、股动脉，行右心导管检查。	同心导管检查。
3. 主动脉弓部造影，确定 PDA 的位置、大小、形态。	保证高压造影注射器处于备用状态。
4. 行 PDA 封堵。	同 ASD 封堵术。
5. 造影、测压，评估封堵效果。	1）观察生命体征变化。 2）观察有无并发症，并做好急救准备。
6. 拔管止血。	同心导管检查。
7. 完成手术记录。	同心导管检查。
8. 转运患者。	同心导管检查。

（三）并发症及处理

1. 溶血

尽量封堵完全可防止该并发症的发生，发生后可使用抗生素、止血药物，或使用碳酸氢钠溶液碱化尿液，多数患者可自愈。

2. 封堵术后残余分流

需严密观察，必要时行外科手术。

3. 一过性高血压

患者可出现短暂血压升高和 ST 段下移，可遵医嘱使用硝酸甘油或硝普钠。

五、卵圆孔未闭封堵术

卵圆孔未闭（PFO）封堵术指经皮穿刺股静脉将封堵器经封堵器输送装置送至 PFO 处并释放，以达到纠正畸形、恢复正常血流动力学状态的目的。

（一）适应证和禁忌证

1. 适应证

1）年龄>16岁（有明确反常栓塞证据者，年龄限制可适当放宽）。

2）不明原因脑栓塞（CS）/短暂性脑缺血发作（TIA）合并PFO，且有中-大量右向左分流。

3）PFO相关脑梗死/TIA，使用抗血小板或抗凝治疗无效或治愈后仍有复发。PFO合并明确的深静脉血栓或肺栓塞，不适宜行抗凝治疗者。

4）PFO合并顽固性或慢性偏头痛。

2. 禁忌证

1）可以找到任何原因的脑梗死。

2）4周内有过大面积脑梗死。

3）心腔内血栓形成，下腔静脉或盆腔静脉内血栓形成导致完全闭塞。

4）合并肺动脉高压或PFO为特殊通道。

5）合并出血性疾病或有出血倾向。

6）合并全身或局部感染。

（二）术中护理

1. 手术方法

经股静脉插管，常规行右心导管检查，经封堵器输送装置将PFO封堵器输送至缺损处，经胸超声评估封堵器位置及封堵效果后，松开输送器内芯将封堵器释放，拔管止血，包扎。

2. 器材准备

同心导管检查，另需准备各种型号的PFO封堵器及封堵器输送装置。

3. 手术步骤及护理配合

同ASD封堵术。

【前沿进展】

先天性心脏病（简称先心病）发病率占全部活产婴儿的0.6%~0.9%，是小儿最常见的心血管病。近年来，随着非侵入性心脏影像学技术、导管技术等不断改进与发展，先心病介入治疗在一定范围内已经取代了外科手术治疗。目前，我国每年约有超过2.5万先心病患者接受介入治疗。对于某些先心病不能手术纠正或暂时不宜手术者，可采用介入治疗为今后的手术争取时间，或者将介入治疗作为减轻患者症状的姑息治疗。

1）经皮球囊动脉扩张及支架/瓣膜植入术：可用于先天性主动脉缩窄、肺动脉瓣远端单纯肺动脉主干或分支狭窄、外科手术无法纠正的肺动脉分支狭窄或肺动脉瓣关闭不全等。

2）人工房间隔造口术：可用于严重青紫性心脏病、室间隔完整的新生儿或婴儿、先天性二尖瓣严重狭窄或闭锁者、完全性肺静脉异位引流者等。

3）异常血管弹簧圈封堵术：可用于先天性肺动静脉瘘、先天性心脏病姑息手术后的血管间有异常通道等。

（黄岑）

第四节　心律失常介入诊疗及护理配合

近年来，心律失常介入治疗得到快速发展，二维射频消融已成为快速型心律失常的一线治疗手段。导管射频消融术、三维冷冻消融术、左心耳封堵术、心腔内超声已成为关注的热点，并且得到了临床医生及患者的认可。

一、导管射频消融术

导管射频消融术（radiofrequency catheter ablation，RFCA）指将电极导管经静脉或动脉血管送入心腔特定部位，通过导管头端电极释放射频电流，在导管头端与局部心肌心内膜间转化为热能，使局部心肌组织变性、坏死，达到阻断快速型心律失常异常传导束的目的。经导管射频消融导入的射频电流是正弦波，为一种低电压高频（500～750kHz）的电能，既能产生热效应，又不激惹心肌兴奋性，转化为热能后组织局部可达到46℃～90℃，损伤范围<1mm²，深度在1～3mm，不会造成机体危害。它具有创伤小、痛苦少、恢复快的特点，且成功率达90%以上。

随着医学的不断发展，近年来出现了很多新型标测系统，如CARTO和Ensite3000等，该类系统利用磁-电场精确地寻找心脏病灶部位，然后进行射频消融，从而减少手术时间，提高手术效率及成功率，降低手术射线曝光量，为快速型心律失常患者带来了希望。

射频消融常规准备心电生理标测系统（二维多导电生理记录仪）、功能程控刺激仪、射频消融仪等，除此之外还需准备导管射频消融常用耗材，见表7-4-1。

表7-4-1　导管射频消融术常用耗材

物品	型号	数量
穿刺针	8G	2
血管鞘	6F、7F、8F	各1
冠状窦标测电极	5F、6F	1

物品	型号	数量
心室标测电极	5F、6F	1
普通温控消融大头	6F、7F、8F 各种弯度	1
导航星温控消融大头	7.5F 各种弯度	1
导航星冷生理盐水温控消融大头	7.5F 各种弯度	1（三维射频消融术选用）
房间隔穿刺鞘	8F、8.5F	1～2
房间隔穿刺针	—	1
肺静脉标测导管	15、20	据手术情况而定

（一）二维射频消融术诊疗及护理

1. 适应证及禁忌证

1）适应证：房室结折返性心动过速、房室折返性心动过速。

2）禁忌证：

（1）出血性疾病及有严重出血倾向。

（2）严重脏器功能障碍。

（3）细菌性心内膜炎。

（4）全身感染性疾病。

（5）重度电解质紊乱及酸碱平衡失调。

（6）心房内血栓。

（7）恶病质。

（8）疾病临终期。

2. 手术步骤及护理配合

导管射频消融术步骤及护理配合详见表7-4-2。

表7-4-2　导管射频消融术步骤及护理配合

手术步骤	护理配合
1. 消毒手术区，铺巾。	1）与患者沟通，告知手术流程和注意事项，取得患者配合。 2）协助患者取平卧位，保护骨突处，必要时予四肢保护性约束。 3）协助医生消毒与铺巾。

手术步骤	护理配合
2. 置入电生理检查导管：局麻下穿刺右侧或左侧股静脉，置入血管鞘，分别置入四级、十级电生理标测导管，置于右心室和冠状窦位置。	1）连接心室电极，妥善固定，防止移位，用无菌治疗巾覆盖。 2）观察患者有无心慌、气紧、心率加快或血压下降等。
3. 行心内电生理检查： 1）刺激部位：右心房、冠状窦、左心房、右心室、左心室。 2）刺激方法：S1S1、S1S2、S1S2S3、RS2，找出心律失常的折返部位。	1）电生理检查前做好患者心理护理。 2）诱发试验：必要时给予异丙肾上腺素 0.5mg＋生理盐水 500ml 静脉滴注，告诉患者药物作用及不良反应。
4. 置入消融大头：局麻下穿刺右或左侧的股静脉或股动脉，植入 8F 血管鞘，并全身肝素化，选择适当弯度的温控消融大头。	核对手术耗材，正确传递各种耗材，并记录。
5. 消融： 1）标测，激动顺序、起搏记录、拖带、特殊标测。 2）消融方式，点消融、线消融。 3）能量控制，功率、温度、时间。 4）靶点定位用消融大头找出希氏束及消融靶点。 5）消融成功后，观察 15～30 分钟，再次电生理检查，明确无复发后准备拔管。	1）连接负极板，正确设置射频消融仪的各种参数。 2）消融时告诉患者此时心前区可能有胸痛等不适，如有不适，立即通知医生，配合处理。 3）严密观察患者病情及生命体征变化。发现异常及时报告医生，预防和处理并发症。
6. 拔管：拔出导管和血管鞘，指压止血15～30分钟。	1）协助医生拔管，绷带加压包扎固定，1kg 沙袋压迫，静脉 4～6 小时，动脉 6～8 小时，及时观察足背动脉搏动情况。 2）观察患者有无不适，如气紧、胸闷、呼吸困难等。
7. 转运患者。	1）正确无误填写各种护理记录单。 2）患者由医生和护工护送回病房或 CCU。

（二）三维射频消融术诊疗及护理

1. 适应证及禁忌证

1）适应证：

（1）心动过速心肌病，或者血流动力学不稳定的房性心动过速。

（2）预激综合征合并阵发性心房颤动和快速心室率。

（3）发作频繁、心室率不易控制的非典型心房扑动。

（4）发作频繁、心室率不易控制的典型心房扑动。

（5）发作频繁和（或）症状重、药物预防发作效果差，且合并器质性心脏病的室性心动过速，可使用植入型心律转复除颤器作为补充治疗。

（6）发作频繁，症状明显的心房颤动。

2）禁忌证：同二维射频消融。

2. 手术步骤及护理配合

与二维射频消融相比，在电生理检查结束后，增加房间隔穿刺步骤，使用冷生理盐水消融导管或压力消融导管。

3. 并发症

除心血管病介入诊疗常见并发症（详见本章第一节）外，还可见脑栓塞。

4. 健康教育

除心血管病介入诊疗常见健康教育（详见本章第一节）外，因心房颤动而进行的射频消融术的消融部位与食管接近，心房颤动患者术后宜进食温软、易消化的食物，以防发生心房-食管瘘并发症。

二、三维冷冻消融术

三维冷冻消融术中的冷冻球囊消融术（cryoballoon ablation，CBA）为心房颤动消融领域的一项新技术。利用液态 N_2O 气化吸热的原理，使球囊内部温度降至－88.48℃，带走肺静脉"漏电"处的组织热量，使处于异常电生理状态的细胞组织遭到破坏，从而导致细胞组织产生低温损伤和炎症反应，最终导致永久性的细胞破坏，以达到有效的肺静脉隔离治疗的目的。

目前临床应用的冷冻剂为压缩的 N_2O，其通过极其细小的通道被输送至球囊内胆中，解除压缩后膨胀，使球囊大幅度降温而产生冷冻消融效应。冷冻消融在提供足量冷冻效应的同时具有相对安全性，气体即使进入循环也可与红细胞迅速结合，不易产生空气栓塞，具有安全、快速、有效、并发症少等优势，目前正逐步在国内推广。

（一）适应证及禁忌证

1. 适应证

1）阵发性心房颤动，特别用于对药物治疗不敏感、反复发作的症状性阵发性心房颤动（ⅠA 类推荐）。
2）持续性心房颤动。
3）高龄心房颤动。
4）房颤合并心力衰竭。

2. 禁忌证

1）射频消融常见禁忌证。
2）冷球蛋白血症。
3）左心房血栓。

（二）手术耗材

冷冻消融术常用耗材：除消融常规耗材外，还需三联三通、三环空针、压力延长线、三通止血阀、冷冻消融球囊导管等。

（三）手术步骤及护理配合

冷冻消融步骤及术中配合除常规护理配合外，还需注意以下几点：

1）术中冷冻左侧肺静脉在复温时，观察患者心率是否变慢，必要时给予阿托品静脉推注。

2）术中冷冻右侧肺静脉时，注意观察患者膈肌跳动情况，如有异常，立即告知医生给予处理。

（四）并发症

除心血管病介入诊疗常见并发症（详见本章第一节）外，并发症还包括：

1）膈神经损伤：冷冻消融常见的并发症，大部分患者可以在术中或术后恢复。

2）食道损伤：因食道临近左心房后壁，食道温度监测、食道吞钡显影食道位置、控制消融时间、使用质子泵抑制剂及减少接触应力可作为减轻食道损伤的方法。

3）肺静脉狭窄：发生率较低，绝大多数为轻度，无针对性的治疗方案。

（五）健康教育

同三维射频消融术。

三、左心耳封堵术

左心耳封堵术（left atrial appendage closure，LAAC）指通过微创介入的方法，经股静脉通过右心房穿过房间隔到达左心房，在左心耳口部区释放左心耳封堵器封堵左心耳，以达到预防血栓栓塞的目的。LAAC能帮助有抗凝治疗禁忌的心房颤动患者安全有效地预防卒中和血栓。适用于卒中风险高、有抗凝治疗禁忌、出血风险高或不愿意长期服用抗凝药的心房颤动患者。已成为非瓣膜性心房颤动患者预防卒中及栓塞不良事件的一种有效干预措施。可明显降低卒中的发生率，其效果不劣于抗凝药物，尤其在减少出血事件方面已经得到公众的认可。

部分行射频消融术的患者会同时进行经导管LAAC，称为"一站式"手术。

（一）适应证及禁忌证

1．适应证

CHA_2DS_2-VASc评分≥2分的心房颤动患者，同时具有下列情况之一的：

1）不适合长期口服抗凝者。

2）服用华法林、INR值达标的基础上仍发生卒中或栓塞事件者。

3）HAS-BLED 评分≥3 分者。

4）可长期口服阿司匹林或氯吡格雷者。

5）年龄>18 岁（推荐>65 岁）者。

2. 禁忌证

1）射频消融术常见禁忌证。

2）左心房内径>65mm、经食管超声心动图发现心内血栓、左房面积浓度自发显影、严重二尖瓣病变或超声提示心包积液>3mm。

3）存在需华法林抗凝治疗的除心房颤动外的其他疾病。

4）存在卵圆孔未闭合并房间隔瘤、右向左分流，升主动脉、主动脉弓存在可移动、破裂或厚度大于 4mm 的动脉粥样硬化斑块。

5）存在胸膜粘连。

6）左室射血分数<30%，NYHA 心功能评级Ⅳ级且未纠正。

（二）手术耗材

三联三通、三环空针、压力延长线、猪尾造影管、房间隔穿刺系统（TAS）、封堵器导引装置、封堵器输送装置、心腔内超声（视情况需要）等。

（三）并发症

1）常见并发症：详见本章第一节。

2）封堵器移位：移位至左心房、左心室、主动脉，可能与封堵器选择不当、左心耳过大有关。必要时行外科手术取出封堵器。

3）封堵器周围漏：左心耳形态不规则时，部分患者可发生封堵器周围漏，需精确测量左心耳大小，选择合适的封堵器，必要时更换封堵器。

（四）心脏超声

LAAC 中，经食管超声心动图（TEE）或心腔内超声（ICE）的应用非常重要。

1. TEE

TEE 对 LAAC 的辅助作用非常重要，包括以下几个方面。

1）评估：术前麻醉后再次确认左心房或左心耳内是否存在血栓（包括云雾状回声），并明确心包积液情况。

2）指导房间隔穿刺：TEE 可清晰显示房间隔位置和引导穿刺针在房间隔合适的位置进行穿刺。

3）术中监控和指导封堵器释放：TEE 不仅可帮助及时探测血栓、心包积液和心脏压塞等并发情况，对指导封堵器在左心耳内的定位、释放和评估释放后的效果也至关重要。

对不能耐受 TEE 和全麻的特殊患者，在术前通过心脏 CT 血管造影检查排除左心房/左心耳内血栓的情况下，有条件的单位和有经验的术者，可考虑使用 ICE 替代 TEE 在局麻/镇静下实施 LAAC。

2. ICE

1）观察房间隔、左心房、左心耳内有无血栓，并初步明确左心耳解剖情况。
2）指导房间隔穿刺。
3）术中观察左心耳的形态、结构及血栓情况。
4）术中进一步确认左心耳结构是否适合封堵。

据文献报道，ICE 指导的 LAAC 与 TEE 指导的 LAAC 的手术成功率相当。ICE 指导的 LAAC 可避免全麻、减少术中食道损伤、减少 X 线暴露及造影剂使用量，但其缺点是观察角度有一定限制、费用较贵。

【前沿进展】

绿色电生理技术

有研究表明，若 X 线曝光达到 60 分钟以上，接触者发生恶性肿瘤的概率将提升 0.03%～0.23%。此外，X 线辐射可以带来染色体变异等遗传性风险。

传统的 X 线透视只能提供二维视界，不能全面精准展示心脏的空间解剖结构，同时存在成像清晰度较低、分辨率较低、角度受限等诸多缺陷，临床迫切需要一种新的技术。另外，如被检者为孕妇、备孕妇女、对射线敏感者、肾功能不全者、活动受限者等，介入操作需要在非 X 线环境下进行。零射线的"绿色"电生理技术具有不可替代的优势。

1）磁导航（magnetic navigation）技术于 2006 年进入我国，原理是术者通过计算机远程控制系统操作由两个半球形的永久磁体和推进系统组成的设备，利用磁场来引导磁导航导管行进的方向和力量，从而对一系列复杂多变、危险系数大、常规介入手术方法易失败的多种心脏病变进行介入治疗。该技术具备以下优势：术者的曝光时间较少、并发症的发生率较低、学习曲线较短。磁导航和三维标测系统结合后，使得腔内导航更加精确，但是操作系统价格昂贵、配套电生理导管少、患者并未减少射线辐射。

磁导航技术的出现，使得医生穿刺完房间隔后，不需要在 X 线暴露环境下完成手术。磁导航导管在磁场内可以被远程操作的特点，使得医生在控制室就可以使导管到达心腔的各个位置，重复性好，准确性高。

2）心腔内超声（intracardiac echocardiography，ICE）的出现使电生理手术中的完全零射线成为可能，ICE 使术者不依赖 X 线照射也可以进行射频消融。ICE 的不足之处在于 ICE 以二维切面为主，三维成像时精度有待改进，且价格昂贵，导管较粗，可能影响其他导管操作，实际消融中往往需要两人操作，此外其需要一定的学习曲线，使得临床普及有一定难度。

3）创新性使用三维标测系统实现完全零射线标测消融，通过理念革新和技术创新，相关人员在大量实践中探索总结了一套完善的"零射线"心律失常射频消融技术，将其命名为"T3D（total three-dimension）技术"，该技术单独利用三维标测系统即可完成所有操作，整个过程无须超声导管等其他组件。我国原创的 T3D 技术是电生理射频消融史上的一座里程碑，具有安全、高效且不增加患者费用的优点。

总之，随着新理念和新技术的发展，未来将会涌现更多的器械、技术，安全、精准、高效和低害的绿色技术也会造福更多的患者和医生。

（段淋佳）

第五节　心脏瓣膜病介入诊疗及护理配合

心脏瓣膜病是一种常见的心脏疾病，其患病率随年龄增长而显著增高，长期以来外科开胸手术一直是心脏瓣膜病的主要治疗手段，近年来随着介入诊疗的发展，以创伤微、痛苦小、恢复快为特点的经导管心脏瓣膜病介入诊疗已经被广泛地应用于临床。心脏瓣膜病介入诊疗包含经皮球囊肺动脉瓣成形术、经皮球囊二尖瓣成形术、经导管主动脉瓣膜置入术和经导管二尖瓣、三尖瓣修复或置换术等。

一、经皮球囊肺动脉瓣成形术

经皮球囊肺动脉瓣成形术（percutaneous balloon pulmonary valvuloplasty，PBPV）经股静脉将指引导丝放至肺动脉远端建立轨道，沿指引导丝置入传输外鞘，经传输外鞘将球囊送至肺动脉瓣狭窄处，向球囊中注入稀释的造影剂行球囊扩张。目前 PBPV 是治疗单纯肺动脉瓣狭窄的首选方法。

（一）适应证与禁忌证

1. 适应证

1）单纯肺动脉瓣狭窄，跨肺动脉压力差≥40mmHg。
2）肺动脉瓣狭窄，经手术治疗后再狭窄。
3）不能接受外科手术、复杂先天性心脏病患者的姑息缓解治疗。

2. 禁忌证

1）肺动脉瓣下漏斗部狭窄。
2）重度发育不良型肺动脉瓣狭窄。
3）肺动脉瓣狭窄伴需外科处理的三尖瓣重度反流。

（二）术中护理

1. 常用物品和器材

在心导管检查部分器材（表 7-3-1）的基础上，PBPV 还需要连接小三通的 50ml 螺纹空针、造影剂、球囊等。

2. 手术步骤及护理配合

准备球囊扩张时，要遵医嘱选择适当球囊，核对后传递到操作台。球囊扩张时观察患者呼吸、意识、心率、心律、血压及血氧饱和度的变化，必要时遵医嘱用药。其余护理配合同心导管检查（表 7-3-2）。

3. 并发症及处理

1）三尖瓣受损：为操作导管所致，术中超声可发现。医生操作导管时动作应轻柔，发现三尖瓣受损应及时评估受损程度，严重者急诊行外科换瓣术。

2）继发性肺动脉瓣关闭不全：一般患者可观察随访，严重者可行肺动脉瓣植入术。

二、经皮球囊二尖瓣成形术

经皮球囊二尖瓣成形术（percutaneous balloon mitral valvuloplasty，PBMV）经股静脉放置传输外鞘，沿传输外鞘送导管入右心房，穿刺房间隔，将导管置入左心房，沿导管将二尖瓣球囊送入二尖瓣环，将等量的生理盐水和造影剂混合，然后充盈球囊，分离瓣膜交界处扩大瓣口。PBMV 是缓解单纯二尖瓣狭窄的首选方法。

（一）适应证与禁忌证

1. 适应证

1）二尖瓣口面积$\leqslant 1.5 cm^2$，瓣叶柔软，无瓣下结构异常及钙化。

2）不合并二尖瓣关闭不全和其他瓣膜病变。

3）NYHA 心功能评级 Ⅱ～Ⅲ 级。

4）外科分离术后二尖瓣再狭窄。

2. 禁忌证

1）近期（3个月）内有血栓栓塞史。

2）合并中度以上的二尖瓣关闭不全。

3）合并中度主动脉瓣关闭不全或狭窄程度较重。

4）活动性风湿病。

5）未控制的感染性炎或其他部位感染疾病。

6）合并左心房血栓。

7) 瓣膜条件极差，合并瓣下狭窄。

（二）术中护理

1. 常用物品和器材

在心导管检查部分器材（表7-3-1）的基础上，PBMV还需要房间隔穿刺针、房间隔穿刺鞘、二尖瓣球囊扩张导管及附件等。

2. 手术步骤及护理配合

术前术后配合医生听诊及超声检查，检查手术效果。球囊扩张时观察患者反应，观察心率及心律的变化，做好并发症的观察护理。其余护理配合同心导管检查（表7-3-2）。

3. 并发症及处理

1) 二尖瓣关闭不全：术中超声检查可发现。术者根据患者二尖瓣条件选择扩张球囊的型号，谨慎操作以防严重二尖瓣反流的发生。

2) 房间隔损伤导致的左向右分流：术后超声检查可发现。扩张二尖瓣口时，切忌过度牵拉球囊导管造成房间隔造口。退出球囊导管时一定要先完全伸直导管，再从左心房退至右心房。

三、经导管主动脉瓣置入术

经导管主动脉瓣置入术（transcatheter aortic valve implantation，TAVI）也称经导管主动脉瓣置换术（transcatheter aortic valve replacement，TAVR），指经股动脉将组装好的主动脉瓣自导管置入到主动脉根部，替代原有主动脉瓣，在功能上完成主动脉瓣的置换。目前已成为治疗重度主动脉瓣狭窄（AS）的主要治疗手段。

（一）适应证与禁忌证

1. 适应证

1) 绝对适应证：

(1) AS，①超声心动图显示跨主动脉瓣血流速度≥4.0m/s，或跨主动脉瓣压力差≥40mmHg，或主动脉瓣口面积<1cm²，或有效主动脉瓣口面积指数<0.5cm²/m²。②低流速、低压差经经多巴酚丁胺负荷试验、多普勒超声检查评价或其他影像学手段评估判为AS患者。

(2) 患者有症状，如心悸、胸痛、晕厥，NYHA心功能评级Ⅱ级以上（该症状为AS所致）。

(3) 解剖学信息显示适合TAVR。相关解剖学信息包括瓣膜钙化程度、主动脉瓣环内径、主动脉窦内径及高度、冠状动脉开口高度、入径血管内径等。

（4）纠正 AS 后的预期寿命超过 12 个月。

（5）三叶式主动脉瓣（TAV）。

（6）外科手术属极高危（无年龄要求），或外科手术属中、高危（英国胸外科医师协会评分≥4%）且年龄≥70 岁。

同时符合以上所有条件者为 TAVR 的绝对适应证。外科术后人工生物瓣退化也是 TAVR 的绝对适应证。

2）相对适应证。

（1）满足上述绝对适应证中的（1）～（5），外科手术属低危（英国胸外科医师协会评分<4%）且年龄≥70 岁。

（2）满足上述绝对适应证中的（1）～（4）、（6）的二叶式主动脉瓣（BAV）患者；或满足上述绝对适应证中的（1）～（4）的 BAV，同时外科手术属低危且年龄≥70 岁患者，可在有经验的团队（每年 TAVR 手术量在 20 台以上）的协助下进行 TAVR。

（3）满足上述的绝对适应证中的（1）～（4）且年龄 60～70 岁的 BAV 或 TAV 患者，团队根据外科手术风险及患者意愿判断是否适合行 TAVR。

2. 禁忌证

1）左心室内血栓。

2）左心室流出道梗阻。

3）入径或主动脉根部的解剖形态不适合 TAVR（如冠状动脉堵塞风险高）。

4）纠治 AS 后的预期寿命小于 12 个月。

（二）术中护理

1. 常用物品和器材

常用物品和器材包括 TAVR 手术台无菌手术包（表 7-5-1）、TAVR 瓣膜装载台无菌手术包（表 7-5-2）、TAVR 常用器材（表 7-5-3）。同时应备好冠状动脉造影剂及支架植入术所需耗材。

表 7-5-1 TAVR 手术台无菌手术包

布类包		器械包	
物品	数量	物品	数量
治疗巾	15	大方盘	2
桌单	6	治疗碗	4
长口	1	小药杯	2
手术衣	6	巾钳	8
大纱布	20	止血钳	直弯各 2

布类包		器械包	
小纱布	2	胶钳	2
		刀柄	1
防水布	3	线剪	1
		持针器	1
—	—	有齿镊	1

表7-5-2　TAVR瓣膜装载台无菌手术包

布类包		器械包	
物品	数量	物品	数量
桌单	2	瓣膜装载盘	1
手术衣	2	大治疗碗	4
防水布	1	冰盒	1

表7-5-3　TAVR常用器材

名称	规格	数量
血管鞘	4Fterumo、cook	各1
	6F	3
	8F	1
	18F、20F	1
0.035 "J" 形导丝	150 cm、260 cm	3
超硬导丝	Lunderquis、amplatz	1
造影导管	6F PIG	2
	6F AL Ⅰ/Ⅱ	1
	5F VER（备用）	1
球囊	—	1
螺纹空针	50ml	1
小三通	—	1
动脉瓣输送鞘	—	1
主动脉瓣膜	—	1
临时起搏电极	—	1
血管缝合器	—	2
血管闭合器	—	1

名称	规格	数量
连通板	多通	2
压力延长管	91cm	4
高压注射筒	—	1
压力传感器		2
手术贴膜	50cm×60cm	1
小敷贴	—	3
尖刀片	—	1
三角针		1
4号线	—	1
网篮导丝	备用	1

2. 手术步骤及护理配合

TAVR步骤及护理配合详见表7-5-4。

表7-5-4　TAVR步骤及护理配合

手术步骤	护理配合
1. 建立外周有创血压监测通路，建立中心静脉及临时起搏电极通路。	1）采用16～18G留置针建立外周静脉通道。 2）连接肢导联心电监护及除颤电极片，电极连线避开心影位置，胸骨除颤电极片应安置于患者右侧肩胛骨位置。
2. 全身麻醉。	1）协助患者取仰卧位，约束四肢，注意皮肤保护。 2）保留导尿。
3. 安置临时起搏器。	1）准备能高频率起搏心室的临时起搏器并更换电池，确保其功能完好状态。 2）协助行临时起搏器测试。
4. 消毒手术区，铺巾。	1）备好无菌手术台用物及器械。 2）按外科开胸手术常规消毒铺巾。
5. 建立血管入径。	1）备齐药物：麻醉药、肝素钠、造影剂等。 2）备齐耗材：核对手术常规耗材，并递送到手术台上。
6. 指引导丝和导管跨主动脉瓣入左室。	连接有创压力，校零，准确记录压力差。
7. 准备组装瓣膜。	1）准备瓣膜装载台。 2）选择适当瓣膜及输送系统，核对后传递到手术台上。
8. 球囊扩张。	1）遵医嘱使用临时起搏器快速起搏（频率180～220次/分钟），扩张完成后立即停止起搏，防止长时间低灌注造成严重的并发症。 2）除颤仪完好备用，专人值守。

手术步骤	护理配合
9. 主动脉瓣膜置入。	遵医嘱使用临时起搏器快速起搏，频率 120～150 次/分钟，起搏时间 10～20 秒。
10. 球囊后扩张（必要时）。	同"球囊扩张"步骤。
11. 拔出鞘管，缝合血管。	1）提供血管闭合器，必要时协助外科医生缝合。 2）协助包扎穿刺处。
12. 转运患者。	检查各种管道是否通畅、固定稳妥、标识清楚。

3. 并发症及处理

1）心脏传导阻滞：为目前最常见的并发症，大多数发生于术中，约 30％患者发生在手术 48 小时后，少部分患者发生在术后 1～6 个月。术后应保留临时起搏器，对于术中或术后出现高度或完全性房室传导阻滞且在术后 48 小时内未恢复的患者，应植入永久起搏器。

2）瓣周漏：准确选择瓣膜型号、精确定位瓣膜，可以避免瓣周漏的发生。当瓣膜膨胀不全或贴合欠佳时，可使用球囊后扩张。当瓣膜位置过高或过低时，可再次置入瓣膜支架。严重者需外科干预。

3）冠状动脉阻塞：冠状动脉阻塞提示导联心电图 ST 段弓背抬高，严重时患者血流动力学不稳定。球囊扩张堵住冠状动脉开口，瓣膜支架放置过高，裙边挡住冠状动脉开口，都可致冠状动脉阻塞。瓣膜置入前可在冠状动脉预置指引导丝、球囊或支架，行冠状动脉保护。若发生冠状动脉急性或延迟性闭塞，可行急诊冠状动脉介入、外科开胸、冠状动脉旁路移植术进行补救。

4）主动脉夹层、撕裂：是致命并发症，术中造影可发现。准确测量主动脉瓣瓣环的大小、勿使用过大的扩张球囊可避免这一并发症的发生。

5）其他：参考心血管病介入诊疗的常见并发症（详见本章第一节）。

四、经导管二尖瓣、三尖瓣介入治疗进展

二尖瓣反流是常见的心脏瓣膜病，其可以由原发的瓣膜结构异常引起，也可继发于缺血性心肌病等。目前临床治疗二尖瓣返流的方式有经导管二尖瓣缘对缘缝合修复术及经导管二尖瓣置换术。经导管二尖瓣缘对缘缝合修复术一般经股静脉穿刺房间隔，将二尖瓣夹合器送入左心房及左心室，在心脏超声及 X 线引导下，夹合器可以夹住二尖瓣前、后叶的中部，使二尖瓣在收缩期由大的单孔变成小的双孔，从而减少二尖瓣反流。经导管二尖瓣置换术将人工瓣膜在体外压缩装载至输送系统，沿着血管路径或穿心尖送至二尖瓣瓣环处，然后释放固定在二尖瓣瓣环内以替代病变的瓣膜。

当前针对三尖瓣反流的治疗方法比较局限，经胸腔微创切口由心房植入三尖瓣置换系统的介入治疗方法还在临床试验阶段。

（辜桃）

第六节　人工心脏起搏器安置术及护理配合

一、概述

心脏起搏治疗指应用脉冲发生器发放脉冲电流，由电极导线引入心脏，刺激心脏产生动作电位，模拟心脏的冲动发生和传导，从而代替心脏起搏点使心脏按一定节律收缩。它可以根治病态窦房结综合征、二度或三度房室传导阻滞等缓慢型心律失常，也可治疗与预防阵发性心房颤动、长 QT 间期综合征等快速型心律失常，同时可以治疗和控制非心电疾病（顽固性心力衰竭、神经介导性晕厥、梗阻性肥厚型心肌病）等。

（一）分类

1. 临时起搏器

使用时间一般不超过 2 周。

2. 永久起搏器

永久起搏器又分为单腔起搏器（VVI）、双腔起搏器（DDD）、无导线起搏器、心脏再同步化治疗起搏器（CRTP）、植入型心律转复除颤器（ICD）、心脏再同步化治疗除颤器（CRTD）等。

（二）适应证与禁忌证

1. 临时起搏器

1）适应证：
（1）治疗性起搏。急性心梗、急性心肌炎、电解质紊乱、外科手术等引起的房室传导阻滞，严重窦性心动过缓的短期治疗。
（2）诊断及研究性起搏。快速型心房起搏的诊断，缺血性心肌病、窦房结功能的测定。
（3）预防及保护性起搏。外科手术术中使用，心血管介入治疗时使用。
2）禁忌证：无绝对禁忌。

2. 永久起搏器

1）适应证：
（1）VVI、无导线起搏器、DDD 适用于：①窦房结功能障碍；②慢性室内双分支和三分支传导阻滞；③成人获得性完全性房室传导阻滞；④与急性心肌梗死相关的房室传导阻滞；⑤儿童、青少年和先天性心脏病患者的起搏治疗。

（2）ICD：用于治疗恶性心律失常，如室性心动过速、心室颤动等，同时具有抗心动过缓的功能。

（3）CRTP（推荐类别Ⅰ类，证据等级 A）的适应证：①窦性心律、QRS 波群时限≥150 毫秒、左束支传导阻滞（LBBB）、左室射血分数≤35％（药物优化治疗 6 个月后）的症状性心力衰竭者；②需要高比例（＞40％）心室起搏、射血分数降低的心力衰竭患者。

2）禁忌证：全身感染、急性心肌梗死。

二、术中步骤及护理配合

（一）临时起搏器

1. 常用物品及器材

心导管室无菌手术包和临时起搏器部分手术器材见表 7-6-1、7-6-2。

表 7-6-1　心导管室无菌手术包

布类包		器械包	
物品	数量	物品	数量
治疗巾	12	长方盘	1
大单	1	小方盘	1
手术衣	2	治疗碗	2
大纱布	15	小药杯	3
小纱布	8	弯盘	2
—	—	卵圆钳	1
—	—	巾钳	4
—	—	止血钳	直、弯各 4
—	—	刀柄	1

表 7-6-2　临时起搏器部分手术器材

名称	规格	数量
动脉鞘	5F、6F	1
电极	临时起搏电极、球囊漂浮起搏电极	各 1
起搏器	临时起搏器	1
穿刺针	18G	1
尖刀片	—	1
带线缝合针包	—	1

续表7－6－2

名称	规格	数量
无菌敷料	10cm×20cm	2

2. 手术步骤及护理配合

临时起搏器安置手术步骤及护理配合见表7－6－3。

表 7－6－3　临时起搏器安置手术步骤及护理配合

手术步骤	护理配合
1. 术前核查，确定手术区域（入路选择：锁骨下静脉/颈内静脉/股静脉）。	核查患者身份、检查结果及知情同意书。
2. 消毒手术区，铺巾。	1）协助患者取舒适仰卧位，必要时约束四肢。 2）建立静脉通道。 3）协助消毒铺巾，注意患者保暖及隐私保护。
3. 局麻，穿刺血管。	1）核对鞘管及临时起搏电极，递送到手术台上。 2）指导患者术中配合，身体制动，平静呼吸，咳嗽时应提前告知。 3）注意是否发生血管迷走神经反射（出汗、血压和心率进行性下降）。
4. 将起搏电极置入右心室尖，测试。	1）严密监测患者心电图、生命体征的变化及聆听主诉。 2）将导管尾部与临时起搏器连接（注意正负极不要接反）。 3）设置起搏频率比自身心率高 10～20 次/分钟。 4）测试起搏阈值。 5）测定感知功能正常。 6）设定频率为 40～50 次/分钟，输出电压为 10mA。
5. 退鞘，再次确认电极位置，再测试。	再次测试起搏阈值及感知阈值。 注意失夺获（电极脱位或电极与临时起搏连接处分开）。
6. 固定电极，包扎穿刺点。	1）准备无菌敷料，妥善固定电极。 2）观察穿刺处有无渗血、血肿情况。

3. 健康教育

1）术中仰卧位，身体制动。

2）术中有任何不适及时通知医护人员。

3）经股静脉穿刺者术后指导家属予以术侧肢体被动按摩，预防下肢深静脉血栓。

4）避免增加腹压的动作，如仰卧抬头、用力排便。

5）自我观察穿刺处有无出血、导管脱出，自觉不适及时通知医护人员。

（二）永久起搏器

1. 常规物品及器材

常规物品及器材详见表7－6－4、表7－6－5。

表7－6－4 心导管无菌手术包及起搏器包

布类包		器械包	
物品	数量	物品	数量
治疗巾	12	大方盘	2
大单	1	小药杯	3
手术衣	2	弯盘	2
大纱布	20	卵圆钳	1
小纱布	10	巾钳	4
—	—	止血钳	直、弯各4
—	—	中弯	1
—	—	刀柄	2
—	—	手术剪	直、弯各1
—	—	眼科剪	1
—	—	有齿镊	1
—	—	持针器	1

表7－6－5 起搏器植入术常规手术器材

名称	规格	数量
撕开鞘	8F	1~2
电极	心房电极、心室电极	1~2
起搏器	单腔、双腔	1
带线缝合针包	—	1
测试线	—	1
尖刀片	—	1
圆刀片	—	1
电刀	—	1
无菌手术贴膜	—	1
无菌敷料	10cm×20cm	2

2. ICD 植入术特殊器材

除颤电极；9F 撕开鞘；ICD 植入需张贴除颤器电极片备用，注意避开心影部位。

3. CRTP/CRTD 植入术常规手术器材

CRTP/CRTD 植入术常规手术器材见表 7-6-6。

表 7-6-6　CRTP/CRTD 植入术常规手术器材

名称	规格	数量
撕开鞘	8F、9F	3
电极	心房电极、心室电极、除颤电极	3
起搏器	三腔起搏器、三腔除颤器	1
左室长鞘	6250VIC	1
左室鞘中鞘	—	1
造影球囊	6225I	1
电生理管	固定弯四级标侧电极	1
冠状动脉造影管	5FAL1、5FJR3.5	1
三环空针	—	1
指引导丝	BMW、Sion、Runthrough	1
切开刀	6232ADJ	1
带线缝合针包	—	1
测试线	—	1
尖刀片	—	1
圆刀片	—	1
电刀	—	1
无菌手术贴膜	—	1
无菌敷料	10cm×20cm	2

（二）手术步骤及护理配合

1）起搏器植入术步骤及护理配合见表 7-6-7。

表 7-6-7 起搏器植入术步骤及护理配合

手术步骤	护理配合
1. 术前核查，清洁皮肤。	1）核查患者身份、检查结果及知情同意书，确认手术类型。 2）检查皮肤及备皮情况。 3）术前 0.5～2.0 小时使用抗生素，停用血小板抑制剂 3～5 天。 4）急救设备及药品处于备用状态。
2. 消毒手术区，铺巾。	1）协助患者取舒适仰卧位，必要时约束四肢。 2）安置心电监护。 3）建立静脉通道。 4）协助消毒与铺巾，注意患者保暖及隐私保护。 5）注意无菌技术管理。
3. 局麻，穿刺静脉（锁骨下静脉/腋静脉，首选左侧）。	1）指导患者术中配合，包括头偏向对侧、避免深呼吸、咳嗽时应提前告知。 2）核对手术常规耗材及撕开鞘，并递送到手术台上。 3）观察有无穿刺相关并发症。 4）观察是否发生血管迷走神经反射（出汗、血压和心率进行性下降）。
4. 制作囊袋，大小与起搏器匹配，左锁骨下 1～2cm 做切口，分离皮下组织至肌筋膜与胸大肌筋膜之间。	1）指导患者放松，身体制动。 2）疼痛护理，注意安抚患者。 3）核对电极型号并传递电极。
5. 放置电极（右心室：间隔部；右心房：右心耳）。	1）严密监测患者心电图、生命体征的变化，重视患者主诉。 2）在电极跨过三尖瓣环时，患者易发室性期前收缩或短阵室性心动过速，甚至诱发心室颤动，应严密监测心电图变化，除颤器处于备用状态。 3）传递测试线。
6. 测试电极参数。	1）观察患者主诉及心电图变化。 2）记录电极各项参数，包括阈值、阻抗及 P/R 振幅等。 3）传递带线缝合针包。
7. 固定电极。	1）固定电极前，指导患者深呼吸、咳嗽，再次验证电极位置。 2）核对起搏器型号并传递到手术台上。
8. 连接起搏器与起搏电极。	1）准备聚维酮碘纱条。 2）观察患者心电图的变化。
9. 缝合皮下组织及皮肤，聚维酮碘纱条覆盖，粘贴无菌敷料。	1）注意彻底止血，避免术后血肿形成而增加囊袋感染概率。 2）顺着皮肤纹路粘贴无菌敷料，张力适度。 3）1kg 沙袋压迫伤口。
10. 存留影像。	1）协助技师存留影像资料。 2）观察患者起搏器电极位置，有无气胸、血胸、心包积液等。
11. 转运患者。	1）医生、护士、护工协助转运患者至推车上，离开导管室。 2）完成护理记录单，准确计费。

2）CRTP/CRTD 植入术步骤及护理配合见表 7-6-8。

表 7-6-8　CRTP/CRTD 植入术步骤及护理配合

手术步骤	护理配合
1~4 手术步骤同表 7-6-7。	1~5 护理配合同表 7-6-7。
5. 植入右室电极并测试参数	
6. 植入左心室导线： 1）寻找冠状静脉窦口。 2）冠状静脉逆行造影。 3）靶静脉选择。 4）电极导线选择及植入。 5）参数测试。 6）切撕鞘管。	1）核对并准确传递耗材（左室长鞘、左室鞘中鞘、造影球囊、电生理管、冠状动脉造影管、三环空针、指引导丝）。 2）给予造影剂。 3）检测有无膈肌刺激。
7. 植入右心房电极并测试。	其余护理配合同表 7-6-7。
8. 固定电极，连接起搏器。	
9. 其余步骤同表 7-6-7。	

（三）永久起搏器新型术式

1. 左束支起搏

左束支起搏是近几年开创并推广的一种创新起搏疗法。对于阻滞部位位于希氏束以下的患者，左束支起搏可以越过阻滞部位起搏，经室间隔右室将主动电极深旋至室间隔左室内膜下的左侧传导系统，起搏夺获左侧传导束，包括左束支主干或其近端分支，形成类似右束支阻滞的较窄 QRS 心电图，通常伴随间隔心肌的夺获且夺获阈值低。该方法可以最大限度地保持或纠正阻滞部位以下的心脏电和机械的同步性，避免心力衰竭发生。

1）左束支起搏手术器材：
（1）左束支起搏电极（3830）。
（2）鞘管（His315 或 315S10）。
（3）指引导丝。
（4）切开刀。
（5）备用室间隔鞘。
（6）其余器材同表 7-6-5。

2）手术步骤：常规消毒、铺巾→利多卡因局麻→穿刺静脉血管→做囊袋→放置鞘管（His315 或 315S10）→放置左束支起搏电极（3830）→左束支电极定位→测试参数→植入其他导线→测试→切撕鞘管→固定电极→连接起搏器→缝合包扎。

3）护理配合：参考表 7-6-7。

2. 无导线起搏器——以 Micra 为例

Micra 无导线起搏器是一种没有起搏电极、无须起搏囊袋的全新起搏系统，类似胶囊大小，其体积为 $10cm^3$、长度为 2.59cm、重量仅 1.75g，在 X 线导引下，通过股静脉置入右心室合适位置。它具有传统单腔起搏器的功能，包括频率应答、自动输出管理（自动调整输出电压、安全省电功能）、MRI 兼容功能、诊断功能等。预估平均寿命为12.5 年。

1）无导线起搏器手术器材，见表 7-6-9。

表 7-6-9　无导线起搏器手术器材

名称	规格	数量
穿刺鞘	5F、6F	1
扩张鞘套件	12F、16F	2
加硬导丝	Amplatz super stiff 导丝	1
螺纹注射器	50ml	2
Micra 传送鞘管	—	1
无导线起搏系统	—	1
穿刺针	—	1
尖刀片	—	1
三环空针	—	1
三联三通	—	1
压力延长管	—	2
防水布	—	3
无菌手术贴膜	—	2

2）无导线起搏器手术步骤及护理配合，见表 7-6-10。

表 7-6-10　无导线起搏器手术步骤及护理配合

手术步骤	护理配合
1. 术前核查。	同 7-6-7。
2. 消毒，铺巾。	1）协助消毒铺巾，使用防水布、桌单及无菌手术贴膜。 2）简单介绍手术流程，安抚患者，取得配合。 3）遵医嘱使用镇静镇痛药物。
3. 局麻，穿刺右股静脉，右股静脉造影。	1）准备造影剂，用分装袋输液器连接。 2）及时传递扩张鞘管套件及加硬钢丝。
4. 鞘管扩张股静脉。	1）传递 Micra 传送鞘管。 2）500ml 生理盐水与肝素配比：1ml/1U，连接 Micra 传送鞘管连续或脉冲式冲洗（100~300ml/h），协助排气。
5. 传送鞘管建立轨道。	1）插入传送鞘管后静脉推注肝素（2500~5000 单位，常规 50U/kg），每小时追加一次。 2）传递无导线起博系统。

手术步骤	护理配合
6. 送入无导线起搏系统，释放。	严密监测患者心电图、生命体征的变化，重视患者主诉。
7. 牵拉试验，测试参数。	评估病情，观察有无并发症发生。
8. 退出输送装置，缝合穿刺口，包扎。	协助包扎伤口，1kg 沙袋压迫穿刺处 6～8 小时。
9. 存留影像。	协助技师存留影像资料。
10. 转运患者。	认真填写护理记录单，送患者回病房。

三、并发症及处理

1. 血气胸

常在进行锁骨下静脉穿刺时发生，患者表现为胸痛、不敢深呼吸及无法解释的低血压，X 线检查显示肺压缩。若肺压缩不超过 30%，症状不严重，可不做特殊处理，但应动态观察，如不继续发展，气体可在术后 1～2 周逐渐吸收。若肺压缩大于 30%，患者出现气促、呼吸窘迫等症状，或症状进行性加重，应立即进行穿刺抽气，或安置胸腔闭式引流。

2. 心律失常

常为操作导线所致。发现变化应及时告知医生，常为一过性，调整导线位置即可消失，很少持续。备用胺碘酮、除颤器。

3. 失夺获

电极脱位或电极与起搏器连接处分开。

4. 其他

其余同心血管病介入诊疗常见并发症（详见本章第一节）。

四、健康教育

1）术后平卧 24 小时，少活动。术后三天尽量在床上活动，三天以后可下床活动，并逐渐增加活动量。

2）安置起搏器一侧上肢肩关节术后 24 小时制动，肘部以下可适当活动，术后 1～2 周避免外展、上举动作，避免穿太紧的衣服。电极导线固定需 1～2 个月。

3）避免直接按压起搏器。

4）手术切口处有发热、疼痛或流液等发炎症状时，立即与医生联系。

5）定期随访。携带起搏器随访本定期复查。

【知识拓展】

植入式心电事件监测器

临床上，高达 50％的晕厥患者不能明确诊断病因，然而，晕厥危害很大，其中心源性晕厥危险性最高、临床预后最差，6 个月内死亡率超过 10％，是非晕厥患者死亡率的 2 倍。皮下注射植入式心电事件监测器（ICM）为不明原因晕厥的患者提供了有效、简单的诊断方案。有研究表明其诊断阳性率为常规院内心电图监测的 6.5 倍，可以帮助 78％的患者明确诊断。ICM 体积小巧、功能强大，重 2.5g，可储存 59 分钟心电图数据，配备氮化钛涂层电极，信号高保真，可耐受 1.5T 和 3.0T 条件性 MRI，可记录心房颤动、室性心动过速、心动过缓、停搏等多种事件，属于无囊袋皮下注射术，创伤微小，无须标测，其精巧的特点得到了大多数医生的认可。

（赵雪梅）

第八章 心血管急危重症患者的管理

第一节 心血管重症病房设置与管理

心血管重症监护病房（CCU）是集中收治心脏内科各种急危重症、复杂病变介入术后、有严重手术并发症等患者的医疗场所，为患者及时提供全面、系统、持续、严密的监护和救治。CCU 应合理科学设置，认真履行其功能职责，保持患者出入 CCU 通道畅通，以确保医疗质量和安全、提升患者满意率。

（一）CCU 护理环境资源的配置

1. CCU 设置原则及目的

CCU 应靠近其主要服务的医疗区域，如心导管室/手术室、输血科（血库）、医学影像科和检验科等，方便急危重症患者的转运和救治。

2. 通道设置

CCU 应当合理规划其出入通道，主要包括医务人员通道、患者通道、无菌物品/清洁物品通道、污染物品通道等，通道设置应符合医院感染防控相关要求。有条件的医院可设置自动化物流传输通道。

3. CCU 区域划分

根据 CCU 病床数量、工作人员数量等因素确定各功能区域房间的数量和空间。病房面积与其他功能用房面积之比一般应达到 1：1.5 以上。主要功能区域包括医疗区、办公区、生活辅助区和污物处理区，各区域应相对独立，以利于医院感染防控及减少相互干扰。其中，医疗区包括病房、中央工作站、治疗室、医疗物品材料存放室或库房、备用仪器设备存放室、配餐室、被服室、家属接待室等；办公区包括医生办公室、护士办公室、示教室等；生活辅助区包括工作人员休息室、值班室、更衣室及盥洗室等。

4. 床位数量设置

CCU 的病床数量设置应满足医疗机构的功能需要和实际收治急危重症患者的需要，

并能兼顾突发重大公共卫生事件时重症患者的救治。根据《重症医学科建设与管理指南（2020版）》，三级综合医院ICU病床数不少于医院病床总数的5%，二级综合医院ICU病床数不少于医院病床总数的2%。二级以上（含二级）专科医院应根据实际工作需要确定ICU的病床数。ICU的床位使用率以75%为宜，全年床位使用率平均超过85%时，应该适度扩大规模。尽量每天至少保留一张空床以备应急使用。CCU的病床设置规模应根据医院的总体定位及心血管学科发展规模，参考ICU床位设置原则进行科学合理设置，如目前四川大学华西临床医学院/华西医院CCU病床数占心血管普通病床的8.5%，为进一步满足实际需求，拟增加至20%。

5. 单位床面积及空间需求

CCU内每床使用面积建议15~18m²，床间距1.0~2.5m。单间病房每床使用面积建议18~25m²，尽可能设置单间病房或分隔式病床，减少院内交叉感染的风险。

6. 病房温湿度控制

CCU温度控制在20℃~28℃，相对湿度控制在60%~70%，有良好的自然采光和通风条件，可独立控制各功能区域的温度和湿度。

7. 洗手设施和快速手部消毒装置

CCU应配置足够的非接触式洗手设施、快速手部消毒装置，满足医院感染防控需求，减少院内交叉感染风险。

8. 医疗信息系统

为了收集CCU床旁的各种诊疗及护理信息，CCU必须配备功能齐全的、与医院信息系统连接的、具备升级功能的医疗信息系统，以满足临床医疗、护理、教学、科研及行政管理等综合需求。

9. 病室装修

CCU的装修应充分考虑防火、便于清洁、防静电的要求。为便于观察患者病情，病床与中心工作站之间、病床与病床之间尽可能保持良好的视觉通透，可使用半玻式或中间装配窗帘的方式对相邻病房进行隔断，一个病房内的多个病床之间可采用轨道式隔帘进行分隔，如图8-1-1。

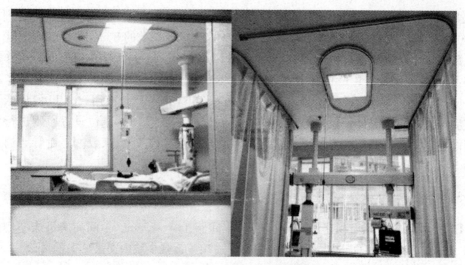

图 8-1-1　半玻式（左）与轨道式隔帘（右）

10. 电源要求

CCU 应该配置不间断电源系统，功率至少满足诊疗设备及病房的照明需要，医疗用电和生活照明用电线路应当分开。

11. 护士站

护士站应设置中心监护站、中心监护显示仪，每床配置的具备心电、血压、脉搏、动脉血氧饱和度等基本生命体征监护功能的床旁监护系统应与中心监护显示仪相连，以方便工作人员在护士站能观察到每个患者的监测数据。

12. 仪器配置

CCU 应配置心电图机、除颤仪、呼吸机、微量注射泵、输液泵、血气分析仪、连续性血流动力学监测设备、临时体外起搏器、主动脉内球囊反搏仪、血液净化仪、超声诊断仪、物理排痰装置、电子升降温设备、胸外心脏按压机等专科治疗仪器。此外，为安全转运患者，每个 CCU 应至少配置 1 台便携式监护仪。

13. 床单元基础设备配置

CCU 床单元应配置适合心血管急危重症患者使用的病床及防褥疮床垫。每张病床至少配置 12~18 个电插座，氧气、压缩空气及负压接口各两套。

（二）CCU 护理人力资源的配置

1. 护士准入资格

1）思想素质：热爱护理专业，医德医风良好，坚持以"患者为中心"的服务理念，具有高度的责任心、同情心和良好的敬业精神。

2）身体素质：身心健康，乐观向上，思维清晰，具有良好的社会适应能力及应变能力。

3）已取得中华人民共和国护士执业证书。

4）有2年临床护理工作经验，经心血管专科培训，专业理论和技能考核合格，表明可胜任 CCU 护理工作。

5）能够严格遵守各项规章制度及操作规程。

6）具有较强的沟通能力、健康教育和心理护理技巧。

2. 护理人员配置原则

根据 CCU 床位数合理配置护理人员，床护比不低于 1：(1.5～3.0)。

（三）CCU 患者的管理

1. CCU 收治患者范围

1）急性心肌梗死或急性冠状动脉综合征患者。

2）各种严重心律失常，包括各种快速及缓慢型心律失常患者。

3）重症心肌炎患者。

4）心源性休克患者。

5）严重心力衰竭患者。

6）高血压急症/亚急症患者。

7）各种复杂手术、大手术、新开展手术或介入手术的术中、术后出现手术并发或生命体征不稳定需要严密监护的患者。

8）心血管普通病房患者突发病情变化或加重，需要转入 CCU 继续救治的患者。

9）下级医院或联盟医院转诊的急危重症患者。

2. CCU 患者收治流程

CCU 患者收治流程见图 8-1-2。

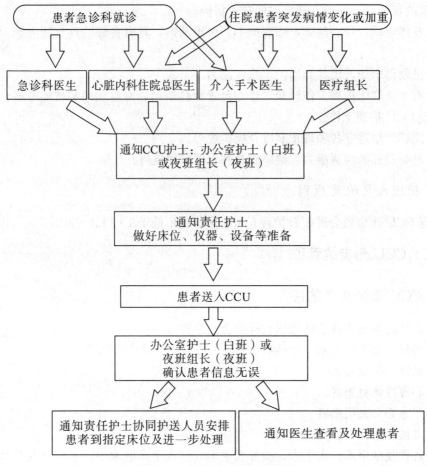

图 8-1-2　CCU 患者收治流程

3. CCU 患者转出流程

1）转出指征：

（1）患者经积极治疗，情况稳定或好转，医疗组长决定转出。

（2）患者病情危重需要继续在 CCU 治疗，但患者或家属拒绝，医生告知相关风险并签署相关风险告知沟通表后，开具转出或出院医嘱。

2）转出流程：CCU 患者转出流程见图 8-1-3。

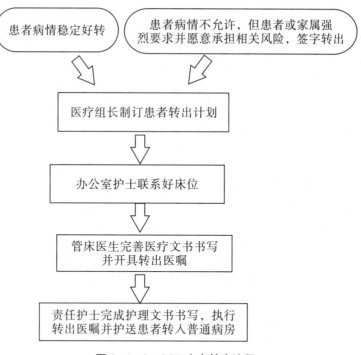

图 8-1-3 CCU患者转出流程

4. CCU护理工作流程

1) 责任护士接到收治患者的通知后,按需做好病床、床单元、仪器、设备、急救物品、药品等准备。

2) 责任护士指导并协助搬运患者到病床,立即连接心电监护导联线,根据需求连接呼吸机管路或吸氧管路,做好临时起搏电极、主动脉球囊反搏导管、有创动脉导管、中心静脉导管等的交接和妥善固定工作,进行生命体征的监测和支持。

3) 与转科医生及护士共同填写患者转科交接记录单,交接患者用药情况、管路情况(如动静脉置管、气管插管、心包或胸腔引流管、胃管、尿管等的置入情况)、皮肤状况(如果患者病情允许),以及病历资料、特殊物资及特殊注意事项等。

4) 建立床头患者信息卡,责任护士完成对清醒患者及家属的入院宣教和健康指导。

5) 责任护士全面评估患者,制订护理计划,实施护理措施,评价护理效果,及时根据患者病情变化修订护理计划。

6) 动态追踪护理效果,根据反馈修订护理计划及措施,并对护理质量持续改进。

7) 患者病情危重、生命体征不稳定时,应立即启动急救措施和应急预案。

8) 患者转科、出院或死亡时,按相关操作规范完成对床单元的消毒处理。

5. CCU护士通知医生的流程

CCU护士通知医生的流程见图8-1-4。

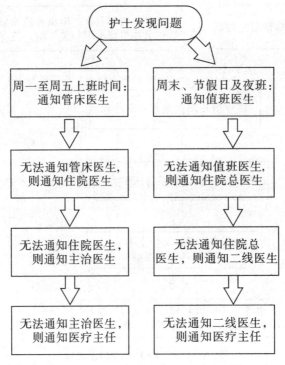

图 8-1-4　CCU 护士通知医生的流程

注：护士通知医生后，若医生未做处理，或未做及时处理，或护士认为医生处理不当，护士应直接通知上一级医生处理。

随着分级诊疗的推行，心血管急危重症患者逐年增多，收治患者高龄化、病情重、器械支持治疗多，收治病种多，合并疾病复杂，这些都给诊疗带来了较大的挑战。CCU 作为给心血管急危重患者提供抢救、监护及治疗的场所，为了更好地应对上述挑战，CCU 护士需通过不断学习，熟练掌握心血管护理的基本知识和技能，除掌握监护仪器及信息系统的使用技术外，还需掌握以下技术：心肺复苏术、电复律与心脏除颤术、人工气道的建立与管理、氧疗与机械通气技术、血流动力学监测技术、床旁临时心脏起搏技术、胸膜腔穿刺术、心包穿刺术、胸腔闭式引流术、动脉血气监测技术等。

下面将进一步对心血管急危重症患者的诊疗技术、急救技能和护理进行重点介绍。

（王雅莉）

第二节　心血管病常见急救技能

一、血流动力学监测技术

临床上医护人员通过对作用力、流量和容积三方面进行分析，观察并研究血液在循环系统中的运动情况，以及血流量、血流阻力、血压之间的相互关系。血流动力学监测指依据物理学的定律，结合生理和病理生理学概念，对循环系统中血液运动的规律进行定量、动态、连续的测量和分析，并将这些数据用于对病情发展的了解和对临床治疗的指导。血流动力学监测是评估 CCU 患者病情的重要方法，包括有创动脉血压监测、中心静脉压监测、肺动脉漂浮导管监测、脉搏指示连续心排血量监测等，为临床抢救急危重症患者提供血流动力学信息，从而使患者得到及时、准确、专业的救治。

（一）有创动脉血压监测

有创动脉血压（ABP）监测是指在动脉内置管进行动脉血压连续、直接监测的一种方法，是监测急危重症患者血流动力学的主要手段，能够反映患者一个心动周期内的血压变化情况。目前应用的压力传感器可直接显示收缩压、舒张压和平均动脉压，并可根据动脉压波形初步判断心脏功能，相关数值和波形可实时显示在监护仪屏幕上，有助于医护人员判断患者体内血容量、心肌收缩力、外周血管阻力及有无心脏压塞等病情变化，及时进行临床治疗。

优点：对于血管痉挛、休克、体外循环转流患者的 ABP 监测结果很可靠；所测得的血压数值比袖带式间接测压法精确，尤其是在听诊器听不清楚血压数值时，仍可反映出血压的水平；通过动脉置管采集血标本，避免频繁动脉穿刺给患者带来疼痛或造成血管壁损伤。

缺点：操作不当会引起血肿、血栓形成等并发症。

1. 适应证与禁忌证

1）适应证：

（1）血压不易控制的高血压。

（2）监测无创血压困难时。

（3）各类重症和需行复杂大手术及有大出血危险手术。

（4）应用血管活性药物时。

（5）需反复采集动脉血标本行血气分析时。

（6）严重创伤和多器官功能衰竭。

（7）心搏呼吸骤停后复苏时。

（8）选择性造影、动脉插管化疗时。

（9）需行低温麻醉和控制性降压的手术。

（10）严重低血压、严重高血压、各种原因的休克。

2）禁忌证：

（1）该动脉是某侧肢体或部位的唯一血供来源。

（2）进行桡动脉穿刺时 Allen 试验阳性。

（3）手术操作涉及同一部位。

（4）凝血功能障碍，严重出血性疾病，正在进行溶栓性治疗。

（5）穿刺部位或其附近存在感染。

（6）外周血管疾病、出血性疾病、血管手术史。

2. 操作方法与护理配合

1) 操作方法：

(1) 置管路径。①桡动脉：为首选路径，因动脉位置表浅并相对固定，穿刺易于成功且管理方便，在穿刺前一般需行 Allen 试验。②尺动脉：特别是经 Allen 试验证实手部供血以桡动脉为主者，选用尺动脉可以提高安全性，但成功率低。③肱动脉：其他动脉穿刺困难时可选用，有阻塞前臂和手部血供的危险。④足背动脉：解剖部位表浅、具有双重血液供应、易穿刺成功。⑤股动脉，其他动脉穿刺困难时可选用，注意预防感染和加强固定。

(2) 方法（以桡动脉穿刺为例）。常规消毒→铺巾→术者左手中指触及桡动脉搏动→食指在其远端轻轻牵拉绷紧皮肤→在搏动最明显处远端约 0.5cm 处套管针与皮肤成 30°穿刺→成功后将套管针放低，与皮肤成 10°→继续向前推进 2mm→固定针芯→将外套管送入桡动脉内并推至所需深度→拔出针芯→完成置管。

2) 操作前护理：

(1) 环境准备。控制床旁人数，预防感染，采取适当遮挡。

(2) 患者准备。评估患者做此项操作的目的、适应证及禁忌证。评估穿刺部位动脉血管及皮肤情况，必要时备皮。置管部位进行 Allen 试验。

(3) 物品准备。压力传感器 1 套、测压管道、加压袋、监护仪、压力监测模块及传感线、肝素盐水（每毫升生理盐水含肝素 1～2U）、动脉套管针、无菌透明敷料、无菌手套、穿刺消毒物品、抢救药品及物品等。

(4) 再次核对患者信息、穿刺部位。

3) 操作中护理：

(1) 双人核对医嘱。

(2) 向患者解释操作目的及方法，取得合作。评估患者动脉测压管路及测压动脉的情况。患者取平卧位，暴露穿刺部位。

(3) 洗手，戴口罩。

(4) 准备用物，连接压力装置。将肝素盐水装入加压袋中，加压袋充气至 300mmHg。将肝素盐水与测压管道连接，测压管道排气，保证管路内无气泡，连接测压管道与动脉导管，注意关闭加压袋，防止加压袋漏气。监护仪上安装压力监测模块及传感线，将压力监测模块与测压管道系统相连。

(5) 监护仪上设定监测名称为"ABP"，设定最适标尺。

(6) 再次核对患者信息及医嘱。

(7) 检查导管是否通畅，冲洗管腔，确认波形。

(8) 将压力传感器与大气端相通，按监护仪归零键，开始归零。

(9) 归零成功后，关闭压力传感器大气端，将压力传感器测压腔与患者端相通，监护仪出现数值与波形，观察波形并读数。

(10) 设定报警界限，监测 ABP 并记录。

(11) 操作完毕，整理床单位。

（12）整理用物，洗手并记录，告知患者注意事项。

（13）操作过程中注意观察患者病情变化，必要时给予心理安慰，以缓解患者紧张情绪。

4）操作后护理：

（1）动脉置管后，观察有无渗血。如有明显渗血应用无菌纱球覆盖穿刺点后给予无纺布或纱布敷料加压包扎，24小时后更换，如无渗血可直接予无菌透明敷料覆盖，每周更换，做好标识。

（2）妥善固定，防止意外脱管。

（3）压力传感器位于腋中线第4肋间水平位置，不要随意改变导管的长度，保持测压管道通畅，确保数值读取正确。

（4）ABP测压、冲洗管路护理：①保持加压袋的压力恒定，使肝素盐水以3~5ml/h的速度持续冲洗导管。②每6小时观察有无回血，并加压冲洗。③保持管道连接完好，防止漏液及空气进入。④严格执行无菌技术操作。⑤穿刺处如有污染或渗血，应随时换药，保持穿刺部位的无菌及敷料清洁完整。⑥经测压导管抽取血标本时，导管接头处应用安尔碘严密消毒，不得污染。⑦测压导管内不能留有血液，必须冲洗干净，防止感染。

3. 并发症预防及护理

1）出血和血肿：大动脉出血的概率高于桡动脉和足背动脉，在穿刺、监测、拔管后均可发生。监测中应将测压管道完全暴露，便于直接观察、及时发现。穿刺失败或拔管后要有效压迫止血，对于凝血功能障碍者应延长压迫时间，必要时局部用绷带加压包扎。如穿刺处出现血肿，应立即拔除导管，压迫止血5分钟以上，必要时局部加压包扎30分钟。

2）感染：与留置时间、穿刺部位等密切相关。注意置管过程及置管后管道护理中严格执行无菌操作。保证动脉穿刺点的局部干燥，若有渗血及时更换无菌透明敷料。置管时间一般不超过7天，一旦发现感染征象应立即拔管。

3）远端肢体缺血：密切观察手术侧远端手指的颜色与温度，当发现缺血征象，如肤色发白、发凉及有疼痛感等，应及时告知医生并及时拔管。固定导管时，切勿环形包扎或包扎过紧。

4）动脉内血栓、空气栓塞：经测压导管抽取动脉血后，应立即用肝素盐水进行快速冲洗，以防凝血。管道内如有血块堵塞时及时抽出，切勿将血块推进，以防发生动脉内血栓。在调试零点、采血时，严防气体进入动脉内造成空气栓塞。

4. 注意事项

1）有创血压与无创血压之间有一定的差异，一般认为，有创收缩压比无创高10~20mmHg，而有创舒张压则比无创低15~20mmHg，股动脉收缩压较桡动脉收缩压低约10mmHg。

2）不同部位的动脉压不同，仰卧时，从主动脉到远心端的周围动脉收缩压依次升高，而舒张压逐渐减低，如足背动脉的收缩压较桡动脉高，而舒张压较桡动脉低。

3）观察并记录动脉置管远端肢体供血及皮肤情况。

4）患者体位改变时应重新校对零点，校对零点时，压力传感器位于第4肋间腋中线水平位置。

5）经测压导管抽取动脉血后，要注意将测压导管腔内的血冲洗干净，防止导管相关性感染。

6）置管时间不宜超过7天，一旦发现感染征象应立即拔除导管。

（二）中心静脉压监测

中心静脉压（central venous pressure，CVP）由4部分组成：右心室充盈压；静脉内壁压，即静脉内容量产生的压力；静脉外壁压，即静脉收缩压和张力；静脉毛细血管压。CVP与血容量、静脉压力、右心功能有关。CVP的监测方法主要有两种，即开放式测量法和连续动态密闭式测量法。在目前的临床实践中，通常进行连续测定，动态观察其变化趋势，监测血容量与右心功能，指导输液量和输液速度，这对处理休克患者、评价急危重症患者血流动力学情况有重要指导意义。

1. 适应证与禁忌证

1）适应证：

（1）严重创伤、各种休克及急性循环功能衰竭等危重患者。

（2）需行各类大、中手术，尤其是心血管、头颅和腹部大手术的患者。

（3）需快速输血的患者。

（4）需接受大量、快速补液的患者。

（5）需长期输液或完全胃肠外营养治疗的患者。

2）禁忌证：穿刺静脉局部感染或血栓形成、凝血功能障碍等，但这些并非绝对禁忌证。

2. 操作方法与护理配合

1）操作方法：

（1）置管路径。常用的置管部位有颈内静脉、股静脉、锁骨下静脉、颈外静脉等。

（2）方法。患者去枕取平卧位→选择穿刺部位→常规消毒→铺巾→局部麻醉→套管针连接注射器→抽生理盐水3ml→穿刺→见回血沿针腔置入导引钢丝→撤除针头及注射器→沿导引钢丝将套管推进至根部→撤除导引钢丝→由套管腔插入中心静脉导管（根据不同途径决定送管深度，需注意保证体外余留长度应大于一个套管的长度）→将套管退至体外并与中心静脉管尾部锁定。

2）操作前护理：

（1）核对信息及医嘱，向患者解释操作的目的和过程，取得合作。评估置管途径。

（2）评估中心静脉导管通路是否通畅。

（3）物品准备。压力传感器1套、无菌手套、压力监测模块及传感线、加压袋、中心静脉导管、深静脉穿刺包、监护仪、肝素盐水（每毫升生理盐水含肝素 1~2U）、生理盐水、局麻药、穿刺消毒物品、抢救药品及物品等。

（4）监护仪准备。监护仪屏幕应置于操作者可见处。压力范围一般设为 0~50mmHg，然后根据患者的具体情况调整。

（5）环境准备。请无关人员回避，控制床旁人数，减少感染，关闭门窗，采取适当遮挡。

3）操作中护理：

（1）双人核对医嘱和患者信息。

（2）评估患者中心静脉导管外露刻度、穿刺点情况。

（3）洗手，戴口罩。

（4）准备用物，将生理盐水装入加压袋中，加压袋充气至 300mmHg，将测压管道与生理盐水连接，排气方法正确，保证管路内无气泡，连接测压管道与中心静脉导管主腔。压力传感器一端与压力监测模块及传感线连接，另一端直接连于中心静脉导管（central venous catheter，CVC）主腔。

（5）再次核对患者信息及医嘱。

（6）监护仪上设定监测名称为"CVP"，设定最适标尺。

（7）检查测压导管，予 10ml 生理盐水脉冲式冲洗 CVC 主腔，评估导管是否通畅，确认波形。

（8）将患者置于平卧位，压力传感器位于第 4 肋间腋中线水平位置。

（9）嘱患者平静呼吸。

（10）压力传感器与大气端相通，按监护仪归零键，开始归零。

（11）当监护仪显示归零成功后，使压力传感器测压腔与患者端相通。监护仪出现数值与波形，读取数值。

（12）操作完毕后，对压力传感器与 CVC 连接处给予无菌治疗巾覆盖。

（13）设定报警界限，监测 CVP 并记录。

（14）操作完毕，整理用物，将患者置于舒适位，告知注意事项，洗手。

4）操作后护理：

（1）保持穿刺点清洁干燥，如污染、渗血或敷料完整性遭到破坏时，应及时进行换药。

（2）保持加压袋的压力恒定，使生理盐水以 3~5ml/h 的速度持续冲洗测压管道，以保持导管通畅，抽血后应立即冲洗导管，避免管腔内有残留血渍。

（3）每天更换冲洗用生理盐水，每 72 小时更换压力传感器。

（4）严格执行无菌操作，确保管道连接牢固可靠，注意预防空气栓塞。

3. 并发症预防及护理

1）血栓：测压导管抽血后，立即使用生理盐水进行快速冲洗，以防凝血。管道内如有血块堵塞时应及时抽出，切勿将血块推进，以防发生血栓。

2）感染：置管中及置管后管道护理中严格无菌操作。定期更换无菌透明敷料，置管时间最长不超过 6 周，一旦发现感染征象应立即拔管。

3）导管移位或脱出：每次更换敷料时观察穿刺点处皮肤缝线是否松动或脱落，如有松动，及时告知医生进行重新固定。告知患者避免穿刺部位的过度活动，并摆放好输液管道的位置，避免过度牵引，引起管道脱落。

4. 注意事项

1）CVC 可作为输液途径，因此不监测 CVP 时可持续输液以保持通畅，但不能输注血管活性药物或钾溶液，以免测压时药物输入中断或输入过快引起病情变化。

2）保持测压的准确性，以平卧位测压为宜。侧卧位，尤其是右侧卧位的 CVP 比平卧位高，患者改变体位后要重新校对零点。

3）使用呼吸机正压通气、呼气末正压通气（PEEP）治疗时，或当吸气压大于 $25cmH_2O$ 时胸膜腔内压增加，CVP 值可受影响，测量时应尽量减小这些影响。

4）每次监测前需重新校对零点，为避免咳嗽、吸痰、呕吐、躁动、抽搐的影响应在安静 10～15 分钟后测量。

5）疑管腔堵塞时不能强行冲洗，应停止监测 CVP，及时抽出血块，以防血栓。

6）管道系统连接紧密，测量 CVP 时护士不宜离开，因为当 CVP 为负值时，患者很容易吸入空气。

（三）肺动脉漂浮导管监测

肺动脉漂浮导管自 20 世纪 70 年代由 Jeremy Swan 和 William Ganz 等人设计并用于临床（故也称为 Swan-Ganz 导管，简称 S-G 导管），S-G 导管的监测结果为心脏功能障碍和其他危重患者的血流动力学监测提供了重要的参考依据，是测定心排血量（CO）的"金标准"。通过气囊漂浮导管能够测量中心静脉压（CVP）、右心房压（RAP）、肺动脉压（PAP）、肺动脉楔压（PAWP）、连续心排血量（CCO）和混合静脉血氧饱和度（SvO_2），改良的 S-G 导管还可直接连续测量每搏输出量（SV）、右心室舒张末容量（RVEDV）和右心室收缩末容量（RVESV），将压力监测与容量监测融为一体，有助于及时准确判断高危患者的容量状态，指导治疗液体的使用。结合血气分析，S-G 导管还可用于进行全身氧代谢的监测。

1. 适应证与禁忌证

1）适应证：

（1）左心功能不全，左室射血分数<40%或心脏指数<2.0L/(min·m²)。

（2）各种原因的休克或多脏器功能衰竭，指导休克的扩容治疗。

（3）近期心肌梗死或不稳定心绞痛。

（4）心脏大血管手术伴大出血或大量体液丧失。

（5）右心衰竭、肺动脉高压、严重腹水和慢性阻塞性肺疾病。

（6）血流动力学不稳定，需要强心药或 IABP 维持。

（7）各种心脏手术及肺、肝移植患者的监测。

（8）主动脉手术需要钳闭主动脉者。

（9）指导和评价血管活性药物治疗的效果。

（10）鉴别心源性和非心源性肺水肿。

2）绝对禁忌证：

（1）肝素过敏者。

（2）完全性左束支传导阻滞，置入 S-G 导管的过程可能伤及右束支，引起完全性房室传导阻滞、心脏骤停。

（3）三尖瓣或肺动脉瓣狭窄，肺动脉导管（PAC）无法通过或导管本身即可使原发疾病加重。

（4）右心房或右心室内肿块（肿瘤或血栓）形成，插管时如不慎，可使肿块脱落而引起肺栓塞。

（5）法洛四联症，右心室流出道十分敏感，PAC 通过肺动脉时，常可诱发右心室漏斗部痉挛，使发绀加重。

3）相对禁忌证：

（1）严重心律失常，正常情况下，PAC 置管时，常可诱发一过性房性或室性心律失常。因此，患者伴有心律失常时，插管可引起严重的心律失常。此类患者是否可以选用 PAC，需权衡其利弊。

（2）凝血障碍，严重出血性疾病，或正在进行溶栓治疗、应用大剂量肝素进行抗凝治疗。

（3）近期植入起搏导管者，施行 PAC 置管或拔管时如不慎可致起搏导管脱落。

（4）穿刺局部疑有感染或已有感染。

2. 操作方法与护理配合

1）操作方法：

（1）置管途径。S-G 导管行血流动力学监测时常用的置管部位有颈内静脉、锁骨下静脉、颈外静脉、贵要静脉、股静脉等。目前，临床多选择颈内静脉或锁骨下静脉穿刺置管，右侧颈内静脉是 S-G 导管的首选插管途径。

（2）置管方法。①选择穿刺部位，常规消毒、铺巾，局部麻醉。②应用 Seldinger 方法将外鞘管插入静脉内，然后将 S-G 导管经外鞘管送至中心静脉内，根据监测仪压力波形变化判断 S-G 导管顶端的位置。③S-G 导管进入右心房后，监测仪显示出典型的心房压力波形，表现为 a、c、v 波。此时向气囊充气 1ml，继续向前送入 S-G 导管。④S-G 导管通过三尖瓣，压力波形显示收缩压明显升高、舒张压不变或略有下降、脉压明显增大。这种波形提示导管的顶端已进入右心室。⑤S-G 导管经过右心室流出道到达肺动脉，这时压力波形的收缩压基本保持不变，舒张压明显增高。⑥继续向前缓慢送入 S-G 导管，这时收缩压、舒张压均下降，脉压明显减小，出现典型的肺动脉楔压，此时停止移动 S-G 导管，立即放开气囊，当压力波形变为肺动脉压力波形后再次向气囊充气 1ml，之后排空气囊，重复出现由肺动脉楔压波形到肺动脉压力波形的转换提示 S-G 导管位置良好。

2）操作前护理：

（1）患者准备。评估患者适应证及有无禁忌证。进行相关化验及各项检查，了解患者既往史、现病史、生命体征，尤其是导管经过的通道上有无畸形及患者的出凝血功能等。向患者解释操作目的及方法，取得合作。患者取平卧位，必要时遵医嘱给予适当镇静。

（2）环境准备。请无关人员回避，关闭门窗，调节室温，采取适当遮挡。

（3）物品准备。无菌手术衣、中心静脉穿刺包、中心静脉治疗巾包、S-G导管、外鞘管、无菌手套、生理盐水、12.5U/mL的250ml肝素盐水、压力传感器2套（监测PAP和CVP）、加压袋2个（用于测压管道的持续冲洗）、压力监测模块2个及传感线2根、S-G导管专用心排血量监测模块及专用数据线、无菌纱布、无菌纱球、无菌透明敷料、刀片、缝针及线、局麻药、除颤仪、抢救车及抢救物品等。

3）操作中护理：

（1）双人核对医嘱。

（2）体位：患者取平卧位，穿刺颈内静脉时则患者头偏向对侧，穿刺股静脉时要给予备皮，注意保暖。

（3）评估S-G导管外露刻度、穿刺点情况。

（4）建立静脉通路，遵医嘱用药。

（5）戴帽子、口罩、无菌手套，穿无菌隔离衣，使用氯己定消毒皮肤，铺巾。

（6）置管过程中为医生提供所需物品，如生理盐水、无菌纱布、注射器、缝针及线等。

（7）固定外鞘管，覆盖无菌透明敷料。

（8）协助医生检查S-G导管，取下无菌套，检查气囊是否漏气，生理盐水冲洗各腔并与标定好的压力传感器相连，压力传感器位于第4肋间腋中线水平位置。

（9）调整压力测量范围0~120mmHg，并将加压袋加压至300mmHg。

（10）医生经外鞘管置入S-G导管，导管路径：经外周静脉（上腔或下腔静脉）穿刺→右心房→右心室→肺动脉→气囊在肺动脉被嵌顿。在此过程中护士要协助医生严密观察患者的生命体征并及时汇报。

（11）S-G导管置管成功后，重新冲洗S-G导管各腔，检查各连接处防止漏液。

（12）一般根据压力波形明确导管顶端所在部位，同时准确记录RAP、PAP、PAWP、CCO等血流动力学指标。测量PAWP时，应将气囊缓慢充气（充气量<1.5ml），充气时间不宜超过15秒，待出现嵌顿图形后，记录数字并放掉气囊内气体。未测量PAWP时应放空气囊并锁住气囊注射器。

（13）操作过程中注意观察患者病情变化，注意患者面色、神志、心率、心律、血压等生命体征的变化，做好记录，发现问题及时处理。必要时给予心理安慰，以缓解患者紧张情绪。

（14）操作结束后，询问患者有无不适，将患者置于舒适体位休息。

（15）整理用物，洗手并记录。

4）操作后护理：

（1）伤口处理。密切观察置管处伤口，注意局部皮肤血液循环，伤口敷料保持清洁干燥，视具体情况随时更换，预防感染的发生。

（2）S-G 导管护理。①保护导管外面的透明保护膜，保持导管的无菌状态，以便于医生随时调整 S-G 导管的深度。②随时观察导管深度及波形，防止导管移位。在测量 PAWP 时应缓慢进行气囊充气，如果放开气囊后 PAWP 波形不能立即转变为 PAP 波形，或气囊充气不到 0.6ml 即出现 PAWP 波形，则提示导管位置过深。如气囊充气 1.2ml 以上才出现 PAWP 波形，则提示导管位置过浅。及时告知医生，调整导管位置。③保持各管道通畅，将压力传感器上的加压袋加压至 300mmHg，以保持肝素盐水以 3～5ml/h 的速度持续冲洗。④严格无菌操作。

5）监测注意事项：

（1）注意各波形变化，若 PAP 或 RAP 波形出现异常，应检查管腔是否堵塞，回抽见血后，再给予肝素盐水脉冲式冲洗管腔。

（2）严密观察心率、心律变化，注意心律失常的出现，及时准确地记录生命体征，及时报告医生进行处理。

3. 并发症预防及护理

1）心律失常：包括室性期前收缩、室上性心动过速等，一般以室性期前收缩常见，发生率约 10%，因此，操作中必须持续心电监护，床边备好急救药物及物品。

2）肺栓塞、肺出血和肺动脉破裂：使用肝素盐水持续冲洗管腔或选用含有肝素涂层的导管。注意气囊应间断、缓慢充气，应严格按照建议的充气量充气，尽量缩短测量 PAWP 的时间，一般不超过 3 个呼吸周期，最长不超过 30 秒，置入肺动脉导管后常规行 X 线检查。

3）感染：严格遵守无菌操作技术原则，医生按要求洗手和穿戴消毒衣帽。与导管相连的延长管、三通、输液器、压力传感器等均应保持无菌。导管与输液器连接处用无菌敷料包裹。如出现穿刺点局部红、肿、热、痛并伴有高热、寒战等表现，怀疑与导管相关感染有关时，应拔除导管，并做导管顶端培养和血培养。

4）空气栓塞：空气栓塞多发生在 S-G 导管插管至拔管后 48 小时。操作时注意防止注射器内空气进入，所有的端口应有开关控制连接。抽血、冲洗时要避免气泡进入导管，一经发现及时抽出。

5）局部出血：插管前应注意患者是否应用抗凝药，监测出凝血时间，置管期间及拔管后密切观察穿刺部位的情况。

4. 注意事项

（1）气囊在嵌顿位置时不可长时间保持充气状态，正常使用时，保持气囊注射器与阀门开放，即不要使导管持续处于嵌顿状态，以免导致肺动脉栓塞。

（2）气囊处于非充盈状态时才可退出导管。

（3）导管到位后，再充盈气囊以确定 PAWP 的最小充盈气量。如果之后用小于最小充盈气量的充气量即可得到 PAWP，可能是因为导管置入过深。此时应告知医生退出导管，重新放置。

（4）随着 S-G 导管留置时间的延长，感染及血栓形成的可能性增大，因此应尽可能缩短导管的留置时间，一般不超过 72 小时。

（5）测量 PAWP 时为获得数据操作时间一般为 2~3 个呼吸周期，注意气囊充气时间不能持续超过 30 秒。

（四）脉搏指示连续心排血量监测

脉搏指示连续心排血量（pulse indicator continuous cardiac output，PiCCO）监测是一种微创心排血量监测技术，该技术采用热稀释方法测量单次的心排血量（CO），并通过分析动脉压力波形曲线下面积来获得 PiCCO，是对急危重症患者主要血流动力学参数进行监测的工具。可以连续测量 CO、CI、血管外肺水（EVLW）、肺血管通透性指数（PVPI）和全心射血分数（GEF）等。PiCCO 监测适用于需要监测血液循环、心脏功能和肺功能的急危重症患者。

1. 适应证与禁忌证

1）适应证：任何原因引起的血流动力学不稳定，或存在可能引起不稳定的危险因素；任何原因引起的 EVLW 增加，或存在可能引起 EVLW 增加的危险因素。PiCCO 导管不经心脏，尤其适用于对 S-G 导管禁忌的患者，如完全左束支传导阻滞、心脏附壁血栓、严重心律失常、EVLW 增加、急性呼吸窘迫综合征、心力衰竭、水中毒、严重感染、重症胰腺炎、严重烧伤及围术期大手术患者等。

2）禁忌证：PiCCO 监测无绝对禁忌证。

3）相对禁忌证：

（1）肝素过敏。

（2）穿刺局部疑有感染或已有感染。

（3）严重出血性疾病，或正在进行溶栓治疗和应用大剂量肝素进行抗凝。

（4）接受主动脉内球囊反搏治疗的患者，不能使用本设备的脉搏轮廓分析方式进行监测。

2. 操作方法与护理配合

1）操作方法与计算方法：

（1）操作方法：

患者去枕平卧位→选择穿刺部位→常规消毒→铺巾→在局麻下行中心静脉（常为右侧颈内静脉或锁骨下静脉）与大动脉（常为股动脉）穿刺置管→导管主腔接三通→将动静脉导管分别连接温度传感器测温和压力传感器测压等，均连接至 PiCCO 监护仪。

（2）计算方法：

测量时，经中心静脉导管匀速注入适量冰生理盐水，依次经过上腔静脉→右心房→右心室→肺动脉→血管外肺水→肺静脉→左心房→左心室→升主动脉→腹主动脉→股动脉 PiCCO 导管接收端，计算机将整个热稀释过程画出热稀释曲线，并根据 Stewart－Hamilton 方程计算出心排量，然后结合动脉脉搏波形和心率的变化持续计算出每次心排血量等一系列具有特殊意义的重要临床参数。

2）操作前护理：

（1）患者准备。评估患者做此项操作的目的、适应证及禁忌证。评估相关化验及各项检查结果，了解患者既往史、现病史、生命体征，尤其是导管经过的通道上有无畸形及患者的出凝血功能等。对于清醒患者，应取得患者配合并予适当镇静。

（2）环境准备。请无关人员回避，采取适当遮挡。

（3）物品准备。无菌手术衣、中心静脉穿刺包、中心静脉治疗巾包、PiCCO 导管及配套压力装置、无菌手套、100/250ml 生理盐水各 1 袋、加压袋 1 个、压力监测模块 1 个及传感线 1 根、带 PiCCO 监测模块的监护仪、无菌纱布、无菌纱球、无菌透明敷料、局麻药、刀片、缝针及线、除颤仪、穿刺消毒物品、抢救物品、抢救车等。

3）操作中护理：

（1）双人核对医嘱。

（2）体位。协助患者取适宜体位，股动脉取正中仰卧位，穿刺处要给予备皮，注意保暖。

（3）评估患者静脉置管和动脉置管外露刻度及穿刺处皮肤情况。

（4）洗手，戴口罩。

（5）准备并检查用物有效期，再次核对医嘱。

（6）在监护仪上安装 PiCCO 监测模块，输入患者基本信息，如姓名、身高、体重等，连接压力传感器、温度传感器导线。

（7）将测温三向管用三通与静脉置管连接，三向管连接导线与监测仪连接。

（8）将患者置于平卧位，压力传感器位于第四肋间腋中线水平。打开大气端后校对零点，然后将压力传感器与股动脉测压管相通。固定压力传感器。

（9）调整压力测量范围 0～180mmHg，并将加压袋加压至 300mmHg。

（10）根据监护仪提示，将温度低于 8℃的生理盐水 15ml 经测温三向管快速推入静脉（5 秒内匀速推入），动脉导管顶端的热敏电阻测量温度，通过分析热稀释曲线，自动计算得出 CO，重复上述热稀释测量三次，取平均值。

（11）结合连续动脉压力曲线分析，得出 CO、胸腔内总血容积（ITBV）、EVLW、每搏输出量（SV）、每搏输出量变异（SVV）等参数并准确记录。

（12）操作完毕，整理床单位，将患者置于舒适位。

（13）告知患者注意事项，嘱患者正确保护穿刺部位，避免导管、导线的牵拉。

（14）整理用物，洗手，记录。

4）操作后护理：

（1）股动脉穿刺部位使用无菌透明敷料。无菌透明敷料每 24 小时更换 1 次，以后每 72 小时更换 1 次，必要时及时更换。

（2）穿刺点出现红、肿、脓性分泌物等时，及时处理，留取培养标本，必要时拔除导管。

（3）拔管后护理：①遵医嘱留取培养标本送检。②拔管后按压穿刺点至不出血，静脉穿刺点按压 5 分钟以上，动脉穿刺点按压 15 分钟以上，有出血倾向、导管留置时间长或存在其他出血可能者增加按压时间。③停止按压后，局部覆盖无菌透明敷料，继续关注局部止血效果。

3. 并发症预防及护理

1）远端肢体缺血：密切观察手术侧远端手指的颜色与温度，当发现缺血征象，如肤色发白、发凉及有疼痛感等异常变化时，应及时告知医生并及时拔管。固定导管时，切勿环形包扎或包扎过紧。

2）局部血肿：如穿刺处出现血肿，应立即拔除导管，压迫止血 5 分钟以上，必要时局部加压包扎 30 分钟。

3）感染：穿刺部位用无菌透明敷料覆盖，必要时更换敷料。保持测压系统密闭。接触导管前行手卫生，经 PiCCO 导管采血前后严格消毒。

4. 注意事项

1）监测过程中每 4~8 小时用热稀释法校正零点。

2）校正零点时压力传感器应位于第 4 肋间腋中线水平位置，一般每 6~8 小时校正 1 次。

3）如果不选择或不能选择持续测量 CVP，为获得 SVR 准确数值，CVP 应更新。如果测出的 CVP 数值未能自动上传至系统，护士应手动录入，以保障 PiCCO 数值的准确。

4）监测过程中应始终存在动脉波形监测，可间断进行方波试验保证通畅。

5）测量错误的原因可能是导管放置不正确或传输信号受干扰，如动脉压力传感器接头连接不紧密、电磁干扰等。

6）在测量过程中应避免快速输液或注射治疗。测量时勿触摸温度传感器和导管，避免手温影响测量的准确性。

7）PiCCO 监测一般选择经锁骨下静脉和股动脉置管，应严格执行无菌操作，预防导管相关性感染。

8）导管留置一般不超过 7 天，如条件允许尽早拔除，股动脉置管拔除后应给予加压包扎。

（廖先珍）

二、动脉血气分析

动脉血气分析指对人体动脉血液中的酸碱度、氧分压、二氧化碳分压、血钾、血钠、血钙、血肌酐等相关指标进行测定，从而对患者的呼吸功能、酸碱平衡状态及电解质平衡状态做出判断。酸碱平衡及电解质平衡是维持人体内环境稳定的重要因素，直接关系到患者的安危，因此动脉血气分析在急危重症患者救治中起着极其重要的作用。动脉血气分析可以用于判断患者呼吸功能和酸碱平衡情况，并客观反映患者呼吸衰竭的类型。

（一）适应证

1）低氧血症和呼吸衰竭的诊断。

2）呼吸困难的鉴别诊断。

3）昏迷的鉴别诊断。

4）手术适应证的选择。

5）呼吸机的应用、调节和撤机的时机判断。

6）呼吸治疗的观察。

7）酸碱失衡的诊断。

（二）禁忌证

动脉血气分析无绝对禁忌证，但是有出血倾向的患者应谨慎应用。

（三）监测指标及临床意义

动脉血气分析指标正常参考值及临床意义见表8－2－1。

表8－2－1　动脉血气分析指标正常参考值及临床意义

指标	英文缩写	正常参考值	临床意义
酸碱度	pH	7.34~7.45	反映患者体内酸碱平衡的综合情况，pH值升高，考虑碱中毒；pH值降低，考虑酸中毒
氧分压	PaO_2	成人：80~100mmHg 新生儿：60~90mmHg	动脉血浆中物理溶解的氧分子产生的分压。PaO_2 既反映血浆中溶解的氧量，还反映血氧饱和度。随着年龄的增加，PaO_2 会稍有下降。PaO_2 降低表示机体肺通气异常，缺氧
二氧化碳分压	PCO_2	35~45mmHg	当 $PCO_2 > 45mmHg$ 时，应考虑为呼吸性酸中毒或代谢性碱中毒的呼吸代偿；当 $PCO_2 < 35mmHg$ 时，应考虑为呼吸性碱中毒或代谢性酸中毒的呼吸代偿
碳酸氢根离子	HCO_3^-	22~27mmol/L	—
总二氧化碳	TCO_2	24~32mmol/L	代表血液中 CO_2 和 HCO_3^- 之和，在体内受呼吸和代谢两方面的影响
血氧饱和度	SaO_2	92%~99%	降低见于肺换气或通气障碍性疾病
剩余碱	BE	±3mmol/L	降低见于代谢性酸中毒。增高见于代谢性碱中毒

续表8-2-1

指标	英文缩写	正常参考值	临床意义
二氧化碳结合力	CO_2-CP	92%～99%	增高见于代谢性碱中毒和呼吸性酸中毒。降低见于呼吸性酸中毒和代谢性碱中毒
血钾	K^+	3.5～5.5mmol/L	增高可见于肾上腺皮质功能减退症、急性或慢性肾衰竭、休克、重度溶血或钾用量过多等。降低可见于严重腹泻、呕吐、肾上腺皮质功能减退症、使用利尿药等
血钠	Na^+	135～145mmol/L	降低提示低钠血症，临床上常见于尿钠排出过多、终末期心力衰竭患者
血钙	Ca^{2+}	2～3mmol/L	增高可见于甲状腺功能亢进症、维生素D过多症、高钙血症等。降低可见于甲状腺功能减退症、维生素D缺乏症、佝偻病、低钙血症等
氯化物	Cl^-	96～108mmol/L	氯离子是细胞外液中极为重要的阴离子，与钠离子一起在维持细胞外液渗透压方面起着非常重要的作用

（四）酸碱失衡的类型及特点

1. 单纯型呼吸性碱中毒

单纯型呼吸性碱中毒指机体过度通气，体内二氧化碳排出增多，导致 PCO_2、HCO_3^- 下降，pH升高，实际碳酸氢盐（AB）<标准碳酸氢盐（SB）。由于临床上慢性呼吸性碱中毒很少，因此，肾代偿作用常不明显，pH值常随 PCO_2 的下降而上升。

2. 单纯型呼吸性酸中毒

单纯型呼吸性酸中毒指肺泡有效通气不足引起 PCO_2 增高，从而导致 HCO_3^- 增高。慢性 PCO_2 增加时，肾脏排出 H^+ 增加，此时SB、BE升高，但AB>SB。

3. 单纯型代谢性酸中毒

单纯型代谢性酸中毒是临床酸碱失衡中最常见的类型。可发生于 H^+ 摄入过多和（或）H^+ 排出减少，如休克、缺氧、肾功能不全等情况，亦可发生于 HCO_3^- 丢失过多，如肠瘘、急性腹泻等情况。患者主要表现为 HCO_3^- 和BE降低，可因呼吸代偿部分改善pH值的下降幅度，PCO_2、AB、SB均下降，但AB<SB。

4. 单纯型代谢性碱中毒

单纯型代谢性碱中毒可发生于 H^+ 丢失过多，如呕吐，亦可发生于 HCO_3^- 增多，如摄入大量碳酸氢钠等。患者主要表现为 AB、BE 升高，可因呼吸代偿部分改善 pH 值的升高幅度，PCO_2、AB、SB 均升高，但 AB>SB。

5. 复合型酸碱失衡

各种原因导致呼吸性酸碱失衡与代谢性酸碱失衡合并存在时即为复合型酸碱失衡。其病因较复杂，血气监测结果各异，可分为两重平衡失调和三重平衡失调，见表 8-2-2。

表 8-2-2　复合型酸碱失衡及血气特点

酸碱失衡类型	血气特点
呼吸性酸中毒合并代谢性酸中毒	表现为 PCO_2 升高、正常或轻度下降，pH 值明显降低，BE 升高，血钾升高
呼吸性酸中毒合并代谢性碱中毒	表现为 PCO_2、HCO_3^- 升高、AB 明显升高，且超过预计代偿限度
呼吸性碱中毒合并代谢性酸中毒	表现为 PCO_2、HCO_3^-、AB、SB、缓冲碱（BB）下降，BE 升高，pH 值升高或大致正常
呼吸性碱中毒合并代谢性碱中毒	表现为 PCO_2 下降、正常或轻度升高，HCO_3^- 升高或正常，阴离子间隙（AG）正常或轻度升高，BE 升高，pH 值明显升高
呼吸性酸中毒合并高 AG 型代谢性酸中毒和代谢性碱中毒	表现为 PCO_2、AB、SB、BB 升高，Cl^- 正常或降低，BE 升高，pH 值可升高、下降或正常
呼吸性碱中毒合并高 AG 型代谢性酸中毒和代谢性碱中毒	表现为 PCO_2 下降，AB、SB、BB、AG 升高，pH 值可升高、下降或正常，HCO_3^- 下降或正常

（五）酸碱失衡类型的判断方法

1. 分清原发与继发（代偿）失衡

1）酸碱失衡代偿必须遵循下述规律：

（1）PCO_2、HCO_3^- 中一个变量的变化可引起另一个变量的同向代偿变化，即原发 HCO_3^- 升高，必有代偿的 PCO_2 升高；原发 HCO_3^- 下降，必有代偿的 PCO_2 下降。反之也相同。

（2）原发失衡变化必大于代偿变化。

2）根据上述代偿规律，可以得出以下三个结论：

（1）原发失衡决定了 pH 值。

（2）HCO_3^- 和 PCO_2 呈相反变化，必有复合型酸碱失衡存在。

（3）HCO_3^- 和 PCO_2 明显异常同时伴 pH 值正常，考虑有复合型酸碱失衡存在。

牢记上述代偿规律和结论，对于正确判断酸碱失衡类型极为重要。根据上述的代偿规律和结论，一般来说，单纯型酸碱失衡的 pH 值是由原发失衡所决定的。如果 pH<7.35，提示原发失衡可能为酸中毒；pH>7.45，提示原发失衡可能为碱中毒。

2. 分析单纯型和复合型酸碱失衡

根据上述代偿规律：

1）PCO_2 升高伴 HCO_3^- 下降，必为呼吸性酸中毒合并代谢性酸中毒。

2）PCO_2 下降伴 HCO_3^- 升高，必为呼吸性碱中毒合并代谢性碱中毒。

3）PCO_2 和 HCO_3^- 明显异常伴 pH 正常，应考虑有混合性酸碱失衡的可能，可用单纯性酸碱失衡预计代偿公式计算进行进一步确诊。

正确认识混合性酸碱失衡的关键是要正确地应用酸碱失衡预计代偿公式。目前在临床上使用的酸碱失衡预计代偿公式较多，要正确使用公式必须要遵循以下步骤：

1）根据动脉血 pH、PCO_2、HCO_3^- 三个参数值，结合临床表现、病史等确定是否为原发失衡类型。

2）根据原发失衡类型选用合适公式。

3）将公式计算所得结果与实测 HCO_3^- 或 PCO_2 相比作出判断。凡是落在公式计算代偿范围内则判断为单纯型酸碱失衡，落在公式计算代偿范围外则判断为复合型酸碱失衡。

4）若为并发高 AG 代谢性酸中毒的复合型酸碱失衡，则应计算潜在 HCO_3^-，将潜在 HCO_3^- 替代实测 HCO_3^-，与公式计算所得的预计 HCO_3^- 相比。

3. 常用酸碱失衡预计代偿公式

常用酸碱失衡预计代偿公式见表 8-2-3。

8-2-3 常用酸碱失衡预计代偿公式

原发失衡	原发变化	代偿反应	预计代偿公式	代偿极限
代谢性酸中毒	HCO_3^- ↓	$PaCO_2$ ↓	$PaCO_2 = 1.5 \times [HCO_3^-] + 8 \pm 2$	10mmHg
代谢性碱中毒	HCO_3^- ↑	$PaCO_2$ ↑	$\Delta PaCO_2 = 0.9 \times \Delta [HCO_3^-]$	555mmHg
呼吸性酸中毒	$PaCO_2$ ↑	HCO_3^- ↑	急性：代偿引起 $[HCO_3^-]$ 上升 3~4mmol/L，$\Delta [HCO_3^-] = 0.1 \times \Delta PCO_2 \pm 1.5$	30mmol/L
			慢性：$\Delta [HCO_3^-] = 0.35 \times \Delta PCO_2 \pm 5.58$	42~45mmol/L
呼吸性碱中毒	$PaCO_2$ ↓	HCO_3^- ↓	急性：$\Delta [HCO_3^-] = 0.2 \times \Delta PCO_2 \pm 2.5$	18 mmol/L
			慢性：$\Delta [HCO_3^-] = 0.49 \times \Delta PCO_2 \pm 1.72$	12~15mmol/L

注：①代偿极限指单纯性酸碱失衡代偿所能达到的最大值或最小值。②有"Δ"者为变化值；无"Δ"者为绝对值。

4. 结合临床表现、病史综合判断

动脉血气分析对酸碱失衡的判断尤为重要，但单凭一张血气分析报告单难以做出诊断，须结合临床表现、病史及多次动脉血气分析结果才能做出与患者病情相符的诊断。

（六）操作方法

1. 准备

首先环境准备、用物准备、采集者自身准备，在确认医嘱、识别患者身份无误后，向患者解释采血的目的，取得患者的配合。

2. 评估

评估采血部位：桡动脉、肱动脉、股动脉、足背动脉，用食指和中指触摸动脉搏动点，确定动脉走向。

3. 消毒

再次确认穿刺点，用安尔碘消毒皮肤，以穿刺点为中心消毒，直径大于5cm，消毒次数为2次。

4. 采集标本

使用专用动脉采血器采集标本，使用血气检测仪检测标本。

5. 用物处理

废弃标本扔黄色医用垃圾袋，协助患者取舒适体位，整理用物。

（七）操作后的并发症及处理

1. 皮下血肿

患者凝血障碍，按压的时间、力度不够，老年人血管弹性差，穿刺孔不易闭合都是皮下血肿的诱因。拔针后应立即用无菌棉签按压穿刺点3~5分钟，并观察出血状况。对于凝血功能异常的患者，应尽量减少穿刺，按压时间也应适当延长。较小的血肿可在24小时内给予局部冷敷，超过24小时可给予局部热敷，严重的血肿可局部指压止血后再加压包扎，并严密观察出血情况和局部皮肤的情况，以及肢端状况。

2. 感染

未严格无菌操作、动脉采血器被污染、患者免疫力低下都可能导致感染的发生。操作时应严格执行无菌操作，严格一针一用，用前检查包装完整性、有效期，止血后可用无菌敷料覆盖穿刺处。对于已发生感染的患者，可对症处理，必要时遵医嘱使用抗生素。

3. 神经损伤

穿刺时误伤神经或穿刺后发生皮下血肿压迫神经可造成神经损伤。如发生神经损伤，应立即停止穿刺，汇报医生，密切观察患者的肢体活动情况及血运状况，询问主诉。

4. 动脉痉挛

极少数患者在采血时因为紧张造成动脉痉挛。操作前做好解释工作，当发生动脉痉挛时，应立即停止穿刺，安慰患者，嘱患者放松情绪，必要时热敷发生痉挛的部位，待痉挛缓解，取得患者配合，再进行动脉采血。

5. 血栓形成

同一穿刺点反复穿刺或按压手法过重均可导致血栓形成。操作者应做好血管的选择，避免在同一部位反复穿刺，按压止血时力度合适，既要保证血液通畅，又可以止血，压迫时随时检查压迫部位有无波动感。如发生血栓，立即通知医生行血管超声检查，确定血栓部位后取栓或溶栓。

6. 假性动脉瘤

反复多次穿刺同一部位，造成动脉血管管壁断裂、血液不能通过，导致假性动脉瘤。避免在同一部位反复穿刺，正确按压止血，必要时考虑联系外科行修补术。

（八）注意事项

1）如患者刚活动完，应嘱患者休息至平静状态。采血时不能屏气或过度通气，避免影响血气分析的结果。

2）应选择侧支循环充盈、粗大、易固定及穿刺，且不易损伤周围组织的动脉血管进行穿刺。推荐首选桡动脉，其次可选肱动脉、股动脉、足背动脉等。

3）选择桡动脉穿刺采血时，需先行 Allen 试验（用双手分别按压桡动脉和尺动脉，嘱患者握拳 30 秒，松拳后手掌颜色变白，操作者松开尺动脉，5～15 秒手掌颜色恢复正常），Allen 试验阳性表明尺、桡动脉之间侧支循环良好，可进行桡动脉穿刺；Allen 试验阴性则禁止穿刺桡动脉。

4）采血过程中做好自身的安全防护，预防针刺伤和职业暴露。

5）标本严格空气隔绝，避免污染。

6）采集好动脉血后应立即检测，如果不能及时检测也应在 30 分钟内完成检测，否则影响数据结果。

7）吸氧可影响血气分析的结果，氧疗患者应注明吸氧流量，使用呼吸机治疗的患者应注明呼吸机参数。

8）如通过动脉置管采血，应先反复抽吸吸血器（至少 2 次）再进行消毒，采集时严格执行无菌操作，避免污染标本。采集后及时冲管，避免堵管。

9）动脉采血后注意观察采血部位有无发生皮下血肿、神经损伤等并发症。

（李欧）

三、主动脉内球囊反搏技术与护理

主动脉内球囊反搏（intra-aortic balloon pump，IABP）通过与心动周期同步进行相应的充盈、扩张和排空，为左心室提供机械辅助功能，改善患者血流动力学，用于心功能不全、心功能障碍的危重患者的抢救和治疗，在心脏外科和心脏内科领域得到广泛应用。早期临床上通过外科手术切开股动脉置入球囊导管，随着技术、器械和装置的不断进步，现在主要通过穿刺股动脉置入球囊。

IABP经动脉系统置入一根带气囊的导管，球囊导管一端在体内，带气囊的球囊置于体内主动脉，其近端置于锁骨下动脉开口以下1~2cm，球囊远端位于肾动脉开口以上；另一端体外连接气源与IABP装置。随着技术进步，IABP现在能自动评估并选择适宜的触发源和导联，在重搏切迹处球囊导管开始充气，并在收缩期开始时放气，同步与心动周期进行相应的充盈、扩张和排空，使血液在主动脉内发生时相性变化，从而起到机械辅助循环的作用。

（一）IABP的基本装置

IABP是一类安装在导管上的反搏设备，由球囊导管和驱动控制系统两部分组成，球囊导管带一个20~50ml的气囊。目前使用的是双腔球囊导管，一个为气体穿梭其中的球囊管腔；另一个为中央管腔，连接压力传感器后监测主动脉内的压力。驱动控制系统由电源驱动系统、监测设备、触发系统、气泵及报警系统组成。触发系统的模式包括心电触发、压力触发、起搏信号触发和内置触发。

（二）反搏原理

经股动脉穿刺，将IABP球囊近端放置在左锁骨下动脉以下，远端放置在肾动脉以上，并与体外的气源及反搏控制装置相连，将患者的心电或血压信号反馈至驱动控制装置，工作时驱动气体进出气囊，通过与心动周期同步地充气、放气，达到辅助循环的作用，其主要功能是增加舒张压和降低后负荷。在心脏舒张早期，主动脉关闭后，放置在降主动脉中的IABP球囊充气，瞬间充盈球囊，大部分血液逆流而上，升高主动脉根部压力，增加冠状动脉的血流灌注，使心肌的供血量增加。小部分血流被挤向下肢及肾脏，轻度增加外周灌注。在等容收缩期主动脉瓣开放前，IABP球囊快速放气，产生空穴效应，降低主动脉内的压力，降低心脏后负荷、左心室舒张末期容积和室壁张力，增加主动脉到外周血管的前向血流量，减少心脏做功及心肌氧耗，增加心排血量。球囊内最常用的气体是氦气，因为氦气的密度低，气体穿梭速度较快。球囊的大小根据患者的身高选择，充气后直径大小应是主动脉直径的80%~90%。若球囊太小，反搏效果差。若球囊太大，可能造成主动脉机械性损伤。临床有20~50ml容量型号不同的球囊可供选择，40ml最常用，不同品牌略有差异。

（三）适应证

1）内科治疗无效的不稳定型心绞痛。

2）血流动力学不稳定的接受经皮冠状动脉介入治疗（PCI）的高危患者（如左主干病变、严重多支病变或重度左心室功能不全患者）。

3）难以控制的室性心律失常。

4）各种原因引起的心泵衰竭，如急性心肌梗死并发心源性休克、围术期发生的心肌梗死、体外循环后低心排综合征。

5）急性心肌梗死后发生的机械性并发症，如乳头肌断裂、二尖瓣关闭不全、大室壁瘤。

6）其他情况：用于非心脏手术的心脏支持、纠正心脏解剖缺陷手术后的心脏支持、心脏移植前后的辅助治疗、人工心脏植入等的过渡治疗。

（四）禁忌证

1. 绝对禁忌证

1）重度主动脉瓣关闭不全。

2）主动脉夹层动脉瘤或胸、腹主动脉瘤。

3）严重髂动脉钙化症或外周血管疾病。

4）凝血功能异常：全身出血倾向、脑出血。

2. 相对禁忌证

1）终末期心肌病。

2）严重动脉硬化。

3）疾病终末期。

4）过度肥胖、腹股沟有疤痕或有其他经皮穿刺禁忌证的患者禁止在未使用鞘管的情况下导入球囊导管。

（五）操作方法与护理配合

1. 操作方法

患者平卧→常规消毒→铺巾→2％利多卡因局麻→以 Seldinger 方法穿刺股动脉→置入鞘管→注入肝素盐水→沿导引钢丝送入球囊导管（送入前需先抽空气囊内的气体）→在 X 线透视下将球囊导管尖端送至胸降主动脉锁骨下动脉开口的远端（胸锁关节下方，若无 X 线透视条件，导管插入长度可通过测量自胸骨柄至脐再斜向股动脉穿刺点的距离进行估计）→导管到位并固定→与反搏泵连接→调整各种参数→开始反搏。

2. 操作前护理

1）患者准备：

（1）评估患者做此项操作的目的及有无禁忌证，了解患者既往史、过敏史、目前身体状况、生命体征等。

（2）术前宣教，向患者及家属交代手术的必要性和重要性，介绍手术过程及可能出现的并发症，争取尽早实施 IABP，以免错过最佳抢救时机。缓解患者的紧张情绪，取得患者合作。

（3）检查双侧足背动脉、股动脉搏动情况并做标记。听诊股动脉区有无血管杂音，做好记录。

（4）完善常规检查，如血常规、凝血酶原时间、肝肾功能，完成 X 线胸片、心电图、超声心动图等影像学检查，必要时备血。

（5）手术区域备皮（双侧），包括下腹部、腹股沟及会阴部位，清洁皮肤和剃去毛发。

（6）给予留置导尿，建立静脉通路，以备术中急用。

2）物品准备：

（1）急救药品，气管插管、吸氧及吸痰所需物品，除颤仪处于工作状态。

（2）常规用物：无菌手术衣、穿刺针、导引钢丝、扩张器、压力传感器 1 套、压力延长管、注射器、肝素钠、肝素盐水、利多卡因、穿刺消毒用品、无菌手套、三通管、加压袋、弹性绷带等。

（3）IABP 配套设备（根据患者身高选择合适的 IABP 导管型号）。

3．操作中护理

1）协助患者取平卧位，双下肢分开并外展。调整床的高度以便医生手术及 X 线透视。

2）严格执行无菌操作规程，协助医生穿无菌手术衣，消毒皮肤、铺巾、打开无菌敷料包和器械包，并将相关手术用物备齐，必要时给予肝素钠。

3）检查和启动反搏泵准备程序，检查氦气的储量，打开阀门，启动电源进入待机状态，协助连接心电图，保证良好的心电信号。

4）协助医生局部麻醉，穿刺股动脉送入导引钢丝、鞘管及后置扩张器。打开 IABP 导管，冲洗中央腔，排净气体后备用。

5）协助准备压力传感器，排空压力延长管内的空气，连接加压袋，压力 300mmHg。

6）放置好气囊后，将气囊延长管连接于 IABP 机器上，正确连接压力传感器，放置在第 4 肋间腋中线水平位置进行压力调零。按开始键开始反搏，观察反搏效果，选择有效触发方式。

7）缝合并固定鞘管及球囊导管，X 线透视下确定球囊位置是否合适，保证 IABP 正常工作，确定足背动脉搏动并做标记。

8）术中密切观察并记录术前患者意识、心率、心律、心排血量、心脏指数等相关指标，以利于术后评价效果。

9）整理床单位及用物，洗手并记录，护送患者至重症监护室。

4. 操作后护理

1) 体位：患者宜取平卧位，术肢伸直，避免屈曲、屈髋，大腿弯曲不应超过30°，以防导管打折或移位。使用约束带约束，可适当抬高床头（不超过30°）。压力传感器置于第4肋间腋中线水平位置。协助做好生活护理和基础护理，定时协助患者轴线翻身、拍背，翻身时下肢与躯体成一直线，避免导管移位，减少坠积性肺炎及压力性损伤的发生。注意气囊、导管是否移位。对意识不清患者做好安全防护。

2) 球囊导管的固定：在股动脉穿刺点处用缝线固定导管或局部予以无菌敷料固定，建议用宽5cm、长20～30cm的低过敏胶布沿大腿纵向固定。紧贴管道下沿的胶布首先粘紧，再以蝶形粘连方式将胶布固定于大腿上，防止管道压迫皮肤及意外脱出。

3) 中央腔导管维护：压力传感器置于第4肋间腋中线水平位置，校正零点。每小时使用肝素盐水配合加压袋冲洗测压管道，以免血栓形成堵塞测压管道。注意严格执行无菌操作。观察IABP外导管内有无血迹，防止导管移位、打折、断开。每24小时更换肝素盐水冲洗液（如果患者已发生出血，用生理盐水冲洗管道）。

4) 穿刺部位护理：每小时检查穿刺局部有无出血和血肿情况。每天更换鞘管插管处敷料，防止鞘管或球囊导管移位影响反搏效果，观察穿刺点有无出血或渗血、血肿、发红等情况。

5) 足背动脉的观察：确定足背动脉搏动处，并做标记，每小时观察患侧足背动脉搏动次数、强弱，足背皮肤温度、颜色、痛觉等，并与另一侧对比，以便及早发现下肢缺血情况。

6) 反搏有效的表现：循环改善（皮肤红润，鼻尖、额头及肢体末端皮肤温暖），患者神志清醒，尿量增加，中心静脉压和左心房压在正常范围内，升压药物剂量大幅度减少甚至完全撤除。反搏时主动脉收缩波降低而舒张波明显上升是反搏有效的最有力证据。

7) 监测与记录：持续监测并记录患者的意识状态、尿量、心电图、IABP的触发方式、反搏比例、反搏时相、气囊充气量、反搏压力等，观察反搏波形是否正常。及时记录IABP参数调整情况，每小时记录IABP动力学监测值。IABP报警并停止工作时，立即报告医生并及时处理。

8) 抗凝治疗：应用肝素钠时，应监测活化凝血时间（ACT）或活化部分凝血活酶（APTT），使ACT维持在200～300秒，APTT维持在60～80秒。密切监测血常规、血小板计数等。如观察到皮肤黏膜、穿刺处、尿液、胃肠道及颅内有出血症状，及时通知医生调整肝素钠用量。

9) 加强皮肤护理：使用电动气垫床，减轻支撑部位骨突处的压力，保持皮肤清洁、干燥，以防止压力性损伤发生。每班交接时，观察骨突处及骶尾部等受压部位的皮肤状况。

10) 饮食：以清淡、易消化、营养丰富、低盐、低脂的食物为主，同时应避免油腻食物，避免每餐吃得过饱。

11) 加强心理护理：护士应向患者及家属解释手术的重要性、必要性、有效性、安全性和注意事项，给患者以安慰、鼓励，可有效提高护理质量，消除患者不良情绪反应，增强其战胜疾病的信心，以最佳的身心状态渡过围手术期。

5. 拔管护理

1）IABP拔管指征：球囊导管一般可在体内保留1～2周，最长4周。拔管指征包括：

（1）临床表现。组织灌注好，尿量>30ml/h；精神改善，四肢温暖，无心力衰竭及恶性心律失常。

（2）心脏指数>2L/（min·m²）；平均动脉压>70mmHg；完全停用或少量使用升压药物；心率<110次/分钟。

（3）拔管前逐渐降低反搏比例，最后停止反搏，每次变换频率间隔应在1小时左右，停止反搏后带管观察的时间不可超过30分钟，以免发生血栓。

2）拔管前准备：待患者生命体征平稳，在医生的指导下逐步降低反搏比例。在拔除球囊导管前4小时停止使用肝素钠，确认ACT<180秒或APTT<40秒。停机后用50ml注射器将球囊内残留的气体抽空，将球囊导管与鞘管一起拔出，让血液从穿刺口冲出，维持几秒钟或1～2个心动周期的时间，以清除血管内可能存在的血栓碎片。

3）拔管护理：局部人工压迫止血15～30分钟，观察足背动脉及肢体皮肤颜色，严密监测生命体征，发现异常及时处理。局部压迫止血成功后，弹力绷带"8"字法包扎，1kg沙袋压迫8～12小时，穿刺侧肢体制动24小时，然后拆除弹力绷带换药。如无异常情况，绷带拆除后，患者可下床活动。拔管后无出血、血肿，足背动脉搏动良好，皮肤温度、颜色正常，血流动力学稳定，说明拔管成功。

（六）并发症观察与护理

1. 下肢缺血

患者表现为双下肢疼痛、麻木、苍白或水肿等。

1）预防：

（1）术后及时检查置管一侧下肢的动脉搏动情况，观察置管一侧下肢皮肤的颜色、温度及感觉等变化并与对侧比较。

（2）检查患者置管一侧下肢弹力绷带是否过紧，应在术后24小时拆除弹力绷带。

（3）早期康复运动，每4小时行下肢功能锻炼1次。

2）处理：一旦出现下肢缺血表现，轻者应使用无鞘管的球囊导管或插入球囊导管后撤除鞘管，严重者应立即撤除球囊导管。如果拔管之后出现肢体缺血，应考虑行血管再通手术，密切监测缺血进展。

2. 主动脉破裂

患者表现为突然发生的持续性撕裂样胸痛，血压和脉搏不稳定，甚至休克。一旦发生，立即终止IABP，撤除球囊导管。

3. 感染

较少见，包括手术切口、穿刺部位、导管的感染或菌血症。密切观察伤口有无发热、渗液、红肿或分泌物，穿刺部位的皮肤有无破损，如有异常，及时通知医生。如出现出血或大小便污染，应及时更换敷料，保持局部干燥。注意无菌操作，密切监测患者的体温、白细胞计数等，必要时进行血培养和应用抗生素。

4. 穿刺处出血与血肿

穿刺过程中动脉损伤、穿刺部位导管过度移动、抗凝治疗等可以导致穿刺处出血与血肿。

1）预防：严密监测血小板、血红蛋白、血细胞比容。密切观察穿刺处渗血情况及血肿情况。观察有无上消化道出血、皮下出血、眼底出血、牙龈出血、鼻出血及泌尿系出血。

2）处理：直接压迫止血后加压包扎，同时要确保充足的末梢血流，如果持续出血，需要考虑行手术修复穿刺部位。

5. 空气栓塞

较少发生，球囊破裂漏气达到 5ml 时导管内可出现血液回流、反搏波形消失。

1）出现以下情况时，怀疑球囊膜穿孔：①IABP 泵发出渗漏警报；②在导管的体外部分或延长管内可见干血点或含血的液体；③反搏波形突然改变。

2）处理：①停泵；②根据病情更换导管或拔除导管；③如果怀疑穿孔，应让患者保持头低足高位。

6. 血小板减少

球囊的机械损伤可能会导致血小板减少，一般在应用 IABP 后 5～7 天发生，动态监测血小板计数、血红蛋白、血细胞比容，必要时输入血小板。

7. 血栓

在反搏过程中可能产生血栓。血栓形成的症状和治疗措施根据损伤的组织器官而定。

（七）注意事项

1）应用标准测压装置进行管路冲洗，确保中心管和压力监测装置中无气泡。

2）选择导联：选择一个 R 波向上的最佳 ECG 导联，并贴牢电极，避免脱落或接触不良。

3）调整波幅：确保 QRS 波幅>0.5mV，若波幅低于 0.5mV，ECG 触发模式不易触发，应报告医生改变触发方式。

4）监测心律、心率：及时发现心动过速、心动过缓或严重心律失常，以免影响球囊反搏效果，甚至导致停搏。

5）掌握触发模式：各触发模式可自动切换。正常情况下以 ECG 触发 IABP，因各种原因（如导联脱落或心电干扰）导致 ECG 不能有效触发时，自动切换成压力触发。当患者为起搏心律时，可选择起搏器触发。当发生心室颤动时，可选择内置频率触发。

6）熟悉相关预警方式：包括触发、漏气、低反搏压、气源（氦气）不足等。

7）尽量避免在球囊中央管腔采集血样，以确保得到最佳信号质量。

（廖先珍）

四、体外膜肺氧合

体外膜肺氧合（extracorporeal membrane oxygenation，ECMO）又称体外生命支持（extracorporeal life support，ECLS），是通过体外循环代替或部分代替患者本身的心肺功能，为挽救生命赢得宝贵时间的一种支持治疗手段。主要用于心肺功能衰竭的危重抢救患者及危重手术患者，为危重患者的进一步治疗或器官功能恢复赢得时间，提供短暂或长期的心肺支持。

（一）主要构成及作用

1. 主要构成

ECMO 主要由膜肺、离心泵头和管道组成。管道将膜肺和离心泵头连接起来，并在进行预充排气后通过动静脉插管与患者体内血管连接在一起，将患者体内静脉血引流到体外，通过膜肺进行气体交换，使静脉血氧合成动脉血，再通过离心泵将血液灌注回体内，如此循环，在一段时间内代替或部分代替患者本身的心肺功能，提供生命支持。

2. 主要作用

1）可以在较长时间内支持呼吸机循环功能。

2）能有效而迅速地改善低氧血症及排出二氧化碳。

3）可进行心脏辅助，有效支持全身循环。

4）避免长期使用有创呼吸机所致的氧中毒及气道损伤。

5）为患者心肺功能的恢复赢得时间。

6）为大手术患者提供体外循环支持。

（二）治疗方式

ECMO 的主要治疗方式有两种：V－V（静脉－静脉）转流和 V－A（静脉－动脉）转流。

1. V－V 转流

通过管道将静脉血引出体外，经过膜肺进行气体交换，排出二氧化碳，氧合后的血再由离心泵泵回另一条静脉中。插管位置一般选择股静脉和颈静脉，或者双侧股静脉。

V-V 转流仅适用于单纯肺功能受损患者。

2. V-A 转流

通过管道将静脉血引出体外，经过膜肺进行气体交换，排出二氧化碳，氧合后的血成为动脉血，由离心泵泵入动脉中进入患者体内。插管位置一般选用股静脉和股动脉，小儿及新生儿为右颈内静脉和右颈动脉，或者直接开胸置管。心肺功能均受损的患者适用 V-A 转流。

（三）适应证及禁忌证

1. 适应证

心肺功能衰竭、心脏手术后低心排血量、重症心肌炎、急性心肌梗死及心源性休克、心肌病、危及生命的恶性心律失常、急性肺栓塞、肺移植、急性呼吸窘迫综合征（ARDS）、流感重症、器官捐献者的器官保护、支气管胸膜瘘、肺动脉高压危象、其他原因所致的呼吸衰竭、各种大型手术的辅助。

2. 禁忌证

主动脉瓣关闭不全、主动脉夹层动脉瘤、周围血管畸形、不可逆的脑损伤、最近发生脑血管事件、终末期疾病、未被目击的心跳骤停、严重多器官功能衰竭、严重出血、ECMO 难以维持有效循环、心脏骤停时间大于 30 分钟。

（四）操作准备及方法

1. 护士准备

按六步洗手法洗净双手，佩戴口罩帽子，着装整齐，并熟悉 ECMO 的使用及操作技术。

2. 用物准备

治疗车、管道钳、剪刀、ACT 测定仪、连续血气监测系统（或 SvO_2、SaO_2 检测仪）、空氧混合器、气源管、便携氧气瓶、膜肺架、支架车、离心泵主机、恒温水箱、膜肺、离心泵头、离心泵紧急手摇驱动装置、流量探头、ACT 检测试剂、血气分析仪及动脉采血器、耦合剂、肝素钠、乳酸林格液、50ml 空针、生理盐水、压力延长管、微量泵、电源插板、棉签、含碘消毒液、记录单等。

3. 检查

上机前查看 ECMO 空氧混合器的管道与墙边供气接口是否匹配，压力是否均衡，有无接口松动或气压不足的情况，ECMO 设备专用电源插板是否可供 3 个以上的电源插头使用。水箱需备专用电源插座。

4. ECMO套包的准备

ECMO套包是为方便快速组装和建立ECMO系统而事先将膜肺、离心泵头用管道连接在一起，使用时打开包装即可用的一种套装产品，包括膜肺、离心泵头、循环管道包、液体转移袋、带管夹ECMO循环管路（预充排气管为2条）、氧气管、管道钳、剪刀、三通开关及转换接头等。

5. 预充与排气操作步骤

检查ECMO套包外包装有无破损、套装是否完整、是否在使用有效期内→打开套包外包装，取出循环管道包、液体转移袋，挂在输液架上→取出膜肺，固定在膜肺架上→专用水管分别连接膜肺及恒温水箱→打开水箱电源，启动水循环，水温设在36.5℃，观察膜肺有无漏水→将离心泵头与管道连接→取出其中一条预充排气管，一端连接液体转移袋，另一端连接循环管的三通开关（靠近离心泵头远端）→将加入10mg肝素钠的1000ml袋装预充液挂在输液架上→取出另一条预充排气管一头连接有肝素钠的预充液袋口，另一头连接循环管的三通开关（靠离心泵头近端）→用管夹将2条预充排气管关闭，两管之间的循环短路用管道钳钳夹→打开膜肺上端的盖子排气→将预充排气管的夹子打开，将连接循环管的三通开关打开，使预充液流经离心泵头及膜肺→待管路、膜肺及离心泵预充完毕，开机，转动流量按钮，转速慢慢加大至2000r/min（流量＞1.0L/min），并松开离心泵头管道钳，让膜肺充分排气→待膜肺内无明显气体，预充完全后重新打开预充管，开机，继续循环排气→再次确认管路内预充情况。预充结束，管路开启自循环备用→固定管路于适宜位置→连接气源管，并设定氧浓度和气流量。

6. 插管的连接与启动ECMO

1）手术准备：洗手，穿手术衣，戴手套，术区消毒并铺巾。

2）医生再次确定手术部位，行局部麻醉，穿刺或切开。

3）医生完成动/静脉插管。

4）手术台上完成动/静脉插管后，打开循环管道包的外包装，无菌操作下将管道递给插管医生。

5）ECMO的使用有V-V转流模式和V-A转流模式。当使用V-A转流模式时，套包中有蓝色标志的管道为静脉引流管，有红色标志的管道为动脉灌注管。当使用V-V转流模式时，蓝色标志的管道作为静脉引流管，红色标志的管道作为静脉灌注管。

6）台上医生无菌操作下剪去管道中间的连接接头，以V-A转流模式为例，将蓝色标志管道连接静脉插管，红色标志管道连接动脉插管，注意连接插管时管道内不得有任何气泡。

7）转动离心泵转速旋钮，调节转速至1000r/min以上时才松开钳夹动、静脉管道的管道钳，当静脉引流管内血液开始流出，流量显示窗出现流量（L/min）时，ECMO机器开始工作。

8）整理管道，并固定于适当位置，防止管道扭曲、打折、受压。

9）根据血流量调整空氧混合器氧浓度及气体流量。

10）根据需要，开启恒温水箱进行体温控制。

（五）ECMO 的护理要点

1. ECMO 上机前的护理

1）除了准备气源管，还注意备出气源接头（空气、氧气各一条）。床旁准备充足的空间和足够的电源接头。

2）提前用压疮贴保护患者的受压部位，并于患者腰下垫软枕以抬高腰部，便于医生操作。

3）检查床旁监护仪器的完好性，保证参与人员均为受过培训的专业人员。

4）床旁备抢救车，除颤仪，抢救药物。

5）在患者全身肝素化前完成静脉通道置管、动脉通道置管、穿刺置管的安置。

2. ECMO 上机时的护理配合及上机后的护理要点

1）ECMO 上机时的护理要点：

（1）参与人员相对固定，分工明确。

（2）配合医生，严格查对制度，遵医嘱给药。

（3）严密观察患者生命体征，随时汇报给医生，并做好真实、准确的记录。

2）ECMO 上机后的护理要点：

（1）基础护理。①使患者保持舒适的体位及处于安静的环境，减轻患者疼痛和焦虑，必要时遵医嘱用镇静药物，使患者处于安静状态，防止躁动。②对患者与家属给予感情支持，在一定时间内维持患者正常反应状态。③预防并发症，尤其是出血、感染、压疮等，若有并发症出现，应早判断、早干预，尽量将风险降至最低。④呼吸系统护理：定期清除呼吸道分泌物，定期口腔护理，维护呼吸道通畅及安全，注意观察分泌物的颜色及性状，并做好记录。⑤患者需要有较大动作，如变动体位、擦浴、换衣、拍背时，需有 2 位以上护理人员合作，注意保护插管及管道，防止管道打折或患者躁动拉脱管道。⑥由于患者为全身肝素化状态，故尽量避免血管穿刺、皮下或肌内注射等。

（2）管道护理。①尽量专人管理。②固定 ECMO 管道位置，密切观察及保护动静脉插管及管道，避免牵拉、打折、移位，确保 ECMO 机器正常运转。③注意观察插管（穿刺）位置出血情况。④管道过长时绝对不要拖地，用夹子固定在床旁适宜的位置。⑤绝对不能在 ECMO 管路中注射药物或抽血，以免发生管路异常。

（3）皮肤护理。①定期改变患者体位（3～4 小时 1 次），尤其注意保护头后部、足跟和骶尾部皮肤，减轻受压部位水肿，促进血液循环，尤其注意肢端循环的观察。②静脉通路穿刺处敷料保持清洁、干燥、无卷边及污渍。③定期检查、消毒动静脉插管部位，如有渗血及时更换，避免感染，减少出血。④尽量使用已有静脉通路，避免穿刺新的静脉通路。⑤避免损伤口腔、呼吸道、食管等处的黏膜。

（4）监测护理。①定期记录与 ECMO 有关的重要指标及参数，如转流时间、尿量及颜色、体温、ACT 值、指尖血氧饱和度、血流动力学参数、股动静脉插管侧的下肢血流情况、肢体末梢皮肤颜色及温度、出入量等。②定期检测凝血指标、血细胞比容（Hct）、血小板计数、动脉血气、电解质，必要时随时检查。③简单的 ECMO 设备异常观察：膜肺的血浆渗漏，循环管道颜色的变化，管道的异常抖动，机器的报警，无氧的报警等。④做好体温的观察：一般临床常用的体温检测部位为腋下、口温及肛温。ECMO 工作期间，由于患者可能出现温度不稳定，故应勤监测体温，必要时监测肛温。⑤发现异常情况及时向病房主管医生报告并积极处理。

（六）ECMO 机器的管理

ECMO 机器的使用具有管理复杂性、治疗综合性、方法多变性等特点，在使用时需要维持机体的最佳生命指标，寻找到最适合患者的流量，且不能过度依赖 ECMO 治疗。因此一定要做好观察，预防不良事件的发生，观察患者的康复情况，寻找最佳的撤机时间。

1. 监测指标及临床意义

1）ECMO 机器及管路的监测：确认机器是否有效工作，是否有效地给患者提供氧合支持，让患者的心肺功能得到有效恢复。

（1）灌注流量（L/min）与泵速（r/min）的监测。

（2）连续动静脉血氧饱和度（SaO_2）和 Hct 的监测。

（3）氧浓度（%）和气流量（L/min）的监测。

（4）转流时间的监测。

（5）报警装置的监测。

（6）动静脉转流管内血液颜色的观察。

（7）报警装置的监测。

（8）抗凝和止血的监测。在 ECMO 工作过程中每 2 小时查 1 次 ACT、每 4 小时查 1 次 APTT，并根据 ACT 变化调节肝素钠的用量。在 ECMO 时，由于患者全身肝素化，故尽量避免穿刺操作。

（9）准确判断有无出血发生：密切观察生命体征及血红蛋白变化，如有出血发生，及时干预。

（10）空气栓塞：所有接头应严格扎带加固，预充时排出气泡，定时检查管路与膜肺。

（11）观察膜肺排气口有无血浆渗漏。

2）血流动力学的监测：能为临床提供准确可靠的灌注信息。

（1）动脉内压力的监测。

（2）生命体征的监测。

（3）中心静脉压的监测。

3）机体内环境的监测：

（1）动脉血气的监测：可以用来反映患者内环境的变化，判断 ECMO 的辅助效果，常规 2 小时 1 次，如有特殊情况随时监测。

（2）血液系统的监测：每天进行 1～2 次的血常规及生化检查，观察血液系统及重要器官功能、机体内环境的变化，为临床治疗提供依据。

（3）重要器官功能的监测：观察记录小时尿量，监测肌酐，必要时行床旁血液透析治疗。

（4）大脑神经系统的监测：每小时观测瞳孔，必要时行头部 CT。

（5）肢体末梢循环的监测：观察皮肤，尤其是肢端的颜色、温度及动脉搏动情况，如肢端发绀，注意保暖，警惕肢端坏死。

4）ECMO 监测的正常参考值：

（1）平均动脉压（MAP）：50～80mmHg。

（2）SvO_2（混合静脉血氧饱和度）：>60%。

（3）V－V 转流模式的 ECMO：SaO_2 80%～90%；$SvO_2 \geqslant 70\%$。

（4）V－A 转流模式的 ECMO：$SaO_2 > 90\%$；PO_2 80～120mmHg；PCO_2 35～45mmHg。

（5）膜肺氧合后连续监测氧合动脉血氧饱和度（SAT）>95%。

（6）ACT：160～200 秒。

（7）Hct：35%。

（8）胶体渗透压：20～24mmHg。

2. 流量管理

1）全流量（参考值）：

（1）成人：50～75ml/（kg·min）或 2.2～2.6L/（m^2·min）。

（2）儿童：70～100ml/（kg·min）。

（3）婴幼儿：100ml/（kg·min）。

（4）新生儿：150ml/（kg·min）。

2）心脏支持的流量管理（参考值）：

（1）成人：60ml/（kg·min）。

（2）小儿：80ml/（kg·min）。

（3）新生儿：100ml/（kg·min）。

3）呼吸支持的流量管理（参考值）：

（1）成人：60～80ml/（kg·min）。

（2）小儿：80～100ml/（kg·min）。

（3）新生儿：120ml/（kg·min）。

3. 气体管理

1）进入膜肺的气体必须是干燥的气体，严禁使用气体增湿器。

2）膜肺勿使用纯氧，应使用空氧混合气体。

3）氧浓度（FiO_2）和气流量及血流量的比例（气血比）为：

（1）V－V：FiO$_2$＝60％～100％，气血比＝（1～2）：1。

（2）V－A：FiO$_2$＝60％，气血比＝1：1。

4．抗凝管理

1）动静脉插管时，ACT＞300 秒。

2）ECMO 工作期间：

（1）无活动性出血：ACT 维持在 160～200 秒。

（2）有活动性出血：ACT 维持在 130～160 秒。

（3）在灌注量降低时需维持 ACT 在正常范围最高值以下。

3）ACT 测定频率：

（1）ECMO 早期：每 1～2 小时监测 1 次 ACT。

（2）ECMO 维持阶段：ACT 监测的时间遵医嘱适当延长。

当 ACT 低于 120 秒必须追加肝素钠，追加方法：从小剂量开始，参考量每次 0.5mg/kg。

（七）并发症观察及处理

1．机械相关并发症观察及处理

主要的机械相关并发症包括膜肺故障、离心泵机械故障、水箱故障、空气栓塞、血栓形成、管道故障、插管损伤血管、插管意外脱出。

1）膜肺故障：

（1）表现：PaO$_2$ 和 SaO$_2$ 进行性降低，PaCO$_2$ 升高。膜肺氧合后肉眼判断血液颜色仍为暗红，与膜肺氧合前的静脉血无差别，提示膜肺气体交换功能有可能失效。

（2）原因：通气－血流比例失调；血浆渗漏（膜肺气体出口有黄色泡沫漏出）；膜肺内血栓形成。

（3）预防与处理：①检查膜肺气源管、气流表及氧浓度调节阀，重新调整。②ECMO 工作期间避免使用脂类药物，以免堵塞中空纤维膜。③出现血浆渗漏或膜肺内血栓形成时，立即更换膜肺。更换膜肺的操作需要由经验丰富的医生实施。更换膜肺时，严格防止空气进入管道。由于需要暂时中断 ECMO 转流，因为这将直接影响患者的血液氧合和（或）灌注，故需做好各种抢救的措施，并尽可能缩短更换的操作时间。

2）离心泵机械故障：

（1）表现：离心泵停止工作。

（2）原因：电源中断或备用电池耗尽；机械故障。

（3）预防与处理：①立即用应急手摇柄驱动离心泵维持血流，直至找出原因。②检查离心泵电源、开关是否完好，如若电源断开，立即恢复电源。③检查离心泵是否有异常声音。④在一切正常的情况下使用交流电。⑤通知厂家维修人员。⑥防止电源线被人为断开。⑦无法处理时更换 ECMO 机器。

3）恒温水箱故障：

（1）表现：恒温水箱失灵或停止工作。

（2）原因：电源中断或机器故障；水箱水量不足，水管连接漏水；水温设置错误。

（3）处理：检查原因，对因处理；检查电源有无松动；无法处理时通知厂家维修人员并立即更换备用水箱。

4）空气栓塞：

（1）表现：离心泵头及管道内出现气泡。

（2）原因：预充排气不彻底或ECMO泵前负压部分（插管、三通开关、接头等部位）密闭不全；由于从负压端给药、抽血、测压而进入空气。

（3）预防与处理：检查漏气部位及原因，加固密闭；停泵排气；运用膜肺的排气功能，打开顶端盖子排气；禁止在ECMO管路中加药、抽血。

5）血栓形成：

（1）表现：在ECMO管道、膜肺或离心泵发现血栓；离心泵头出现异常声音，阻力增加，流量降低；肺动静脉栓塞；肢体缺血；双侧瞳孔不等大；膜肺血浆深处气体交换障碍。

（2）原因：抗凝力度不够；输血改变；有活动性出血待控制；尿量多或行床旁血液透析超滤，改变了肝素钠代谢时间；ACT监测不及时；转流时间过长，膜肺超过使用时间；转速慢，流量低，膜肺血流过缓；跨膜肺阻力增高；输入新鲜血浆和血小板后，肝素钠用量不足。

（3）预防与处理：①抗凝治疗，增加肝素钠用量。②使用有抗凝涂层的ECMO套包。③密切监测ACT，避免流量过低。④ECMO管路避免死角。⑤出现严重血栓需要更换ECMO套包。

6）管道故障：

（1）表现：管道内进入气体，管道堵塞。

（2）原因：常见于静脉引流管上的三通开关被打开，吸入气体；静脉插管固定不良，出现滑脱；管道打折、受压或血栓形成。

（3）预防与处理：①如为气体进入管道，立即钳夹膜肺血液流出管及静脉引流管，并停机，将气体排出。立刻检查进气原因，并进行相应处理。尽快恢复循环，以免造成凝血。②如为管道堵塞，首先检查管道有无曲折、受压，在确认无上述情况后，急查ACT，根据ACT值调整肝素钠用量。检查管道时，同时检查有无血栓，如发现血栓，立即停机，更换ECMO套包。③ECMO管路应重点保护，尤其在给患者进行操作时，应专人护管，避免管路受压、扭曲、打折及脱落等。

7）插管损伤血管：

（1）表现：一般发生在ECMO上机的初始阶段。患者出现原因不明的低血压，用药效果不佳或静脉引流不佳，流量低，插管部位局部肿胀或腹部隆起，可考虑为股动脉或髂动脉穿孔、腹膜后出血、主动脉夹层等。

（2）原因：动脉端导管置管时穿破血管或曾穿破血管造成血管损伤，在转流过程中，血液流出血管外或进入腹膜后形成血肿。

（3）处理：发现后立即用管钳夹闭动静脉插管，停止转流，必要时行外科手术局部切开止血、引流并行血管修复，再另择路径重新插管，并密切观察出血情况。

（4）预防：超声定位，在超声引导下插管；插管成功后再用超声确认位置。ECMO开始后观察插管位置的变化，发现异常时及时处理。

8）插管意外脱出：

（1）表现：ECMO使用期间插管脱出。静脉端插管脱出，气体进入管道，动脉端插管脱出，血液大量流出管外。

（2）原因：插管时置管过浅；插管后未充分固定；给患者改变体位时患者躁动拉脱插管。

（3）处理：立即钳夹脱出的插管，停机；并压迫止血或外科止血，补充血容量，重新插管。

（4）预防：掌握插管置管的深度，置管后充分固定；患者平卧，安静，防止躁动（加强镇静镇痛的力度）；在给患者更换体位时专人护管，避免因体位改变导致管道打折或拉脱插管。

2. 患者相关并发症观察及处理

患者相关并发症包括出血、溶血、神经系统并发症、急性肾功能衰竭、末端肢体缺血及坏死等。

1）出血：新生儿常见颅内出血，成人常见穿刺部位或置管部位出血。

（1）表现：手术切口出血、插管部位伤口出血、肺出血、消化道出血、脑血管意外等。

（2）原因：操作引起的损伤；凝血因子消耗；血小板减少或血小板功能下降；全身肝素化引起的凝血机制改变；DIC。

（3）处理：局部压迫、外科手术修复；调节肝素钠用量，降低ACT；补充血小板、血浆或冷沉淀。

（4）预防：严密观察置管及穿刺处，观察瞳孔变化，定时监测ACT；减少凝血因子消耗；尽量避免不必要的穿刺；保护呼吸道和消化道黏膜完整；避免脑缺氧。

2）溶血：

（1）表现：无明显出血情况下Hct进行性下降；血浆中游离血红蛋白浓度（正常为$10\sim40mg/L$）持续上升。

（2）原因：非生物表面的人工材料对机体造成损伤；血流剪切力；离心泵头内血栓形成；静脉血引流不良，静脉负压过大；长时间增加流量及提高Hct均可加重溶血程度。

（3）预防与处理：更换膜肺、离心泵头，或ECMO套包；碱化尿液，使用呋塞米或甘露醇；选择口径较大的灌注插管；控制引流负压。

3）神经系统并发症：

（1）表现：脑水肿、癫痫、脑梗、脑出血（颅内出血）、脑死亡。

（2）原因：低氧、高碳酸血症、酸中毒、缺血、低血压、高血压、感染、凝血异常、血小板减少、静脉高压、脑外伤史、全身肝素化、胶体或高渗液体输注过快等。

（3）预防与处理：掌握 ECMO 使用适应证；维持凝血功能稳定；维持循环及气体交换的稳定；避免血栓形成；及时利尿、脱水；进行脑监测，如若发生脑意外，立即终止 ECMO。

4）急性肾功能衰竭：

（1）表现：肌酐升高，患者尿少或无尿。

（2）原因：ECMO 工作前患者有肾功能不全、微血栓栓塞、溶血、感染、药物不良反应等。

（3）预防与处理：维持血流动力学的稳定，保证有足够的肾灌注；遵医嘱使用利尿药物；密切观察尿量；行床旁血液透析治疗。

5）末端肢体缺血、坏死：

（1）表现：下肢皮肤出现花斑、发绀、皮温低；足背动脉搏动减弱或消失，肢体出现肿胀。坏死时肢端呈紫黑色。

（2）原因：多发生于较长时间使用 ECMO 时，股动脉插管阻塞下肢灌注的血流、肢体远端灌注不良、血管较细、插管选择过粗等导致局部血栓形成。

（3）预防与处理：适当抗凝；插管时建立侧支循环，增加远端灌注；截肢；ECMO 使用期间密切观察插管肢体的末梢循环。

【知识拓展】

ECMO 的发展历史

人工心肺机是由 John Gibbon 首先开发的，起始于 1939 年，1954 年临床上使用人工心肺机完成第一例开胸心脏手术。心脏外科手术中，回流的静脉血全部被引流到人工心肺机中，再经人工泵泵入体循环，使一定时间内心脏内没有血流，允许心内畸形修补或者对冠状动脉系统进行手术，但是人工心肺机本身会引起血液中液体和固体成分的损伤，而且体外循环超过 2 小时就可能引起致命的并发症。血液损伤的主要原因是气血直接接触，采用可塑性的气体交换膜将气体和血液隔开解决了很多血液损伤问题。

1971 年，有研究者等将人工心肺机首次成功用于长期生命支持，患者是一名年轻男性，急性严重创伤引起成人呼吸窘迫综合征（ARDS）。随后，又有几例儿童和成人严重心肺衰竭病例救治成功的报道。1975 年，在美国国立卫生研究院（NIH）的主导下，相关研究者开始对长期体外循环治疗成年患者 ARDS 的相关病例进行临床研究。1975 年，美国密西根大学医学院对一名因胎粪吸入综合征导致呼吸衰竭的女性弃婴施行 ECMO，随后抢救成功。随后的十多年中，ECMO 应用于新生儿呼吸衰竭的治疗与研究逐渐增多，并且取得了较好的临床效果。1990 年，NIH 组织了一个主旨为将医学技术从实验室向临床转化的工作组，新生儿 ECMO 是他们认为的一个典范。随着技术的发展，ECMO 技术开始标准化并不断推广。1989 年，相关研究者建立了名为"体外生命支持组织（ELSO）"的组织机构。最近 20 余年，该组织在这个领域建立了多个指南和技术操作文件，出版了标准教科书，并建立了体外生命支持病例的注册系统。ELSO 也追踪和记录了体外生命支持治疗技术在其他疾病和患者群中的应用演变。

截至 2017 年 7 月，ELSO 系统中已经注册了 8 万余例患者，其中将近一半是新生儿。ECMO 现在已经成为独立于其他治疗手段的常规治疗方法，总体存活率是 69%。现在，ECMO 技术已经日益成熟，并且在心脏外科手术、成人呼吸衰竭治疗、心肌梗死治疗、器官移植等救治中得到推广应用。

ECMO 与传统体外循环的区别

ECMO 是密闭性管路，无储血瓶装置，体外循环则有储血瓶作为排气装置，是开放式管路。ECMO 由于是肝素涂层材质，并且是密闭系统管路，所以无相对静止的血液。ACT 一般为 120~180 秒，体外循环则要求 ACT≥480 秒。ECMO 维持时间 1~2 周，有超过 100 天的报道，体外循环一般不超过 8 小时。体外循环需要开胸手术，需要时间长，要求条件高，很难实施。ECMO 多数无须开胸手术，相对操作简便快速。

（李欧）

五、心脏电复律术

心脏电复律术包括同步电复律（以下简称电复律）与非同步电除颤（以下简称电除颤）。

（一）同步电复律

电复律指将一定强度的电流通过心脏，使全部或大部分心肌在瞬间除极，使心脏自律性最高的起搏点（通常是窦房结）重新主导心脏节律。其中，同步指放电时电流正好与心电图的 R 波同步，即电刺激落在心室肌的绝对不应期（任何刺激均不会引起细胞兴奋），从而避免在心室的易损期（细胞在此期间如受刺激容易产生折返和异位心律）放电，导致室性心动过速、心室颤动。

1. 适应证与禁忌证

1）适应证：主要包括除心室颤动外的恶性心律失常及各种持续时间较长的快速型心律失常。

（1）心房颤动。①心房颤动病史小于 1 年者，既往窦性心律不低于 60 次/分钟。②心房颤动后心力衰竭、心绞痛出现恶化且不易控制者。③心房颤动伴心室率较快，且药物控制不佳者。④原发病（如甲状腺功能亢进）已得到控制，心房颤动仍持续存在者。⑤风湿性心脏瓣膜病瓣膜置换或修复 3 个月以上、先天性心脏病修补 2 个月以上仍有心房颤动者。⑥预激综合征伴心室率快的心房颤动者应首选电复律。

（2）心房扑动。当心房扑动以 1:1 的比例下传时心室率快，可导致血流动力学迅速恶化，甚至危及生命，电复律往往会取得成功。

（3）室上性心动过速：绝大多数室上性心动过速不需要首选电复律。若其他处理不能纠正室上性心动过速且发作持续时间长，使血流动力学受到影响，如出现低血压时，应立即采用电复律。

（4）室性心动过速：患者发生室性心动过速后，经药物治疗不能很快纠正，或一开始血流动力学即受到严重影响，如室性心动过速伴意识障碍、严重低血压或急性肺水肿，应立即采用电复律。

2）禁忌证：

（1）病史大于 1 年，左房内径>45mm，严重心功能不全。

（2）合并洋地黄中毒或严重的电解质紊乱（如低血钾）。

（3）高度或完全性房室传导阻滞，病态窦房结综合征（已安装起搏器者除外）。

（4）风湿活动期或心肌炎急性期。

（5）未能有效控制或纠正心房颤动的病因或诱因（如甲状腺功能亢进、心肌梗死、肺炎等）。

（6）反复发作而药物不能维持疗效的室上性心动过速，或伴病态窦房结综合征的室上性心动过速（包括心房颤动）。

（7）慢性心房颤动且不能接受抗凝治疗者。

（8）三个月内有血栓史者。

（9）多源性房性心动过速。

2. 操作方法与护理配合

1）术前护理：

（1）向患者介绍电复律的目的和必要性、操作过程、可能出现的不适感和并发症，取得其配合。

（2）术前做心电图，观察 QRS 波时限及 QT 间期变化，遵医嘱完成各项术前检查，如血电解质水平等。

（3）遵医嘱停用洋地黄类药物 24～48 小时，给予改善心功能、纠正低钾血症和酸中毒的药物。如有心房颤动，行电复律前应进行抗凝治疗。

（4）电复律前 6 小时禁食，排空膀胱。

（5）准备除颤仪、生理盐水、耦合剂、心电监护仪、硬板床、心肺复苏板、电击板、氧气、麻醉药、抢救车及抢救药品、地西泮等。

2）术中护理：

（1）患者仰卧于硬板床上或垫以心肺复苏板，暴露患者胸前皮肤并注意检查皮肤状况。

（2）清洁电击部位皮肤，安置心电监护，电击板注意避开除颤部位，做全导联心电图，选择一个 R 波高耸的导联进行示波观察。

（3）遵医嘱缓慢静脉推注地西泮 0.3～0.5mg/kg，同时让患者报数直至患者进入朦胧状态、患者睫毛反射消失，麻醉过程中严密观察患者的呼吸。

（4）电击板上均匀涂以导电糊或垫 4～6 层生理盐水纱布。

（5）选择模式（同步模式），选择能量（双向波，一般心房颤动为 100～200J；心房扑动和室上性心动过速为 50～100J；多形性室性心动过速为 100J），选择电击板监护导联模式（paddle 导联）。

（6）将电击板置于患者胸部（一个电击板放于胸骨右缘第 2～3 肋间，另一个电击板放于心尖部，即左锁骨中线与第 5 肋的交点），旋转电击板并检查接触是否良好。

（7）观察除颤仪上心电图情况。

（8）按充电按钮充到所需功率。

（9）嘱所有人员避免接触病床及患者。

（10）按下两电击板同时放电。

（11）通过心电图判断是否转复成功，如成功则取下电击板并关闭除颤仪电源，如不成功可充电或加大能量后再次转复。

3）术后护理：

（1）清洁皮肤，观察电复律部位皮肤情况，有无灼伤。

（2）密切观察患者病情变化，行心电监护监测患者心率、心律、血压的变化。吸氧，保持呼吸道通畅，观察患者肢体活动情况，观察有无栓塞的征象。危重者转往监护室后需行支持治疗。

（3）电复律患者卧床休息 24 小时，清醒后 2 小时内避免进食，以免恶心、呕吐。

3．并发症观察及护理

1）皮肤灼伤：严重的灼伤多因电击板与皮肤接触不良。放电时两电击板间的皮肤应保持干燥，以免电流只经过短路的皮肤而没有经过心脏，造成皮肤灼伤。电复律时加强电击板与皮肤的压力，均匀涂抹导电糊，可减轻灼伤。

2）心肌损伤：高能量电击可引起心肌损伤，心电图上出现 ST-T 段改变，心肌酶水平升高，约持续数小时到数天，个别患者出现心肌梗死样心电图，持续时间也较长，可依据情况对症处理。

3）心律失常：如房性和室性期前收缩、短阵室上性心动过速、房室分离、交界区逸搏心律、短暂的窦性停搏等。往往为一过性，可自行消失，一般不予处理。偶有频发室性期前收缩或短阵室性心动过速，可遵医嘱予以药物治疗。

4）急性肺水肿：多出现在电复律后 1～3 小时，也可发生在电复律 24 小时后，易发生于有潜在左心功能不全的患者，尤其是有二尖瓣和主动脉瓣病变及心肌病的患者。发生后按急性肺水肿治疗方法予以利尿、强心、扩血管等治疗。

5）低血压：可能与高能量电复律造成的心肌损害有关，若仅为低血压倾向，大多数可在数小时内自行恢复，若导致周围循环衰竭，应及时使用升压药。

6）体循环动静脉栓塞和肺动脉栓塞。发生率为 1%～5%，多数发生于心房颤动时间较长或左心房增大者。可发生于电复律后即刻或 24～48 小时，也可发生于电复律 2 周之后。发生后应积极进行抗凝、溶栓或手术取栓等治疗。

7）呼吸抑制、喉痉挛：可能由镇静剂抑制呼吸中枢或电击本身引起，在电复律后应密切观察患者呼吸状况。

4. 注意事项

1）术前确定患者局部皮肤干燥、无敷料，皮肤与电击板接触紧密，并有一定压力，减少胸壁阻抗，佩带起搏器时，电击板绝不可放在起搏器上面，最少间隔 10cm。

2）心脏电复律前后必须监测心电图并前后对照。

3）放电时，操作者禁忌带湿操作，并确定操作者和周围人员没有直接或间接与患者接触。注意不要碰撞机器，导线不要过度弯曲，禁忌电击板对空放电、两电击板面对面放电，两电击板之间距离不少于 10cm。

4）导电糊要涂满电击板，尤其注意边缘。也可用生理盐水纱布，紧急情况下可使用清水，禁用酒精，否则会引起皮肤灼伤。两电击板之间要保持干燥，避免因导电糊和生理盐水相连而造成短路，保持电击板把手的干燥，不能被导电糊或生理盐水污染，以免伤及操作者。

5）儿童单向和双向电复律的能量选择均为首次 2J/kg，随后建议用 2～4J/kg。

（二）非同步电除颤

电除颤的作用机制与电复律基本相同，不同的是电除颤适用于无心动周期的心律失常，除颤时不需要识别 R 波，可在任何时间放电。

1. 适应证与禁忌证

1）适应证：

（1）心室颤动、心室扑动。电除颤的绝对适应证，心室颤动患者抢救成功的关键在于及时发现和果断处理。

（2）恶性室性及室上性心律失常。室性及室上性心动过速首选电复律，若转复不成功、药物治疗及其他方法治疗无效、存在严重的血流动力学障碍，可据情况选择电除颤。

（3）其他。无法识别 R 波的快速型心动过速，由于无法行电复律，只能电除颤。

2）禁忌证：存在心动周期的任何心律失常均不能使用电除颤。

2. 操作方法与护理配合

1）术前护理：

（1）病情评估。评估患者意识、颈动脉和股动脉的搏动情况、呼吸情况、心音是否消失、血压能否测出、心电图状态以及是否有室颤波。

（2）操作前准备。除颤仪处于完好备用状态，准备抢救相关物品。

（3）充分暴露患者胸部，除颤前确定患者除颤部位无金属饰品、敷料，皮肤干燥。

2）术中护理：

（1）正确开启除颤仪，确认关闭同步键。

（2）确认心律失常类型。

（3）电击板上涂导电糊或用生理盐水纱布包裹。

（4）选择能量时单向波除颤成人每次选择 360J，双向波除颤成人每次选择150～200J。

（5）将电击板分别放置于胸骨右缘第二肋间及左腋中心第五肋间。

（6）再次判断心律为心室颤动。

（7）充电至所需能量。

（8）放电：放电前嘱周围抢救人员离开病床及患者，放电时电击板紧贴皮肤并产生10～12kg 的压力，确认电击板上指示灯呈绿色，双手同时按压放电键。

（9）电击除颤后立即予以心肺复苏，观察监视屏上的心律，如心肺复苏后仍为心室颤动或室性心动过速可给予第二、三次电击。

3）术后护理：同电复律。

3. 并发症预防及护理

同电复律。

4. 注意事项

1）有心电监护的院内心脏骤停患者，从发生室性心律失常到电除颤不应超过 3 分钟，在等待过程中应进行心肺复苏。有研究表明，在没有心肺复苏的情况下，发病到电除颤的时间每延长 1 分钟，患者生存率下降 7%～10%。

2）单次除颤较多次除颤能提高患者生存率，单次除颤后应立即予以心肺复苏，而不是连续电击以尝试电除颤。

3）其余同电复律。

（张萍）

六、心包穿刺术

心包穿刺指用胸包穿刺针经体表穿入心包腔内，从而抽出一定量的心包积液，并对积液进行化验，以明确疾病性质，临床上常对急或慢性心脏压塞的患者进行穿刺抽液，以缓解压塞症状；或对慢性化脓性心包炎患者进行治疗，如抽出脓液后注入抗生素等。

（一）适应证与禁忌证

1. 适应证

1）各种原因不明的心包积液需明确诊断，患者一般状况和病情允许时。
2）有心脏压塞症状且超声清楚显示有心包积液，进针路径安全者。
3）急需引流出心包积液者。
4）需在心包腔内注入药物者。

2. 禁忌证

1）近期接受抗凝治疗，有出血倾向者（血小板$<30\times10^9$/L，凝血酶原时间>30

299

秒，凝血酶原活动度<40％）；烦躁不安配合不良者；哮喘症状严重者可视为禁忌证或应暂缓穿刺。

2）原有心肺功能减退、年龄>50岁的患者，应待心肺功能改善后再行穿刺（紧急情况例外）。

3）超声不能清楚显示心包腔内有大量积液的部位或没有进针安全的路径。

4）不能排除囊实性占位性病变或扩张的空腔脏器时。

（二）操作方法与护理配合

1．术前护理

1）术前准备：

（1）评估核对。核查患者信息（姓名、性别、年龄、登记号等）、穿刺部位、穿刺方式（需安置引流管或仅抽液），详细询问病史（既往史、过敏史、现病史、用药史等），评估患者病情，并指导患者及其家属签署侵入性检查/治疗同意书。

（2）物品准备。①器械准备：穿刺包、引流袋、导管固定装置、无菌纱布、心电监护仪、氧气瓶、负压吸引器等。②药物准备：利多卡因、止血药及抢救药等。

（3）患者准备。①术前做好健康宣教及准备，如遵医嘱停用抗凝药（阿司匹林、华法林等）、术前完善个人卫生的准备。②饮食及着装：穿刺当日应适当进食，以免穿刺前因紧张发生虚脱。住院患者需穿病员服。③完善相关检查：行术前腹腔或胸腔彩超、血常规检查、出凝血时间及输血前全套检查，必要时，检查心功能、肝功能及肾功能。④操作者准备：洗手、戴口罩、戴帽，严格执行无菌操作，防止交叉感染。严格执行查对制度，评估患者基本情况（禁忌空腹，需家属陪同）。

2）心理护理：患者及家属担心手术安全，容易出现焦虑、急躁和恐惧等心理，可使用通俗易懂的语言详细介绍手术，让患者提前熟悉流程，消除患者的焦虑情绪，得到患者及家属的认可，对于精神紧张的患者应消除紧张情绪后再行穿刺，必要时可更改穿刺时间。

2．术中护理配合

1）准备好心包穿刺的物品携至床旁，并做适当解释工作。

2）建立静脉通道，以备抢救之用。

3）协助患者取合适卧位：如穿刺点在心尖部者（一般在第5肋间或第6肋间心浊音界内2.0cm左右），可取坐位或半卧位；如穿刺点在剑突与左肋弓缘夹角处，则可取半卧位，上半身抬高30°～40°。前者适用于大量心包积液及原有肺动脉高压、右心室增大者，优点是方便操作、耐受性好、成功率高、安全性高、不易撕裂左心室壁及损伤冠状动脉；缺点是针头经胸腔刺入，可并发气胸及增加胸膜腔及肺部感染的风险。后者的优点是穿刺针不进入胸膜腔，不使感染扩散，不易损伤冠状动脉，易抽得心包积液；缺点是操作难度较大，穿刺角度与深度不易掌握，且心外膜不易麻醉，有撕裂右心房、右心室的危险。

4）穿刺过程及护理配合：协助医生消毒穿刺局部皮肤，戴上无菌手套、铺洞巾，用利多卡因局部全层浸润麻醉皮肤表层、心包壁层，针尖进入心包腔后，用空针抽吸少量心包积液，以探明穿刺针进入的角度与深度。

医生在穿刺过程中，护士应嘱患者平静呼吸，避免咳嗽及深呼吸，密切观察患者的面色、神志等情况。如发现问题及时通知操作医生，必要时停止操作或给予相应的抢救措施。如穿刺过程中患者有紧张等情绪，护士需安慰患者或与患者谈话，转移患者注意力，避免紧张加重。

穿刺置管或抽液成功后协助穿刺医生固定导管，或拔出穿刺针，覆盖无菌纱布，压迫5～10分钟，用胶布固定，并详细观察、记录心包积液的量、性质，标本留培送检，及时做好护理记录。

3. 术中并发症的预防及护理

1）心脏撕裂：穿刺中刺破心脏或冠状动脉撕裂是心包穿刺严重的并发症，可引起心包积血或心脏压塞加重。注意在穿刺时选择积液量多的部位进针，并尽可能地使穿刺部位离心包最近，术前可行超声定位，测量从穿刺部位至心包的距离，以决定进针的深度，同时注意缓慢进针，避免刺破心脏。

2）迷走神经反射：有少数患者在穿刺过程中会出现头晕、面色苍白、出汗、心悸、胸部压迫感等，多为迷走神经反射引起。一旦出现应立即停止抽液，并且对症处理（如补液，吸氧，使用多巴胺、肾上腺素等）。

3）术中出血：术前查看患者出凝血时间，操作动作规范，熟悉穿刺点，避开胸腹部血管。少量出血不影响穿刺的正常进行；出血较多时，穿刺应暂停，局部压迫止血10～15分钟，出血停止后再继续穿刺，若患者出现精神紧张或烦躁、面色苍白、手足湿冷、心率加快，甚至神志不清或昏迷情况，应立即建立静脉通路，补充血容量，行心电监护监测生命体征。同时行超声检查，明确是否为内出血，视病情给予止血剂或输血治疗。可运用超声造影确定出血位置，行局部凝胶海绵止血、微波消融或外科手术。

4）损伤邻近脏器或组织：可导致气胸或血气胸、胸腔脏器损伤，必要时需超声定位，选择合适的进针部位及方向，避免损伤周围脏器。

5）急性肺水肿：常于心包积液抽吸过快、心包腔快速减压时发生。故抽液要缓慢，首次抽液不超过300ml。持续引流者应均衡缓慢引流。

6）疼痛：正常情况下穿刺完毕后会有轻微疼痛或不适，大多数都能忍受，并多在1～2天症状消失，如遇疼痛加重、疼痛持续时间较长不能缓解，应及时告知管床医生。

7）心律失常：若穿刺中损伤心肌，则可能出现心律失常。医生应注意术中缓慢进针，注意进针的深度。一旦发生心律失常，立即退出穿刺针，停止操作。

4. 术后护理

1）病情观察：穿刺完成后，患者保持半卧位或卧位，持续心电监护，加强巡视，注意观察患者生命体征变化，观察有无发热、心前区疼痛、心动过速、呼吸困难及烦躁不安等情况，一旦发现异常，立即通知医生，并给予紧急处理。向患者交代如何保护好引流管，尤其上洗手间及睡觉时要注意保护，注意防止引流管的意外脱落、打折、堵塞等情况的发生。每日记录引流量及引流液的颜色变化。

2）并发症的观察及护理：

（1）出血。包括穿刺点出血、胸壁血肿、血胸。若患者在进行心包穿刺后出现生命体征不稳定、血细胞下降、胸腹腔积液进行性增加等，就要高度怀疑出血，应立即对症处理，纠正休克、补血、预防感染，必要时，穿刺后 2 小时内绝对卧床休息。

（2）气胸。观察是否存在胸闷气紧，尤其是将心尖部作为穿刺点时更应该注意。

（3）感染。极为少见，术中应严格执行无菌操作，术后嘱患者保持伤口的清洁干燥，2 天内不能碰水，夏天应尽量避免出汗，以免造成伤口感染。如穿刺部位出现红肿、渗血、渗液，血常规检验、引流液培养等有异常时，及时汇报医生，遵医嘱及时给予处理。定期更换敷料，防治感染。

（唐焰）

七、中心静脉置管术

中心静脉导管（central venous catheter，CVC）是指经皮自颈内静脉、锁骨下静脉和股静脉穿刺，并沿血管走向直至中心静脉（上腔静脉、下腔静脉）的导管。中心静脉置管是心血管急危重症患者测量中心静脉压（central venous pressure，CVP）、输液、输血、血液透析、化疗和实施完全胃肠外营养有效的重要途径之一，具有留置时间长、导管弹性好、输液种类繁多等优势，已广泛应用于临床，特别是 CCU 中。

在 CCU 接受救治的心血管急危重症患者的病情均复杂、严重，救治过程中需要较长时间输入大量血管高危药物、刺激性药物等，在对患者实施救治时，医护人员需立即建立静脉通道。常规置管输液需要行多次穿刺，增加患者疼痛感，且较易发生静脉炎及液体外渗等。与常规置管相比，中心静脉置管具有操作简单、导管维护简单、能够长时间留置于患者体内、减轻患者疼痛感、可靠性高、并发症少、不影响患者日常活动等诸多优点。因此中心静脉置管在心血管急危重症患者中的应用越来越广泛。中心静脉置管不仅能够提高静脉治疗效率，还能提高急危重症患者的救治成功率。

（一）适应证与禁忌证

1. 适应证

1）严重创伤、休克及急性循环功能衰竭等危重患者。

2）接受短期（6 周以内）治疗的患者，并预计其治疗不需要延期。

3）接受全胃肠外营养治疗的患者。

4）需接受大量、快速输血和补液的患者，需根据 CVP 值随时调节治疗液体的输入量和速度。

5）需输入化疗、高渗、发疱或刺激性药物（如脂肪乳、氨基酸、甘露醇等）的患者。

6）需测定中心静脉压的患者。

7）需进行血液透析、血液置换术的患者。

8）需进行外周静脉穿刺困难的患者。

9）需进行心血管和其他大而复杂的手术的患者。

2. 禁忌证

1）穿刺部位感染的患者。

2）凝血功能障碍的患者。

3）近期已植入起搏器电极的患者。

4）不合作、躁动不安的患者。

5）广泛上腔静脉系统血栓形成的患者。

（二）操作方法与护理配合

1. 操作方法

1）颈内静脉：首选右颈内静脉。以胸锁乳突肌为标志，分为前中后进路三种方法。

（1）前进路。术者将左手食指和中指置于胸锁乳突肌前缘中点，相当于甲状软骨上缘水平，触摸到颈总动脉搏动并推向内侧，离颈总动脉搏动外缘 0.5cm 处进针，针身与皮肤夹角成 30°～40°，针尖指向胸锁乳突肌三角处，一边进针一边回抽，见血后即稳妥置管。

（2）中进路。以胸锁乳突肌三角顶点为进针点，该点距锁骨上缘 3～5cm（1～2 横指的长度），针身与皮肤夹角成 30°，与中线平行指向同侧乳头，一般进针 2～3cm 即可进入颈内静脉。

（3）后进路。在胸锁乳突肌的外缘中、下 1/3 交界处进针，针身保持水平位，针尖指向胸骨柄上窝。导管进入深度为 14～18cm。

2）锁骨下静脉：以锁骨为标志，分为上下进路。

（1）锁骨上进路。在胸锁乳突肌的锁骨头的外侧缘、锁骨上方约 1cm 处进针，针身与矢状面及锁骨各成 45°角，在冠状面呈水平或稍向前略偏 15°角，针尖指向胸锁关节，一般进针 1.5～2.0cm 即可入锁骨下静脉。

（2）锁骨下进路。传统的入路为从锁骨中、内 1/3 交界处，锁骨下缘 1.0～1.5cm 处进针，针尖指向同侧胸锁关节后上缘。改良的新入路以右锁骨中心垂线与胸锁关节水平线相交点为最佳穿刺点。针尖指向甲状软骨下缘，导管进入深度为 12～15cm。

3）股静脉：在腹股沟韧带下二横指处，以左手食指和中指触摸股动脉，在其内侧 0.5cm 处进针，针尖指向头侧，针身与皮肤夹角成 30°，导管进入深度为 20～30cm。

2. 护理配合

1）置管前护理配合：

（1）患者准备。置管前向患者做好解释工作，取得配合。医护人员对患者实施心理护理，告知患者中心静脉置管术的应用目的、优势、安全性、相关注意事项等，为患者讲解相关技术应用效果理想的案例，提高患者置管及护理配合度。

（2）环境准备。创建安静、整洁、舒适的住院环境，维持病房通风透气，将室内温控制在 23℃～26℃，湿度控制在 40%～55%。

（3）物品准备。中心静脉置管套件的基本配置为中心静脉导管、穿刺针、导丝、扩张器；器械和辅料的基本配置为注射器、注射针、手术刀片、肝素帽、蝴蝶夹、消毒刷、中单、小单、孔巾、脱脂棉纱布、非吸收性外科缝线、吸塑盒、纱布敷料、无菌透明敷料等。

2）置管中护理配合：

（1）关注患者情绪。医护人员给予抚慰及人文关怀，分散患者注意力，舒缓患者紧张情绪，减轻其疼痛感。

（2）关注病情变化。术中密切询问和观察患者有无呼吸困难、皮下气肿、心律失常等，如有相关症状，及时配合医护人员进行相应处理。

（3）严格无菌操作。置管过程中严格执行无菌操作，避免感染发生。

3）置管后护理配合：

（1）导管日常维护。

①敷料的应用：穿刺点使用无菌透明敷料覆盖，无菌透明敷料常规每 7 天更换 1 次，当无菌透明敷料出现潮湿、松动、污染时应及时更换。更换时注明更换日期、时间。每次输液完毕，应及时夹闭小夹子。

②肝素帽及外接装置更换：建议每 7 天更换 1 次，如肝素帽有血液残留、完整性受损或取下后，应及时更换。

③冲封管：要求采用 ACL 的冲封管方法，每次输液前后冲管。a. 评估（Access）：每次输液前，抽回血并冲洗血管通路装置，以评估导管功能，预防并发症。b. 冲管（Clear）：每次输液后，冲洗血管通路装置，以清除导管内腔中输入的药物，减少不相容药物相互接触的风险。c. 封管（Lock）：输液结束冲管后应对血管通路装置进行封管。使用不同类型的封管液可以降低内腔堵塞和导管相关血流感染的风险。

④正确处理输液管路：输液器应每天更换，一些成分黏稠的液体（如全血、血小板、脂肪乳等）易在管壁沉积，引起管内堵塞或凝血，故应在输完后用生理盐水冲净导管。

⑤穿刺点局部的观察：观察穿刺点有无渗血、渗液等异常情况，周围皮肤有无发红、肿胀、疼痛、分泌物。观察全身有无不适状况，如有无发热等不适。

⑥生活护理：指导患者合理调节作息时间，保证休息充足，对置管位置加强观察，指导患者保持适当的体位，置管侧手臂可以进行适宜运动，如握拳、松拳，避免做肩关节大幅度移动的动作，不提举重物，并掌握穿脱衣物技巧，衣服的袖口不宜过紧，保证穿刺部位及导管不受任何影响，根据患者饮食喜好，为其制订合理饮食方案，同时指导患者进行合理锻炼，增强体质，提高机体抵抗能力，降低不良反应发生风险。

⑦拔管：原则上尽早拔管。中心静脉导管可保留 1～4 周，在导管留置期间，应每天评估、检查穿刺置管部位。

（2）更换敷料的操作流程。

①评估：患者的病情、年龄、心理状况、中心静脉置管情况、血管及皮肤情况。

②准备：a. 用物准备：中心静脉置管护理套件 1 套，10ml 或 20ml 注射器 2 个，肝素帽或三通接头 1 个，BD 预充式导管 10ml 冲洗器一个，肝素盐水（0~10U/mL），消毒棉棒等。b. 患者准备：协助患者取合适的体位（尽量取能完全暴露穿刺点的体位）。

③更换肝素帽或静脉三通管，冲封管：a. 夹住小夹子，卸下旧肝素帽或静脉三通管，用酒精棉棒消毒两遍导管接口处，将消毒后导管的接口处下垫一无菌纱布，新三通接头连接新肝素帽或静脉三通管。b. 用 ACL 冲封管方法进行冲封管。回抽血液，用 BD 预充式导管 10ml 冲洗器脉冲式冲洗导管。用肝素盐水 5ml 正压封管，最后 2ml 时边推注肝素盐水边夹闭小夹子。c. 中心静脉导管不使用时，要及时封管。如长时间不使用，最少每周肝素盐水封管一次。

④去除敷料，消毒：a. 去除无菌透明敷料外胶布，沿四周平拉无菌透明敷料，由远心端至近心端去除原有无菌透明敷料。观察飞机翼对导管的固定。b. 评估穿刺点无异常后打开中心静脉置管护理套件消毒导管，左手提起导管，右手持酒精棉棒，避开穿刺点，去除血迹和污渍，消毒，第一根酒精棉棒顺时针消毒，第二根酒精棉棒逆时针消毒，第三根酒精棉棒再次顺时针消毒。取碘伏或氯己定棉棒以穿刺点为中心消毒皮肤及导管，第一根顺时针消毒，第二根逆时针消毒，同时左手翻转导管，第三根再次顺时针消毒皮肤，每次均应在穿刺点及固定缝线针眼处停顿，消毒范围以穿刺点为中心，直径 15cm 以上，每个部位至少消毒三次，必要时增加消毒次数。

⑤固定：消毒液充分待干，调整导管位置，将穿刺点置于敷料中心，无张力贴合无菌透明敷料，用手按压无菌透明敷料四周，使其贴紧皮肤，沿导管方向对敷料进行塑形。将第一条免缝胶带固定导管连接器或飞机翼处（胶带与导管方向垂直），将第二条免缝胶带蝶形交叉贴于导管连接器或飞机翼处，必要时可取第三条胶带加强固定，在记录胶带上标注操作者姓名及时间，贴于无菌透明敷料上缘。

⑥观察与记录：观察置管的深度和日期，观察局部皮肤是否有红、肿、热、痛等症状或其他皮肤反应，观察皮肤是否有分泌物或感染。观察穿刺点有无渗血、渗液，有无红肿。

（三）常见并发症的预防及护理

1. 导管脱出

1）导管部分脱出：观察导管脱出的长度，用无菌注射器抽回血，如无回血，报告医生，遵医嘱用肝素钠或尿激酶溶液通管，如导管仍不通畅则拔管；如有回血，用生理盐水冲管以保持通畅，重新固定，严禁将脱出的导管回送。

2）导管完全脱出：测量导管长度，观察导管有无损伤或断裂。评估穿刺部位是否有血肿及渗血，用无菌棉签压迫穿刺部位，直到完全止血。消毒穿刺点，用无菌透明敷料覆盖。评估渗出液性状、量。根据需要重新置管。

2. 置管穿刺处红肿、渗出

1) 应立即停止在原部位输液，回抽所有液体，回抽不到液体时，切勿冲洗血管通路装置。估计并记录渗入组织的溶液量、种类，及时通知医生，给予对症处理。

2) 观察渗出或外渗区域皮肤的颜色、温度、感觉等变化，观察关节活动和患肢远端血运情况并记录。当患者主诉在穿刺部位及周围、导管尖端或整个静脉通路有任何类型的疼痛、灼热感时，应停止输液，切勿压迫该部位，拍摄该区域，以识别组织损伤的变化。用皮肤记号笔勾出该区域，标上渗出/外渗的记号，方便评估变化。

3. 导管相关性血流感染

当疑有导管相关性血流感染时，应立即停止输液，暂时保留管道，遵医嘱抽血，行血培养等处理并记录。

4. 导管堵塞

1) 静脉导管堵塞时，应分析堵塞原因，不应强行推注生理盐水。

2) 确认导管堵塞时，遵医嘱及时处理并进行护理记录。

5. 导管相关性静脉血栓形成

1) 当疑有导管相关性静脉血栓形成时，应抬高患肢并制动，不应热敷、按摩、压迫，立即通知医生对症处理并记录。

2) 应观察置管侧肢体、肩部、颈部及胸部的肿胀及疼痛情况，皮肤温度及颜色，出血倾向等。

6. 导管断裂

如为体外部分断裂，可修复导管或拔管。如为体内部分断裂，立即报告医生并用止血带包扎上臂。如导管尖端已漂移至心室，应制动患者，协助医生在 X 线检查透视下确定导管位置，行介入手术取出导管。

1) 加强并发症护理，医护人员在各个护理环节均须严格执行无菌操作，须做好穿刺部位皮肤消毒，当该部位有出血现象时，及时实施有效处理，避免感染发生。

2) 保持导管通畅，观察输液速度，避免管路打折，应每班仔细检查导管的深度，避免导管脱出或推入。

（四）导管拔除时的护理配合

1) 将导管出口部位（如颈部、手臂）置于低于患者心脏水平的位置。

2) 将患者置于头低仰卧位或仰卧位。

3) 指导患者屏住呼吸，在拔除导管的最后部分时做 Valsalva 动作（深吸气后屏气，再用力做呼气动作），或在患者呼气末屏气状态下拔除。

4) 评估拔除导管的完整性，必要时与置管记录的导管长度比较。

5）用无菌透明敷料密封穿刺点至少 24 小时，24 小时后评估穿刺点愈合情况。

6）患者拔管后保持平卧 30 分钟。

（骆敏）

第三节 心血管急危重症救治与护理

一、心脏骤停的紧急救治与护理配合

心脏骤停（cardiac arrest，CA）是指心脏突然停止射血，造成循环停止而产生的一系列症状、体征，包括意识丧失、晕厥和大动脉搏动消失。心脏骤停是心脏性猝死的主要原因。心脏骤停发生后，由于脑血流突然中断，10 秒左右患者即可出现意识丧失；心脏停搏 60 秒左右患者可出现瞳孔散大；心脏停搏 4~6 分钟，脑组织即发生不可逆损害，数分钟即可从临床死亡过渡到生物学死亡。

（一）临床表现

1）突发意识丧失，可伴全身短暂性抽搐和大小便失禁。

2）大动脉搏动消失，颈动脉搏动不可扪及。

3）呼吸停止或呈叹息样呼吸，继而停止。

4）面色苍白或青紫，双侧瞳孔散大。

5）心电图可有室性心动过速、心室颤动、电机械分离和心脏停搏的表现。

（二）治疗

治疗主要分为基础生命支持、高级心血管生命支持和心脏骤停后的治疗。其中心肺复苏（cardiopulmonary resuscitation，CPR）是针对心脏、呼吸停止采取的抢救措施。心脏骤停发生后 4 分钟内是抢救的最佳时机。脑复苏是心肺功能恢复后，为了保护和恢复中枢神经系统功能而采取的治疗。

1. 基础生命支持（basic life support，BLS）

BLS 又称初级心肺复苏，是通过采用徒手和（或）辅助设备来维持心搏骤停患者的循环和呼吸功能的基本抢救方法。其关键要点包括胸外心脏按压、开放气道、呼吸支持。有条件时可考虑电除颤。

2. 高级心血管生命支持（advanced cardiovascular life support，ACLS）

ACLS 是在 BLS 的基础上，应用辅助设备、特殊技术和药物等提供更为有效的呼吸和循环支持，以恢复自主循环或维持循环和呼吸功能的进一步支持治疗。可归纳为 ABCD 四个步骤，即 A（airway）——开放气道、B（breathing）——氧疗和人工通气、C（circulation）——循环支持、D（differential diagnosis）——寻找心脏骤停的原因。

307

3. 心脏骤停后的治疗

一旦心脏骤停，患者出现自主循环，应立即开始心脏骤停后的系统性治疗，防止再次发生心脏骤停，提高长期生存的概率。其治疗主要包括优化通气和吸氧、维持有效循环功能、脑复苏。

（三）紧急处理与护理配合

1. 识别心脏骤停

（1）判断意识：双手拍打患者双肩，分别对双耳呼叫，呼叫声应响亮（先生/小姐！先生/小姐！您怎么啦?），观察患者有无反应，注意轻拍重唤。

（2）判断呼吸、大动脉搏动：判断颈动脉搏动，暴露胸部，右手食指、中指并拢，沿患者的气管纵向滑行至喉结处，在旁开 2~3cm 处停顿触摸搏动，同时目视观察患者胸廓起伏，判断时间为 5~10 秒。

心脏骤停发生 4 分钟内为抢救的最佳时机，所以，早发现、早进行心肺复苏、早除颤有利于患者恢复。

2. 呼救

患者如意识丧失、颈动脉搏动消失、无正常呼吸，视为心脏骤停。此时应高声呼救，请求他人支援。如在病房内，呼叫医生携带除颤仪至床旁实施抢救；如在其他场所，在不延误心肺复苏的同时，设法拨打急救电话，启动应急反应系统。

3. 基础生命支持护理配合

1）步骤：

（1）胸外心脏按压。适用于各种原因造成的循环骤停，包括心搏骤停、心搏减弱及心室颤动。无绝对禁忌证，相对禁忌证为胸壁开放性损伤、肋骨骨折、胸廓畸形及心脏压塞。

①按压部位：胸骨中、下 1/3 交界处（两乳头连线中点）。

②按压手法：双手叠扣法，腕、肘关节伸直，利用身体重力，垂直向下用力（按压深度至少 5~6cm），快速（100~120 次/分钟）按压，用力均匀，共数 30 下。

③注意事项：a. 胸外心脏按压实施前迅速将患者置于正确体位（去枕仰卧位），翻身时整体转动，保护颈部，解开上衣，胸部下放置按压板使患者呈复苏体位，头、颈、躯干在同一轴线上，双手放于两侧、身体无扭曲。按压员站于患者右侧，解开衣扣，松解裤带，充分暴露胸腹部。b. 按压时让胸部充分回弹，每次按压与放松的时间比为 1∶1，避免倚靠，减少按压干扰和中断，每 2 分钟轮换一次按压员，如果感觉疲劳可提前轮换。

（2）开放气道。清除口腔内分泌物，必要时使用吸引器，取出活动性义齿，按压中断时间不超过 10 秒。开放气道方法包括以下几种。

①仰头抬颏法：患者取仰卧位，急救者位于患者一侧，将一只手小鱼际置于患者前额并用力加压，使头后仰，另一只手的食指、中指抬起下颌，使下颌尖、耳垂连线与地面垂直，是心肺复苏的常用方法，适用于无明显头颈部受伤的患者。

②托颌法：适用于怀疑有颈椎受伤的患者。急救者位于患者头侧，两手拇指置于患者口角旁，其余四指托住患者下颌部位，保证头部和颈部固定的前提下，用力将患者下颌向上抬起，使下齿高于上齿。

（3）呼吸支持。方法主要包括口对口、口对鼻、口对面罩、简易呼吸器辅助通气等。

①口对口人工呼吸：是一种快捷有效的通气方法，但首先要确保气道通畅，正常吸气即可，无须深吸气。注意事项：用压前额手的拇指与食指捏住患者的鼻孔。正常吸气后张开口完全包裹患者的嘴。吹气时不能漏气。连吹 2 次，每次吹气持续 1 秒。一次吹气后，脱口、松鼻让患者出气。每次吹气量不宜过大，小于 1200ml 为宜。口对口呼吸时，可垫一层薄的织物或专用面罩。心脏按压与人工呼吸的次数比为 30：2。

②简易呼吸器辅助通气：采用 EC 手法使用简易呼吸器给予正压通气 2 次，每次通气持续 1 秒，2 次通气在 10 秒内完成。每次通气量 500～600ml，可观察到明显的胸廓起伏。心脏按压与人工呼吸的次数比为 30：2，连续做 5 个循环。

口对口、口对鼻、简易呼吸器辅助通气等是临时措施，应马上建立高级气道，行气管内插管、呼吸机辅助呼吸。

（4）除颤。除颤仪到达后立即判断心电图，若为心室颤动或无脉性室性心动过速（pVT），立即给予电除颤（操作方法详见本章第二节），除颤后进行 5 个循环的心肺复苏，再次判断心电图是否仍为心室颤动或 pVT，如是立即再给予电除颤，进行 5 个循环的心肺复苏。遵医嘱给予肾上腺素、胺碘酮或利多卡因等静脉注射。考虑建立高级气道并描记二氧化碳波形。

2）治疗有效的指标：

（1）颈动脉搏动可触及，自主呼吸恢复。检查方法：右手食指、中指并拢，触摸颈动脉，评估 5～10 秒。

（2）监测血压：收缩压大于 90mmHg，平均动脉压大于 65mmHg，持续心电监护。

（3）双侧瞳孔对光的反射存在，瞳孔较前缩小。

（4）口唇、颜面、甲床发绀减轻，末梢循环得到改善。

复苏成功后撤去按压板，整理患者衣物，头部偏向一侧，予以保暖，整理床单元。操作完毕洗手，整理抢救记录单，核对医嘱，并做好抢救记录。

3）注意事项：

（1）呼叫患者时注意不要摇晃患者，做到轻拍重唤。

（2）予患者足够通气，无论是单人按压还是双人按压，按压与人工呼吸的次数比为 30：2，每次呼吸超过 1 秒，每次须使胸廓隆起，但应避免过度通气，以免影响静脉回流和心排血量，或引起血管收缩而导致脑血流量减少。

（3）胸外心脏按压位置应正确，位置偏高则按压无效；偏低易引起肝破裂；偏两侧易引起肋骨骨折，产生气胸、心包积血等。

（4）胸外心脏按压方式应正确，即手臂伸直，按压时不能弯曲，每次向下压和向上放松的时间比为1：1，放松时双手不离开胸壁，利用身体重力垂直下压，用力均匀，不能左右摆动。

（5）使用简易呼吸器时采用EC手法，面罩要包严患者的口鼻，以防漏气，观察患者胸廓起伏情况。每6秒钟给1次呼吸，每次呼吸超过1秒，以胸廓上抬为原则，避免过度通气或通气不足。

（6）简易呼吸器使用后消毒备用，麻醉面罩丢入医疗废物垃圾桶。

4．心肺复苏相关并发症

1）发生原因：按压位置及姿势不正确，如用力过度、用力不当等。

2）预防措施：按压时应平稳、力道均匀，不要左右摆动，不能冲击式猛压，放松时手掌不离开胸壁定位点，以免造成错位。根据患者年龄和胸部弹性情况施加按压力量。

3）不同并发症及处理措施：

（1）肋骨骨折。

①单处肋骨骨折的治疗原则是固定、止痛、预防肺部感染。

②多根多处肋骨骨折的治疗除遵循上述原则外，应尽快消除反常呼吸运动，保持呼吸道通畅，保障供氧，纠正呼吸、循环功能异常并防止休克。

（2）损伤性血气胸。

①闭合性气胸：气体量小时无须特殊处理，气体量较多可时行胸腔闭式引流排气。

②张力性气胸：可行胸腔闭式引流。

③吸氧，必要时行机械辅助通气（气胸患者行机械辅助通气时必须常规进行胸腔闭式引流）。

④血气胸在肺复张后出血多能自行缓解，若出血不止，应立即抽气排液，并考虑开胸结扎出血血管。

（3）心包积血或心脏压塞。

①持续心电监护，降低心包腔内压力，行心包穿刺引流术，缓解心脏压力以改善心脏功能。

②予以相应的药物治疗。

③心脏压塞紧急救治详见本章第三节。

（4）胃、肝、脾破裂。密切观察病情变化，注意有无面色苍白、四肢厥冷等休克症状，按时查看腹部体征，持续心电监护，禁食，做好手术前准备及术后护理。

（5）栓塞。

①一旦发生栓塞立即予以吸氧（氧浓度在50%以上），必要时使用呼气末正压通气。

②应用糖皮质激素积极配合医生对症处理。

（6）胃内容物反流，导致吸入性肺炎和窒息。

①严密观察生命体征，如胃部区域有无隆起，发现异常及时处理。

②发生反流时将头偏向一侧，并用负压吸引器清理呼吸道，防止窒息。

5. 高级心血管生命支持护理配合

1）开放气道：包括口咽气道、鼻咽气道和其他可选择的声门上部高级气道。

2）氧疗和人工通气：若患者自主呼吸没有恢复，应尽早行气管插管，以纠正低氧血症。医院外患者常用简易球囊维持通气，医院内患者常用呼吸机，开始可给予100％浓度的氧气，然后根据血气分析结果进行调整。人工通气常用方法分为：

（1）球囊－面罩通气法。最好是2人或2人以上施救者在场时应用，确保气道开放，面罩紧贴面部不漏气。每次通气挤压球囊1/2左右，提供大约600ml潮气量。通气量以可见胸廓起伏为度，通气时间持续1秒，降低最大吸气压。通气过大过快可引起胃胀气、反流、呕吐。发生胃胀气者，可轻按腹部促进气体排出，必要时可安置胃管，排出胃内气体；发生反流或呕吐者，将头偏向一侧。

（2）机械通气：是目前临床使用的疗效确切的呼吸支持方式。其目的是：①纠正低氧血症，缓解组织缺氧；②纠正呼吸性酸中毒；③降低颅内压，改善脑循环。机械通气护理详见第六章第九节。

3）循环支持：

（1）心电、血压监测。及时连接心电监护仪或除颤仪等装置，及时发现并准确辨认心律失常，采取相应急救措施。注意应将心电图的表现与患者临床实际情况相结合。有条件时，监测有创动脉血压、动脉舒张压和中心静脉血氧饱和度，指导血管活性药物的使用，观察患者自主循环恢复情况。

（2）建立给药途径。首先尝试建立静脉通路进行给药，如果静脉通路建立失败或不可行，可以考虑改用骨髓通路或气管内给药。

①静脉通路：外周静脉通路常用肘正中静脉、贵要静脉、颈外静脉。每次从外周静脉给药后应用20ml生理盐水冲管，以保证药物能够到达心脏。如有中心静脉通路，优先选择。因为中心静脉给药比外周静脉给药的药物峰浓度更高、循环时间更短、起效更快。

②骨髓通路：由于骨髓腔内有不塌陷的血管丛，可提供另一种给药途径。

③气管内给药：如无法建立静脉和骨髓通路，某些药物可经气管插管注入给药，如肾上腺、阿托品、利多卡因等。给药剂量为静脉给药的2.0~2.5倍，使用5~10ml生理盐水或蒸馏水稀释后注入。其中，肾上腺素可产生短暂性的血管舒张作用，导致低血压、低冠状动脉灌注压。因此，尽量选择静脉和骨髓通路给药，保证药物作用。

（3）药物治疗。

①肾上腺素。主要药理作用有增强心肌收缩力、增加冠状动脉及脑血流量、增加心肌自律性、使除颤难治性心室颤动易被电复律等，早期应用肾上腺素的患者恢复自主循环的概率高。对于初始心律为可除颤心律的患者，建议尽快进行电除颤，若除颤后转律失败，建议尽早使用肾上腺素。用法：1mg肾上腺素静脉推注，每3~5分钟重复1次。

②抗心律失常药物。a. 胺碘酮：胺碘酮仍是治疗各种心律失常的主流选择，更适宜于合并严重心功能不全患者的治疗。对于有电击节律的心脏骤停患者，首次使用

300mg 静脉注射，如无效再次给予 150mg 静脉注射或维持滴注。b. 利多卡因：利多卡因仅作为无胺碘酮时的替代药物，初始剂量为 1.0~1.5mg/kg 静脉推注。如心室颤动、无脉性室性心动过速持续，可给予额外剂量 0.50~0.75mg/kg，5~10 分钟 1 次，最大总剂量为 3mg/kg。

③镁剂：硫酸镁仅用于尖端扭转型室性心动过速、伴有低镁血症的心室颤动或室性心动过速或其他心律失常等情况。对于尖端扭转型室性心动过速，紧急情况下可用硫酸镁 1~2g 稀释后静脉注射，5~20 分钟注射完毕，或 1~2g 加入 50~100ml 液体中静脉滴注。硫酸镁不建议在心脏骤停时常规使用。

④碳酸氢钠：因为碳酸氢钠可通过降低血管阻力减少冠状动脉灌注压，引起细胞外碱中毒，使氧合曲线左移，不利于氧释放，在心肺复苏患者中不推荐常规使用碳酸氢钠。在特殊状态下，如存在明显代谢性酸中毒或高钾血症，可使用碳酸氢钠。建议有条件者在血气分析或碳酸氢盐浓度监测下使用，初始剂量 1mmol/kg，或在行除颤、心肺复苏、通气支持及肾上腺素注射 1 次的基础上使用。

⑤阿托品：副交感神经拮抗剂，可解除迷走神经对心脏的抑制，提高窦房结的自律性，促进心房和房室结的传导，加快心律。适用于血流动力学不稳定的心动过缓患者。用法：0.5mg 静脉注射，每 3~5 分钟重复 1 次，最大总剂量为 3mg。

（4）心脏骤停时心律失常的处理。对于一些难治性多形性室性心动过速、尖端扭转型室性心动过速、快速单形性室性心动过速或心室扑动（频率＞260 次/分钟）及难治性心室颤动，可试用 β 受体阻滞剂。异丙肾上腺素或心室起搏可能有效终止心动过缓和药物诱导的尖端扭转型室性心动过速。对缓慢型心律失常的处理不同于心室颤动。给予基础生命支持后，应尽力设法稳定自主心律，或设法起搏心脏。

4）寻找心脏骤停的原因。在救治心脏骤停的过程中，尽可能快速明确病因，及时对可逆性病因采取救治措施。病因可归纳为 5H's 和 5T's。5H's 为：低血容量、低氧血症、氢离子过多（酸中毒）、低钾血症/高钾血症和低温。5T's 为：心脏压塞、张力性气胸、毒素、肺动脉血栓形成和冠状动脉血栓形成。

6. 心脏骤停后治疗的护理配合

1）优化通气和吸氧：自主循环恢复后，患者存在不同程度的肺损伤。及时行动脉血气分析、描记二氧化碳波形。当血氧饱和度达到 100％时，应降低氧浓度，并注意避免过度通气。

2）维持有效循环功能：

（1）维持静脉通路通畅。

（2）心电、血压监测：及时做 12 导联心电图，以确定是否存在 ST 段抬高。监测血压，维持收缩压≥90mmHg 或平均动脉压≥65mmHg。

（3）有创血流动力学监测：自主循环恢复，但血流动力学不稳定者，需监测有创血流动力学，评估全身循环血容量状况和心室功能，指导用药。

3）脑复苏：心脏骤停后发生脑损伤是引起死亡的常见原因。故脑复苏是心脏骤停患者恢复自主循环（return of spontaneous circulation，ROSC）后进行进一步治疗的重要环节，也是目前唯一被临床证实能够改善患者远期预后和促进神经功能恢复的方法，主要措施如下：

（1）维持血压。应维持收缩压≥90mmHg 或平均动脉压≥65mmHg。如发生低血压，及时纠正，保证良好的脑灌注。

（2）目标温度管理（targeted temperature management，TTM）。应用物理方法把体温快速降到既定目标水平，维持在恒定温度一段时间后缓慢恢复至基础体温，并且避免体温反弹。目前 TTM 已经成为心脏骤停患者 ROSC 后的常规治疗手段。TTM 使用时应注意：

①对于 ROSC 后仍昏迷的患者可进行 TTM，目标温度控制在 32℃～36℃之间的一个恒定值，并至少维持 24 小时。

②严重感染及感染性休克、难以控制的出血、顽固性休克是 TTM 的相对禁忌证。

③常用的物理降温方法有使用冰帽和冰毯、腋下腹股沟放置冰袋、温水或酒精擦拭身体等，但这些方法使体温波动较大，降温的效果不理想，且无法快速达到和维持恒定的目标温度，更不能缓慢复温。因此，目前国内外常应用于 TTM 的降温方法是使用 Arctic Sun 温度管理系统。

④临床上可选择膀胱、食管、鼻咽温度，或经温度传感器测得的气管插管气囊和肺动脉温度作为核心温度。因为膀胱温度监测简单易行，临床上可作为首选。

⑤复温速度应该控制在每小时 0.25℃～0.50℃，复温以后也应该把核心温度控制在 37.5℃以下，至少维持到复苏后 72 小时。

⑥常见不良反应和并发症有寒战、代谢性酸中毒、高血糖、血气值不准确、电解质紊乱、低血容量、凝血障碍、药物清除率降低、感染。

⑦复温后要积极预防发热的发生。

（3）防治脑缺氧和脑水肿常用的措施包括以下几点。

①降温：低温治疗是保护神经系统和心脏功能的重要治疗策略。

②脱水：使用渗透性的利尿药，如甘露醇、甘油果糖、呋塞米等。

③防治抽搐：应用冬眠合剂控制缺血性脑损伤引起的四肢抽搐及降温过程中的寒战反应。

④高压氧治疗：通过增加血氧含量，提高脑组织氧分压，改善脑缺氧。有条件者早期使用。

⑤促进早期脑血流灌注。

7. 终止心肺复苏

经过 20 分钟心肺复苏，患者对任何刺激无反应、无自主呼吸、无自主循环征象，心电图为一直线，可以考虑终止心肺复苏。对气管插管患者，二氧化碳波形图中呼气末二氧化碳（ETCO$_2$）仍不能达到 10mmHg 以上，综合其他因素，可决定终止复苏。

（杨婷婷　周雅欣）

二、心脏压塞的紧急救治与护理配合

心脏压塞（cardiac tamponade）又称为心包填塞，是常见威胁患者生命的危急重症之一。心脏疾患或其他因素引起急性心包积液形成或慢性积液量达到一定程度时，造成心脏回心血量和排血量显著降低而产生心脏压塞症状。

（一）临床表现

1. 症状

1）患者常述呼吸困难、心前区压迫感及头晕，其中呼吸困难为心脏压塞最突出的症状。

2）严重者可出现端坐呼吸、呼吸浅快、烦躁不安、面色苍白、嘴唇发绀、四肢发凉等，甚至出现意识障碍、低血容量性休克。

2. 体征

1）Beck 三联征：低血压、心音低钝遥远、颈静脉怒张，是心脏压塞的典型临床特征。

2）奇脉：桡动脉搏动吸气时显著减弱，呼气时恢复。也可通过血压测量来诊断，即吸气时动脉收缩压较吸气前下降 10mmHg 或更多。

3. 急性心脏压塞征象

心包积液短时间迅速累积，即使仅达 100ml，也可因为心包无法快速伸展导致心包内压力急剧上升，引起急性心脏压塞症状。临床表现为心动过速、血压下降、脉压下降及静脉压增高。心脏压塞若未尽快解除，则可致急性循环衰竭和休克。

（二）辅助诊断性检查

心脏压塞情况通常较为紧急，为争取抢救时机，应首选操作简便、能在短时间内实现的辅助诊断性检查手段。

1. 经胸超声心动图（TTE）

TTE 是针对心脏压塞简单易行、快速有效的检查手段。当出现心脏压塞时，可直接探查到心包积液，同时可发现吸气时右心室内径增大、左心室内径减少、静脉血流异常、舒张末期右心房塌陷及舒张早期右心室游离壁塌陷。TTE 还可以精准引导心包穿刺引流术的实施，因此该检查可作为疑诊心脏压塞的首选辅助检查。

2. 胸部 X 线检查（CXR）

CXR 是心脏介入诊疗过程中疑诊有心脏压塞并发症时简单快速的诊断方法，发生心脏压塞时，X 线透视下可见心影增大、右侧心膈角变锐、心缘轮廓消失，呈现烧瓶状或水滴状心影。在介入诊疗操作过程中如出现导管/导丝行进路径异常或患者突发上述症状时应注意密切观察患者生命体征及心影情况。此项检查也可作为手术结束时的常规检查，有助于及早发现术中延迟发生的心脏压塞。

3. 心电图（ECG）

对于部分心脏压塞患者行心电图检查可呈现肢体导联 QRS 波低电压。当体内有大量心包积液时，约 20％患者的心电图可呈现电交替现象，常伴心动过速。

4. 右心导管检查（RHC）

RHC 尽管不作为诊断心脏压塞的主要方式，但可对心腔内血流动力学变化提供重要的诊断信息。心包腔内压力增高，且与右心房压相等，其增高程度与心脏压塞的严重程度、血管内容量情况相关。

5. 经食管超声心动图（TEE）

TEE 可用于术后评估包裹性积液或血肿所致的心脏压塞的严重程度。

（三）治疗

1. 内科治疗

1）临床上以 TTE 引导下行心包穿刺引流作为快速解除心脏压塞的简单有效且安全性较高的抢救手段，可显著改善临床症状和血流动力学情况，同时可以明确病因，继而针对原发疾病给予相应的治疗。

2）穿刺前可行床旁超声定位，了解进针路径和穿刺处的积液厚度，常用的穿刺方法有经左侧胸第五肋间隙心浊音界内侧 1～2cm 处，或胸骨剑突与左肋缘形成的夹角处（剑肋角）。

3）紧急引流后的处置：在进行上述抢救措施的同时，针对心脏压塞时的血流动力学障碍，还需有针对性的采取扩容治疗以增加右心房和右心室舒张末期压力，扩容后，可应用多巴胺等血管活性药物来增加心排血量，提高血压。心包穿刺引流过程中患者可能发生迷走反射，应注意密切监测患者的病情变化和血流动力学情况。

2. 外科治疗

尽管心包穿刺引流有效，但在有恶性心包积液或心脏压塞反复发生的情况下，可采用外科心包开窗引流、心包切除术治疗。针对外伤、医源性损伤等因素所致心脏损伤导致的心脏压塞，在心包穿刺术不能有效解除压塞的情况下，必要时需进行开胸探查和心脏修补术等。

（四）紧急处理与护理配合

1. 紧急处置原则

早发现、早处理是成功抢救心脏压塞患者的关键。心脏压塞往往导致患者血流动力学迅速异常，心包穿刺引流术是临床上常用的、简单有效的手段，应配合医生及早处理，预防心脏压塞导致休克时间过长而出现严重后果。因此下面主要针对临床上心脏压塞患者紧急救治的全程化管理做详细介绍。

2. 紧急救治的全程化管理

1）急救设备及药品耗材的准备：急救设备随时处于完好备用状态，如抢救车、除颤仪、简易呼吸球囊、负压吸引器、微量泵、穿刺包、引流管等。除急救药品、镇静药物及静脉用液体外，鱼精蛋白的备用也尤为重要。

2）应急预案的掌握：有完善的心脏压塞应急预案，专科护理人员应熟练掌握，能做好各项急救准备及人员协调安排工作。

3）病情观察及处理：患者如诉呼吸困难、胸闷胸痛、恶心等症状，应注意结合生命体征进行判断，明确是否有血压下降、脉压变小、心率改变、听诊心音弱且遥远的情况。心脏压塞患者大多会出现不同程度的意识改变，如烦躁不安、表情淡漠、面色苍白伴冷汗等。临床上一旦怀疑，应立刻行床旁超声心动图检查明确诊断。确诊后，定位心包穿刺引流处，立即备好急救设备、药品等，同时配合医生进行紧急抢救，并及时通知心外科医生及手术室做好后备方案。

4）给氧：根据患者情况采取适宜的吸氧方式，必要时行血气分析判断是否需要进一步呼吸支持。

5）保持呼吸道通畅：备吸痰装置于床旁。

6）静脉路径的建立：快速建立并畅通至少2条及以上有效的静脉通路，优选中心静脉，同时做好血型交叉配血、备血。

7）体位：协助患者采取半坐卧位、坐位或前倾坐位。

8）一般护理：保持环境安全，防止意外坠床，患者着宽松病员服。

9）遵医嘱用药：注意停用抗凝药，补液扩容，强心，止血，使用血管活性药物升压。

10）心理护理：患者常有濒死恐惧感，应积极给予心理支持，解除思想顾虑，取得患者的配合，必要时使用镇静剂。

11）术中配合：严格无菌操作，严密观察患者的病情变化及生命体征，尤其是心电图的变化及穿刺抽液的观察。指导患者勿剧烈咳嗽或深呼吸，穿刺过程中有任何不适立即告知，取得患者的充分配合。

12）术后护理：操作完毕医生根据患者情况选择拔除穿刺针或留置心包引流管。拔出穿刺针后，穿刺部位消毒、覆盖无菌纱布，胶布固定。若安置了引流管，则需消毒穿刺处后，无菌敷料覆盖，妥善固定引流管，并连接引流袋，术后应记录抽液量和积液性质，根据要求留置标本送检。指导并协助患者采取舒适体位卧床休息。

13）引流管的护理：留置引流管期间，应注意观察引流是否通畅，引流液的量、性质，做好引流管护理和观察记录，观察患者有无畏寒、寒战、发热等，注意导管相关的感染。

14）用药护理：如若患者因操作刺激出现胸痛不适，或因精神因素影响睡眠，可遵医嘱适当给予镇静剂。在使用血管活性药物、止血药物期间，密切观察药物疗效及不良反应。

15）并发症的观察及处理：密切观察患者穿刺处有无渗血、渗液，保持无菌敷料的清洁干燥。由于心包穿刺术是有创操作，可能发生感染、心外膜和心肌损伤等严重并发症，密切观察患者生命体征变化和意识状态，注意有无心率进行性增快和血压进行性下降，做好床旁超声心动图或胸部 X 线复查，必要时协助医生联系介入医生或外科医生做进一步紧急处理。

【知识拓展】

心包穿刺引流术的严重并发症及处理方法

心包穿刺引流是有效的救治手段，但毕竟是有创性操作，仍可能造成心脏相关的二次伤害，常见的心脏并发症有冠状动脉穿孔、心肌穿孔等，针对这类二次损伤我们应做好应急预案，下面介绍一些心包穿刺术并发症及处理方法。

1. 冠状动脉穿孔。

冠状动脉穿孔一旦发生，冠状动脉的分支中可观察到冠状动脉穿孔引起的造影剂外渗，心脏压塞可反复发生。可尽早通过介入手术尝试抢救，选用冠状动脉球囊对破口处进行扩张封堵，若患者有使用肝素钠抗凝，可使用适量的鱼精蛋白中和肝素钠。对破口大、出血快、单纯球囊封堵无法控制出血的患者，应在保持心包穿刺引流畅通的同时，置入冠状动脉带膜支架或使用栓塞剂，也可以针对穿孔分支行经导管线圈栓塞术。

2. 心肌穿孔。

穿刺针损伤心肌时，患者可以出现心律失常。操作过程中应缓慢进针，并注意进针的深度，一旦出现心律失常，立即后退穿刺针少许，观察心律变化。如果由于鞘管置入发生了心脏穿孔，则应将鞘管留在原处以限制出血，同时应立即进行紧急心脏外科手术处理。

【前沿进展】

慢性心包积液导致心脏压塞的预测

急性因素所致的急性心脏压塞多由创伤、医源性损伤等因素导致，较难预测其发生，但针对稳定的慢性心包积液患者，目前一些研究提示可通过一些方法帮助预测患者是否有发生急性心脏压塞的趋势，进而可及早做好相应处理，预防严重后果的发生。该研究结果表示在心脏压塞中，作为心包内结构的冠状窦（CS）容易被压缩，而下腔静脉（IVC）则扩张。心脏压塞患者的 CS 直径和 CS/IVC 比值降低。在临床上稳定的大量心包积液患者中，通过计算机断层扫描测量 CS 直径和 CS/IVC 比值均可对心脏压塞的发生进行预测。与 CS 直径相比，CS/IVC 比值是更有效的预测指标。

（古丽丹）

三、心源性休克的紧急救治与护理配合

心源性休克（cardiogenic shock，CS）是各种原因所致的以心脏泵血功能障碍为特征的急性组织灌注量不足而引起的一类临床综合征。心源性休克指心脏泵血功能衰竭导致心排血量急剧下降，重要脏器及组织灌注量严重不足，全身微循环功能障碍，患者表现出一系列以缺血、缺氧、代谢障碍及重要脏器损害为特征的病理生理过程。

任何可以引起严重的急性左室或右室衰竭的病因都能导致心源性休克。继发于急性心肌梗死的左心衰竭是心源性休克常见的病因。

（一）临床表现

1. 常见临床表现

1）心源性休克的主要表现为患者的意识状态、心率、血压、脉压、末梢循环、尿量等随着疾病进展而逐渐异常，出现微循环障碍和多器官功能的损害，甚至死亡。临床上常根据休克发生发展过程分为早、中、晚三期，各期临床表现不尽相同，详见表 8-3-1。

表 8-3-1　休克各期临床表现（按疾病进程划分）

分期	意识状态	生命体征	末梢循环	尿量	其他症状及体征
休克早期	神志清醒但烦躁不安、恐惧、精神紧张	血压正常甚至可轻度增高或稍低，但脉压降低；心率增快	面色或皮肤稍苍白或轻度发绀、肢端湿冷	尿量稍减	大汗，恶心、呕吐
休克中期	表情淡漠，反应迟钝，意识模糊	脉搏细速无力或不能扪及，心率常超过 120 次/分钟；收缩压＜80mmHg 甚至测不出；脉压＜20mmHg	面色苍白发绀，皮肤湿冷发绀或出现大理石样改变	尿量＜17ml/h 或无尿	全身乏力
休克晚期	昏迷、抽搐、肢体瘫痪、病理性神经反射、瞳孔大小不等	进行性呼吸困难、急性呼吸窘迫综合征或呼吸抑制；顽固性低血压或测不出血压	出血倾向	少尿或尿闭	可出现弥散性血管内凝血和多器官功能衰竭的症状

2）临床上也常根据患者意识状态、生命体征（主要是收缩压、脉压、心率）、末梢循环、尿量等休克症状的严重程度，将休克分为轻度、中度、重度和极重度休克，各型临床表现见表8－3－2。

表8－3－2　休克各型临床表现（按严重程度划分）

分型	意识状态	生命体征	末梢循环	尿量	其他体征
轻度休克	神志尚清、烦躁不安	收缩压≥80mmHg；心率>100次/分钟、脉速有力；脉压<30mmHg	面色苍白；四肢尚温暖，但肢体稍发绀、发凉	尿量略减	口干、出汗
中度休克	表情淡漠	收缩压在60～80mmHg；脉压<20mmHg	面色苍白；四肢发冷、肢端发绀	尿量明显减少，<17ml/h	—
重度休克	神志欠清、意识模糊、反应迟钝	心率>120次/分钟；心音低钝、脉细弱无力或稍加压后即消失；收缩压降至40～60mmHg	面色苍白发绀；四肢厥冷发绀；皮肤大理石样改变	尿量明显减少或尿闭	—
极重度休克	神志不清、昏迷	呼吸浅而不规则；脉搏极弱或扪及不到、心音低钝或呈单音心律；收缩压<40mmHg	口唇皮肤发绀；四肢厥冷	无尿	皮肤黏膜及内脏出血；多器官衰竭征象

3）2019年美国心血管造影与介入学会（SCAI）发布了心源性休克的临床共识，依据患者的临床表现、血流动力学情况将心源性休克分为5期（A－E），这种分类的目的是更好地评估和管理患者，患者等级越高，死亡率越高：A期（风险期）的发病率为46.0%，死亡率为3.0%；B期（休克前期/代偿性休克期）的发病率为30.0%，死亡率为7.1%；C期（典型期）的发病率为15.7%，死亡率为12.4%；D期（恶化期）的发病率为7.3%，死亡率为40.4%；E期（终末期）发病率为1.0%，死亡率为67.0%。各期临床表现见表8－3－3。

表8－3－3　心源性休克各分期临床表现

分期	症状描述	体格检查	生化检查	血流动力学改变
A期：风险期	暂未出现心源性休克的症状或体征，但存在发展为心源性休克的风险；可能表现良好，体格检查和实验室检查结果正常；大面积心肌梗死或既往有心梗史的急慢性心力衰竭患者可归属这一期	颈静脉压正常；肺部听诊清晰；肢体温暖且灌注良好（远端脉搏强、精神状态正常）	肾功能正常；乳酸水平正常	血压正常；血流动力学指标：心脏指数≥2.5L/(min·m²)；中心静脉压（CVP）<10cmH₂O，肺动脉血氧饱和度≥65%

分期	症状描述	体格检查	生化检查	血流动力学改变
B期：休克前期/代偿性休克期	可能出现血压相对较低或心动过速，但不伴低灌注的情况；收缩压＜90mmHg，或平均动脉压（MAP）＜60mmHg，或较基线时下降>30mmHg；体格检查可能出现轻度的容量超负荷，实验室检查结果可能正常	颈静脉压升高；肺部啰音；肢体温暖且灌注良好（远端脉搏强、精神状态正常）	乳酸水平正常；轻微肾功能损害；BNP升高	收缩压＜90mmHg，或MAP＜60mmHg，或较基线时下降>30mmHg；脉搏≥100次/分钟，心脏指数≥2.2L/(min·m²)，肺动脉血氧饱和度≥65%
C期：典型期	表现为低灌注，为恢复灌注需要进行除容量复苏外的其他干预措施，如使用正性肌力药、升压药、机械支持或ECMO；患者通常表现为血压相对较低，其中大多数表现为典型的休克症状，MAP≤60mmHg或收缩压≤90mmHg，以及灌注不足	状态不佳；皮肤苍白、斑驳、暗淡；容量超负荷；大面积啰音；Killip分级3级或4级；需进行双水平气道正压通气（BiPAP）或机械通气；皮肤湿冷；精神状态急剧改变；尿量＜30ml/h	乳酸≥2mmol/L；肌酐水平翻倍，或肾小球滤过率下降>50%；肝功能检查（LFTs）指标升高；BNP升高	收缩压≤90mmHg或MAP≤60mmHg或较基线时下降>30mmHg且需要接受药物/器械治疗以达到靶目标血压；血流动力学指标：心脏指数＜2.2L/(min·m²)，肺毛细血管楔压（PCWP）>15，右房压（RAP）/PCWP≥0.8，肺动脉灌注指数（PAPI）＜1.85，心脏输出功率≤0.6
D期：恶化期	患者即使接受了一系列治疗，但病情仍未稳定，需要进一步治疗；患者进行适当治疗30分钟后仍表现为低血压或终末期器官灌注不足，对治疗无反应	同C期患者	满足C期的任何一项，且出现恶化	满足C期的任何一项；需要多种升压药物或机械循环辅助装置以维持灌注
E期：终末期	出现循环衰竭，常在行心肺复苏时出现顽固性心脏骤停；正在接受多种急性干预措施，包括ECMO辅助的心肺复苏	脉搏几乎消失；心脏衰竭；机械通气；使用除颤仪	心肺复苏；pH值≤7.2；乳酸≥5mmol/L	不复苏就没有收缩压；无脉搏性电活动或存在难治性室性心动过速/心室颤动；最大强度治疗时仍表现为低血压

2. 其他临床表现

因心源性休克病因不同，除上述休克的临床表现外，患者可还有其他临床表现。

1) 急性心肌梗死所致的心源性休克，常有心前区剧痛，可持续数小时，伴恶心、呕吐、大汗、严重心律失常和心功能不全，甚至因脑急性供血不足可产生脑卒中征象。并发室间隔穿孔者在胸骨左缘第 3、4 肋间可出现响亮的收缩期杂音，双肺底可闻及湿啰音。并发乳头肌功能不全或腱索断裂者，在心尖区可出现粗糙的收缩期反流性杂音。

2）心室破裂的患者可发生心脏压塞，通常表现为电机械分离，突然心率减慢，心动过缓或高度房室传导阻滞，甚至血压不能测出。

3）右心室梗死所致的血压下降，临床上主要表现为右心衰竭。

4）心肌炎患者可以出现心包摩擦音。伴随休克的急性心肌炎也表现为低灌注，如果心肌炎已经持续几天到数周，体液潴留的表现可能会比较突出。

（二）辅助检查

1. 心电图

心电图检查对急性心肌梗死并发心源性休克的诊断有帮助，典型表现常有病理性 Q 波、ST 段抬高和 T 波倒置。心电图对急性心肌梗死诊断的特异性和敏感性均为 80％ 左右，对估计病变部位、范围和病情演变均有很大帮助。因此，凡遇不明原因的休克，均应常规行心电图检查，以排除心肌梗死。

1）急性心肌梗死导致的心源性休克中常见的心电图表现是 ST 段抬高，但也有不伴 ST 段抬高的心源性休克。

2）急性心肌炎的心电图异常表现比较广泛，常见快速型心律失常，尤其是窦性心动过速或心房颤动，有些患者有新发的室内传导障碍。

3）心源性休克可导致终末期心力衰竭恶化，心电图表现为广泛的陈旧性心肌梗死、室间传导障碍或束支传导阻滞。

2. 超声心动图

超声心动图是重要的检查手段，对于心源性休克患者的诊断极有价值：

1）评估整个左心室功能，对评估病情也有帮助。

2）评估非梗死区的代偿性高动力状态，判断由广泛心肌梗死引起的心源性休克患者是否存在严重的局部室壁活动异常。

3）可用于诊断乳头肌断裂或室间隔缺损等机械性并发症。

4）对怀疑有游离壁破裂的患者，超声心动图可证实是否存在心包积液。

5）准确地测出心源性休克患者的肺动脉收缩压、肺动脉舒张压，当二尖瓣减速时间≤140 毫秒时，高度提示肺动脉嵌顿压≥20mmHg，在无肺动脉导管的情况下，可以用超声心动图来进行临床评估。

6）可协助查找心源性休克的病因，如严重弥漫性低动力状态提示休克的病因可能是心肌病等。

3. X线检查

常规的X线检查可以明确心脏大小、肺血管及肺组织病理的情况，并可粗略提供主动脉的状况；可发现有无肺水肿征象，以评价心功能状态，对鉴别诊断肺梗死、心肌炎、心肌病、主动脉夹层等有一定帮助。

4. 冠状动脉CT及经皮冠状动脉造影

1）冠状动脉CT对心肌梗死的病情估计有一定帮助。

2）紧急经皮冠状动脉造影及选择性心室造影不仅对确定心肌梗死相关冠状动脉病变有重要价值，也可为溶栓疗法、经皮冠状动脉球囊扩张术和冠状动脉搭桥术提供资料参考。

5. 实验室检查

1）血常规检查：白细胞增多，中性粒细胞增多，嗜酸性粒细胞减少或消失，血细胞比容和血红蛋白增高常提示血液浓缩。并发弥散性血管内凝血时，血小板计数呈进行性降低，出/凝血时间延长。

2）尿常规和肾功能检查：尿量减少，可出现蛋白尿、红细胞尿、白细胞尿和管型尿。并发急性肾功能衰竭时，尿相对密度（比重）初期偏高，之后转低，固定在1.010~1.012，血尿素氮和肌酐增高，尿/血肌酐比值常降至10，尿渗透压降低，使尿/血渗透压比值<1.5，尿/血尿素比值<15，尿钠可增高。

3）血清电解质/酸碱及血气分析：①血清钠可偏低，血清钾高低不一，少尿时血清钾可明显增高。②休克早期可有代谢性酸中毒和呼吸性碱中毒。③休克中、晚期常为代谢性酸中毒并发呼吸性酸中毒，血pH值降低，血氧分压和血氧饱和度降低，二氧化碳分压和二氧化碳含量增加。

4）血清酶学检查：①急性心肌梗死并发心源性休克时，血清天门冬氨酸氨基转移酶（AST）、乳酸脱氢酶（LDH）及其同工酶（LDH1）、磷酸肌酸激酶（CPK）及其同工酶（CPK-MB）均明显增高，CPK及CPK-MB的敏感性和特异性均极高，分别达100%和99%，其升高幅度和持续时间有助于判断梗死范围和严重程度。②休克晚期若并发肝功能损害可使丙氨酸氨基转移酶（ALT）升高及引起相应的肝功能试验异常。

5）血清心肌肌凝蛋白轻链、肌红蛋白和心肌特异性肌钙蛋白测定：①急性心肌梗死时血清心肌肌凝蛋白轻链增高，血、尿中肌红蛋白含量增高，其增高幅度与梗死范围呈正相关，且较血清酶学改变为早，具有极高的敏感性和特异性。②心肌肌钙蛋白（包括cTnT、cTnI）测定是早期诊断心肌梗死特异性极高的指标，急性心肌梗死发病3~6小时即可明显升高。cTnT正常值<1ng/L，急性心肌梗死或心肌炎时常可明显升高。

6）弥散性血管内凝血（DIC）相关检查：①休克晚期常并发DIC，血小板计数呈进行性下降以及有关血小板功能表现异常。②凝血酶原时间延长，纤维蛋白原常降低，凝血酶凝固时间与正常对照血浆比较相差>3秒，全血凝固时间在10分钟以上，凝血因子Ⅰ、Ⅱ、Ⅴ、Ⅷ、Ⅹ、ⅩⅢ均减少。③DIC者行鞣酸化红细胞凝集抑制免疫试验、乙醇凝胶试验，结果常呈阳性。

6. 血液流变学检查

1) 休克时血流速度减慢，有效血容量减少，毛细血管内血液淤滞，血液浓缩，黏滞性增高，全血和（或）血浆比黏度常增高。

2) 当合并DIC时，机体初期呈高凝状态，其后纤溶亢进时可转为易出血状态。

7. 微循环灌注检查

微循环灌注情况的检查对判定休克时微循环障碍严重程度，以及合理选择血管活性药物等均有参考价值。

1) 皮肤与肛门的温差：皮肤血管收缩，皮肤温度明显降低，而肛门温度不下降甚至增高，使两者温差增大，正常情况下皮肤比肛门温度低0.5℃左右，当温差>1.5℃，往往表示休克严重；当温差>3℃时，表示微循环已处于衰竭状态。

2) 眼底及甲皱检查：眼底检查可见小动脉痉挛和小静脉扩张，严重时可出现视网膜水肿。休克患者由于血管收缩，甲皱微血管的管襻数目显著减少，排列紊乱，血流缓慢，可有微血栓形成，血细胞常聚集成小颗粒状，甚至聚集成絮状物，在指甲上加压后放松时可见毛细血管内血流充盈时间延长等。

3) 血细胞比容检查：当周围末梢血的血细胞比容比中心静脉血血细胞比容高出3%时，表明有外周血管明显收缩。

8. 放射性核素心肌显像

心肌显像是利用某些放射性核素或其标记物直接显示心肌形态的技术，核素心肌显像能直接显示梗死区的部位、大小和形态，显示病变较直观，是心电图和血清酶学等检查的重要补充。此外，核素心肌显像可对心功能状态做出评价。

9. 血流动力学监测

顶端带有气囊的漂浮导管克服了经典右心导管术的主要限制，使插管术更简便安全，且可在床边进行监测，对诊治心肌梗死并发泵衰竭起了一定作用。

（三）紧急救治原则

心源性休克始于心脏，波及全身，是一种时限性危急重症，患者死亡高峰主要在发病48小时内。因此，早识别、快速诊断、及时病因处理、早期稳定血流动力学、防治靶器官损害等是心源性休克紧急处理的基本原则，可归纳为一个中心，两个基本点，即以心肌保护为中心，通过药物的合理运用和循环辅助支持治疗这两个基本点达到血流动力学有效维持的目的。

1. 早识别、快速诊断、积极病因治疗

心源性休克是严重的、变化多端的一个动态过程，应早期识别并处置导致心源性休克的高风险疾病，积极病因治疗，避免机体进展到休克，引起死亡。因此，病因治疗是治疗心源性休克的关键。

1）在所有心源性休克中，70%～80%病因为急性心肌梗死。在急性 ST 段抬高型心肌梗死中心源性休克的发生率为 5%～8%，在急性非 ST 段抬高型心肌梗死中心源性休克的发生率约为 2.5%。因此，紧急血运重建［包括溶栓、急诊 PCI 或冠状动脉旁路移植术（coronary artery bypass grafting，CABG）］可降低心肌梗死患者心源性休克的死亡率。

2）积极处置其他导致心源性休克的高风险疾病，如对严重瓣膜关闭不全或狭窄合并心源性休克的患者应进行急性瓣膜替换术、尽快纠正血流动力学不稳定的心律失常、紧急心包穿刺解除心脏压塞、积极治疗慢性充血性心力衰竭等。

2. 争分夺秒、就地抢救

心源性休克一旦发生应就地、就近组织抢救，治疗必须争分夺秒，避免远距离转运，同时患者应绝对卧床休息、密切观察病情，特别注意重要器官功能情况，根据不同阶段的主要矛盾，及时调整治疗策略。

3. 维持血流动力学稳定、维持内环境稳定

采取综合性治疗措施，维持血流动力学和内环境的稳定，改善全身组织的灌注，恢复正常代谢及组织功能，预防 DIC 的发生，这是心源性休克好转的基础。

1）尽快建立静脉通道。一方面，心源性休克患者均有血容量相对或绝对不足，应建立静脉通道快速补充血容量，维持有效的血容量，纠正水、电解质紊乱；另一方面，建立静脉通道可以保证静脉内正性肌力药物和血管升压药物的及时运用。

2）静脉内正性肌力药物和血管升压药物的应用是心源性休克急性治疗的基础，药物的合理运用可增加心室收缩力和心排血量，降低充盈压力，保留终末器官灌注（药物相关知识详见第五章）。

3）机械循环支持治疗：心源性休克的机械循环支持治疗包括 IABP、左心室辅助装置（left ventricular assist devices，LVAD）、ECMO 等（相关治疗详见第八章）。

4. 防治并发症，防治靶器官功能损害

尽早防治并发症和靶器官功能损害也是治疗心源性休克的重要措施之一。例如，给予 BiPAP 纠正低氧血症，防止呼吸衰竭；床旁持续肾脏替代治疗纠正肾功能急性损伤；亚低温治疗降低脑代谢率，保护患者（特别是心肺复苏后的患者）的神经系统功能。

（四）紧急处理与护理配合

心源性休克发病迅速、病死率高，是心血管病中危险的危急重症之一，急诊后的有效分诊是心源性休克早期识别及治疗的关键。临床医护人员应严密观察，做到早发现、早诊断，迅速组织科学的、有效的、综合的抗休克治疗及护理，积极纠正缺氧及缺血状态，改善循环组织灌注，可降低死亡率、提高抢救成功率。

1. 一般紧急处置

1）绝对卧床休息：可有效减轻患者的心脏负荷。心源性休克患者的心功能异常，对外耐受力差，应注意保暖，减少不必要的搬动。

2）体位：去枕平卧，腿部抬高 30°。对于伴有心力衰竭、不能平卧者，可采用半卧位。

3）迅速给氧，保持呼吸道通畅：心源性休克患者心肌收缩力明显下降，使得心搏出量及供血减少，引发组织缺氧缺血，及时给氧可提高血氧浓度，纠正低氧血症，缓解或解除组织缺氧症状，提高临床抢救成功率。

（1）鼻导管或面罩给氧，视患者情况采取适合的供氧方式。如急性心力衰竭患者呼吸困难明显并伴有低氧血症（$SaO_2 < 90\%$ 或 $PaO_2 < 60mmHg$）时，应给予高流量吸氧或给予 BiPAP 支持治疗。对于缺氧症状改善效果不佳者，可采用气管插管机械通气治疗，保持 PaO_2、SaO_2 及 pH 值在正常水平，防止呼吸功能衰竭。

（2）保持呼吸道的畅通，根据患者情况适时吸痰，预防窒息。

2. 严密监测病情

对血流动力学不稳定的患者应收入 CCU 进行重症监护，以便于持续心电监测，动态评估生命体征和精神状态，同时可快速进行复律和除颤。

1）血流动力学监测：

（1）血压监测。是心源性休克时最重要、最基本的监测，包括无创及有创血压监测。对于严重休克和血压不稳定的患者，行动脉穿刺插管直接测量动脉压更为有效和安全；对于既往有高血压的患者，如血压下降 20% 以上或较原来收缩压下降 30mmHg 以上，应考虑存在低血压。在测量血压的同时还应密切观察患者的全身情况，如脉搏、神志、四肢皮肤颜色和温度、尿量等，以进行全面的分析和判断。

（2）中心静脉压测定。中心静脉压反映的是右心室的前负荷，常作为简单、实用的容量指标。中心静脉压正常为 $5\sim12cmH_2O$，测定中心静脉压有助于鉴别心功能不全或血容量不足引起的休克，如低于 $5cmH_2O$，提示存在血容量不足。但影响中心静脉压的因素较多，如血管收缩剂和扩张剂的应用、肺部疾病、心脏疾病以及测压零点水平的不准确等。动态监测中心静脉压的变化对处理各类休克、决定输液的种类和量、决定是否用强心药或利尿药，有一定的指导意义，中心静脉压、血压监测与处置建议如表 8-3-4 所示。

表 8－3－4　中心静脉压、血压监测与处置建议

中心静脉压	血压	原因	处置建议
低	低	血容量严重不足	充分补液
低	正常	血容量不足	适当补液
高	低	心功能不全或血容量相对过多	利尿、强心、扩血管
高	正常	容量血管过度收缩	扩血管
正常	低	心功能不全或血容量不足	补液试验

2）心率及节律监测：持续心电监测可及时发现并快速处置心律失常，做好除颤准备，以赢得抢救时机，同时应持续监测呼吸、脉搏及血氧饱和度。

3）瞳孔及意识观察：因休克不同时期患者的意识状态表现不同，医护人员应动态观察其瞳孔及意识状态变化，并采取相应的安全防范措施。

（1）休克早期患者躁动不安，应提供安静、舒适的休息环境，必要时应用镇静剂，保护性约束，做好非计划拔管、坠床等风险管理。

（2）休克患者意识障碍随病情进行性加重，出现嗜睡、昏睡、浅昏迷、深昏迷。医护人员应评估患者瞳孔大小，行对光反射、压眶反射，判断其意识状态、昏迷程度，准确记录各项数据，为诊疗提供依据，此期的护理重点为维持其呼吸道畅通，预防窒息。

4）尿量监测：尿量是反应生命器官灌注是否足够的最敏感指标，留置导尿管监测每小时尿量，连续观察尿量，每小时尿量应＞30ml。除了每小时尿量，还应监测尿比重、尿素氮、尿肌酐含量等，尿素氮和尿肌酐含量下降，表明患者肾功能开始受损。

5）微循环情况观察：休克时由于皮肤血管收缩，故皮肤温度常较低。皮肤温暖红润表示小动脉阻力低，组织灌注尚可；皮肤湿冷苍白表示血管收缩，小动脉阻力高。休克患者皮肤血管收缩不能散热，故肛温常增高，如皮肤与肛门温差在 1℃～3℃，则表示休克严重（正常在 0.5℃左右）。注意皮肤的变化不能完全反应心脏、脑、肾脏等主要脏器的血流灌注情况。

3. 快速建立静脉通道，补充血容量

1）心源性休克发生后，末梢循环障碍及微循环灌注不足，需要快速补充血容量、准确应用药物抗休克治疗，故需快速建立静脉通道。

2）优选大静脉，如果周围静脉塌陷而穿刺困难，可考虑中心静脉置管或周围大静脉切开插管。

3）在穿刺时，注意选择比较粗大的肢体静脉，避开桡动脉部位，以利于急性心肌梗死时施行紧急经皮冠状动脉介入治疗。

4）因抗休克治疗为综合治疗，治疗涉及多种药物，故应建立两条及以上静脉通道，确保能够同时向患者输注血管活性药物及常规补液。

5）严密监视患者的心率、心律、血压情况，根据监测情况动态及时调节输液的速度，避免左心衰竭、急性肺水肿的发生。

4. 遵医嘱用药，做好药物护理

1）抗休克的药物治疗主要包括正性肌力药物和血管活性药物，包括去甲肾上腺素、肾上腺素、多巴酚丁胺、多巴胺、磷酸二酯酶抑制剂（米力农）和左西孟旦等（药物相关知识详见第五章）。

2）护士应掌握常见抗休克药物的疗效、不良反应及使用注意事项，遵医嘱准确用药，做好药物护理。

3）准确执行医嘱，保证剂量、浓度、速度的准确性，使用输液泵或微量注射泵匀速准确输入，并根据血压监测及时调节升压药的泵入速度及浓度。

4）密切观察静脉穿刺部位，严禁出现药液外渗，以免引起局部组织坏死。一旦出现药液外渗，需将穿刺部位立即更换，并做出药液外渗的相应处理。

5）中心静脉置管可用于大剂量血管活性药物的输注，也可用于中心静脉压的监测，进而可对患者容量监测和补充起到指导作用。

6）输注大剂量血管活性药物时，应提前做好药液更换准备，注意药物中断可能引起的血压波动。

5. 协助医生做好原发疾病的治疗与护理

1）心肌梗死患者的护理详见第六章第三节：

（1）镇静镇痛。心肌梗死时的剧痛对休克治疗不利，宜用吗啡、哌替啶等镇痛。对于有烦躁不安、焦虑等表现的患者可用镇静剂以减轻患者的紧张情绪和心脏负担。应用止痛剂时必须密切观察病情，止痛后患者血压可能回升，但必须警惕这些药物可能引起的不良反应，包括低血压、恶心、呕吐、呼吸抑制、缺氧和二氧化碳张力增高以及心动过缓等。

（2）再灌注治疗的护理。针对心肌梗死所致的心源性休克可在 IABP 的帮助下行 PCI，做好相应的护理配合（详见第七章第二节）。

2）心律失常：心动过速或心动过缓都会加重休克，需积极应用药物、行电复律或人工心脏起搏等（详见第六章第二节、第七章第六节及本章第二节）。

3）心脏压塞：及早发现，尽快进行心包穿刺抽液或手术（详见本章第三节）。

4）心力衰竭患者的护理详见第六章第一节。

5）对于严重的心脏瓣膜病患者应请心脏外科急会诊，外科手术有明确效果。

6. 做好心源性休克的机械辅助治疗的护理

药物治疗的同时或药物治疗无效的情况下，有条件的医院可采用机械性辅助循环，如 IABP、LVAD、ECMO，甚至可以施行全人工心脏及心脏移植手术等，详见本章第二节。

7. 纠正酸碱平衡失调和电解质紊乱

休克时会发生代谢性酸中毒，注意行血气分析，及时发现和处理酸碱平衡失调，遵医嘱静脉输入 5％碳酸氢钠溶液。纠正任何可能导致心律失常的电解质及酸碱平衡紊乱。

8. 积极治疗并发症

如防治脑、肺、肝等重要脏器功能衰竭，防治继发感染等。

9. 做好危重患者基础护理

1）做好口腔护理、呼吸机管道护理、中心静脉置管护理、尿道护理，谢绝探视，防范导管感染及院内感染。

2）做好皮肤护理，积极预防压力性损伤。

3）进食清淡易消化、膳食纤维含量丰富的饮食，如果是处于急性期阶段的心源性休克，应加强患者的营养支持与管理，可通过鼻饲进行肠内营养支持或通过静脉输液进行肠外营养支持（详见第十章第二节）。

4）维持大便的畅通，预防便秘，必要时使用缓泻剂或开塞露等。

10. 心理护理

患者在不同的休克期，意识状态不同，其心理需求也不同，会出现焦虑、恐惧、担忧等负面心理，严重时还会抵触治疗。因此，护士应有同理心，了解其心理状态，做好沟通解释，讲解疾病相关知识，安慰并鼓励患者积极配合治疗，帮助患者树立战胜疾病的信心。

（五）预后

心源性休克是心脏疾病中的危重征象之一，死亡率极高，在急性心肌梗死患者中，心源性休克的发生率为 10％～20％，约 81％的心源性休克患者伴有急性冠状动脉综合征（ACS），5％～12％的 ACS 患者并发心源性休克。超过 30％的心源性休克表现为慢性心力衰竭急性失代偿。

尽管近年来临床上开展了早期冠状动脉再灌注策略，急性心肌梗死死亡率已显著降低，但因循证治疗水平有明显的地域差异性，心源性休克仍是目前急性心肌梗死患者住院死亡的主要原因。

（屈模英）

四、高血压急症的紧急救治与护理配合

高血压急症是一组以急性血压升高伴靶器官损害，或原有功能受损进行性加重为特征的临床综合征。

2019 年欧洲心脏病学会（ESC）用血压的突然、快速升高所导致的调节机制失常

米定义高血压急症，这个定义比使用特定的血压阈值进行定义更加准确。但需要注意，若收缩压（SBP）≥220mmHg和（或）舒张压（DBP）≥140mmHg，则无论有无症状都应视为高血压急症。某些患者既往血压增高已造成相应靶器官损伤，未接受系统的降压/器官保护治疗，或降压治疗不充分，就诊时血压虽未显著升高，但检查明确提示已经并发急性肺水肿、主动脉夹层、心肌梗死或急性脑卒中，这类患者也应被视为高血压急症。

高血压急症的发病机制：各种高血压急症的发病机制不尽相同，某些机制尚未阐明，但均与神经-体液因素有关，同时全身小动脉痉挛导致压力性多尿和循环血容量减少，反射性引起收缩血管的活性物质激活，导致进一步的血管收缩和炎症因子（如IL-6）产生，形成病理性恶性循环。

升高的血压导致内皮受损、小动脉纤维素样坏死，引发缺血，血管活性物质进一步释放，继而形成恶性循环，加重损伤，再加上压力性利钠等因素的综合作用，导致高血压急症时的终末器官灌注减少和功能损伤，最终诱发心、脑、肾等重要脏器缺血。

（一）临床表现

高血压急症的临床表现因临床类型不同而表现各异，其共同的临床特征是短时间内血压急剧升高，同时出现明显的头痛、胸痛、呼吸困难、视力模糊和神经症状等靶器官急性损害的临床表现，具体见表8-3-5。

表8-3-5　高血压急症的临床表现

高血压急症	临床表现
脑血管意外	脑梗死：意识障碍、面舌瘫、失语、偏身感觉/供能障碍、肢体瘫痪、癫痫样发作。 脑出血：意识障碍，瞳孔散大，不同程度的偏瘫、失语，抽搐，喷射性呕吐。 蛛网膜下腔出血：剧烈头痛、恶心、呕吐、颈背部疼痛、意识障碍、脑膜刺激征（包括颈强直、Kernig征和Brudzinski征阳性）、抽搐、偏瘫、失语
高血压脑病	急性发作的剧烈头痛、恶心、呕吐、精神症状（意识模糊、嗜睡、抽搐、视力异常，甚至昏迷）、进展性视网膜病变
充血性心力衰竭	呼吸困难、胸痛、心累、气紧、发绀、湿啰音、心率加快、心脏扩大、咳粉红色泡沫样痰等
急性冠状动脉综合征	急性胸痛、胸闷；心电图有明显的缺血表现；心肌梗死患者可出现心肌损害标志物阳性体征
急性主动脉夹层	撕裂样胸痛，波及血管范围不同可有相应临床表现，如可伴周围脉搏的消失，可出现少尿、无尿。影像学检查可确诊
先兆子痫和子痫	孕妇在妊娠20周到分娩后第1周之间出现高血压、蛋白尿或水肿，可伴有头痛、头晕、眼花、上腹部不适、恶心等症状，以上症状伴抽搐或昏迷

续表8-3-5

高血压急症	临床表现
肾功能不全	少尿、无尿、蛋白尿、管型尿、血肌酐和尿素氮升高
眼底改变	视觉障碍，眼底检查出现视神经乳头水肿、视网膜出血和渗出

（二）紧急处理与护理配合

1. 治疗原则

1）及时降低血压：治疗时医护人员建立静脉通道（静脉给予降压药物），安置心电监护仪监测患者生命体征（血压、心律、心率、呼吸、血氧饱和度）。不同临床类型的高血压急症降压时机及目标血压见表8-3-6。

2）控制性降压：1小时使血压下降，但不超过25%，2～6小时将血压降至约160/100mmHg，24～48小时逐步降低血压达到正常水平，血压监测2～3天，逐渐由静脉给药过渡到合理的口服给药。

3）选择有效降压药物：静脉给药，给予起效快、可控性强的静脉降压药物，根据不同疾病的特点单用一种或联合使用静脉降压药物进行快速而平稳的降压，最终达到目标血压。降压药物选择如下：

（1）硝普钠。为首选药物，能同时扩张动脉和静脉，降低心脏前、后负荷，降压效果迅速。

（2）硝酸甘油。扩张静脉和选择性扩张冠状动脉和大动脉，降低动脉压作用不及硝普钠。

（3）尼卡地平。二氢吡啶类钙通道阻滞药，降压的同时还能改善脑血容量。

表8-3-6 不同临床类型的高血压急症降压原则与药物选择

病因	降压时机，降压目标	推荐药物选择	
		一线推荐	二线推荐
急性心力衰竭	立刻，收缩压<140mmHg	硝普钠、硝酸甘油、联合利尿剂、ACEI/ARB	乌拉地尔
急性冠状动脉综合征	立刻，血压维持在130/80mmHg以下，舒张压>60mmHg	硝酸甘油、β受体阻滞剂	地尔硫草、乌拉地尔
主动脉夹层	立刻，收缩压<120mmHg，心率50～60次/分钟	艾司洛尔、硝普钠、尼卡地平	拉贝洛尔、美托洛尔
缺血性脑卒中（溶栓）	立刻，第1小时平均动脉压降低15%，目标收缩压<180mmHg、舒张压<110mmHg	尼卡地平、拉贝洛尔	—

病因	降压时机，降压目标	推荐药物选择	
		一线推荐	二线推荐
缺血性脑卒中（不溶栓）	收缩压＞220mmHg 或舒张压＞120mmHg，第1小时平均动脉压降低15％	—	硝普钠
脑出血	立刻，收缩压130～180mmHg	尼卡地平、拉贝洛尔	乌拉地尔、甘露醇等
蛛网膜下腔出血	立刻，高出基础血压20％左右	尼卡地平、尼莫地平	硝普钠、拉贝洛尔
恶性高血压	数小时内，平均动脉压降低20％～25％	尼卡地平、拉贝洛尔	硝普钠、乌拉地尔
嗜铬细胞瘤危象	术前24小时血压＜160/90mmHg	酚妥拉明、乌拉地尔、硝普钠	—
子痫及子痫前期	立刻，血压＜160/110mmHg	硫酸镁、尼卡地平、拉贝洛尔	—

4）强调保证靶器官灌注，一旦达到初始靶目标，即可开始口服药物，静脉用药逐渐减量至停用。口服药物可选择钙通道阻滞剂（CCB）、血管紧张素转换酶抑制剂（ACEI）、血管紧张素Ⅱ受体拮抗剂（ARB）、β受体阻滞剂，也可根据情况使用袢利尿剂。

2. 护理要点

1）避免诱因：保持环境安静，卧床休息，避免一切不良刺激，协助做好生活护理，必要时使用镇静剂，消除恐惧心理，给予氧气吸入。

2）病情观察：密切观察血压、心率、心律、意识、瞳孔、尿量的变化及其他体征和症状。

3）遵医嘱用药：准确给药，密切观察药物疗效和不良反应，对使用血管扩张剂的患者应告知患者做各种动作时动作宜缓慢，避免体位性低血压。静脉用药过程中，每5～10分钟测血压1次，避免血压骤降，根据血压及时调整给药速度，发现异常及时汇报医生。常见静脉用降压药物使用方法、起效时间、持续时间及不良反应见表8-3-7。

表8-3-7　常见静脉用降压药物的使用方法、起效时间、持续时间及不良反应

药物名称	使用方法	起效时间	持续时间	不良反应
硝普钠	$0.25\sim10.00\mu g/$（kg·min）静脉注射	立刻	2～10分钟	低血压、心动过速、头痛、肌肉痉挛
硝酸甘油	$5\sim100\mu g/min$ 静脉注射	2～5分钟	5～10分钟	头痛、呕吐
艾司洛尔	$250\sim500\mu g/kg$ 静脉注射，随后 $50\sim300\mu g/$（kg·min）静脉滴注	1～2分钟	10～20分钟	低血压、恶心

续表 8-3-7

药物名称	使用方法	起效时间	持续时间	不良反应
乌拉地尔	10~50mg 静脉注射，然后 6~24mg/h 静脉滴注	5 分钟	2~8 小时	低血压、头晕、恶心、疲倦
拉贝洛尔	20~80mg 静脉注射，然后 0.5~2.0mg/min 静脉滴注	5~10 分钟	3~6 小时	恶心、呕吐、头麻、支气管痉挛、传导阻滞、体位性低血压
酚妥拉明	2.5~5.0mg 静脉注射（诊断嗜铬细胞瘤及治疗其导致的高血压）	1~2 分钟	10~30 分钟	心动过速、头痛、潮红
地尔硫䓬	5~10mg 静脉注射，或 5~15μg/(kg·min) 泵入	5 分钟	30 分钟	心动过缓、房室传导阻滞、低血压、心力衰竭、头痛、便秘
硫酸镁（非高血压药物）	5g 稀释至 20ml，缓慢静脉注射 5min，随后以 1~2g/h 维持，总量 25~30g/d（用于妊娠高血压、严重先兆子痫）	—	—	当尿量<600ml/d、呼吸<16 次/分钟、腱反射消失时应及时停药

注：以上药物使用详见药物说明书，最终以说明书解释为准。

4）饮食护理：指导进食低盐低脂饮食，多食蔬菜水果，保持大便的通畅。

5）心理护理：指导患者保持情绪稳定，教会患者自我放松方式，关心支持患者，鼓励患者战胜疾病。

（范婷）

五、血管迷走神经反射的紧急救治与护理配合

血管迷走神经反射（vasovagal reflexes，VVRs）指各种刺激性因子作用于下丘脑或皮层中枢，增加了胆碱能自主神经的张力，导致内脏及小血管剧烈扩张，致使血压急剧下降、心率减慢。血管迷走神经反射常发生于心脏介入手术，尤其是经股动脉穿刺的 PCI，术后动脉鞘管拔除及压迫股动脉时是常发生血管迷走神经反射的时段，是 PCI 后常见的严重并发症之一，文献报道的发生率为 15%~17%，患者表现出血压降低、心率减慢、面色苍白、出汗、恶心等迷走神经张力增高的症状和体征。血管迷走神经反射可使冠状动脉血流减少，容易导致支架放置处和球囊扩张部位形成急性或亚急性的血栓，对于术前不完全抗凝或术中临时决定进行植入支架的患者，其造成的后果更为严重，甚至可以引发心源性休克或猝死。

（一）诱发因素

1）精神因素：精神紧张是诱发血管迷走神经反射的重要原因。

2）血容量不足：血容量不足可引起下丘脑视上核和室旁核神经元分泌血管升压素，导致血管平滑肌收缩，使血管对牵拉刺激敏感度增加，引起迷走神经反射。

3）疼痛刺激：局部麻药不充分、拔鞘管方法不当、压迫止血时用力过大、加压包扎过紧等均可导致患者疼痛感增加，反射性增强血管迷走神经兴奋，使心动过缓、血管

扩张、血压下降。

4）空腔脏器的扩张刺激：穿刺股动脉手术后患者多需卧床休息，术肢制动，部分患者不习惯床上排尿，容易导致尿潴留。此外，术后大量饮水导致胃肠道突然剧烈扩张，兴奋压力感受器，反射性引起迷走神经兴奋。

5）手术因素：介入治疗术中导管/导丝会刺激动脉内膜。

6）过度穿刺、压迫与牵拉：反复穿刺、穿刺皮肤周围肿胀或形成血肿、两侧股动脉受压、血管过度压迫或牵拉均会诱发血管迷走神经反射。

7）年龄因素：老年患者发生血管迷走神经反射风险较高。其原因包括：

（1）老年患者动脉硬化程度较重，大动脉血管弹性差，局部易形成血肿，压迫并刺激股动脉，诱发血管迷走神经反射。

（2）老年男性合并前列腺增生者，易发生尿潴留，诱发血管迷走神经反射。

（3）合并腰椎退行性变的老年患者，术后制动配合依从性较差，带鞘管的肢体运动不当时可诱发血管迷走神经反射。

（4）老年人对疼痛刺激耐受较差、心脏功能代偿差等，均可增加血管迷走神经反射的发生风险。

8）药物因素：术前或术中使用硝酸酯等扩血管药物导致回心血量减少，使有效循环血量减少、血容量不足，诱发血管迷走神经反射。

（二）临床特点

1. 临床表现

1）先兆表现：患者出现精神不振、打哈欠、出汗，自感恶心不适。

2）临床表现：胸闷、憋气、心前区不适是血管迷走神经反射的首发症状，继之出现血压迅速下降（<90/60mmHg）、心率进行性减慢（<50次/分钟），伴有头晕、面色苍白、出汗、皮肤湿冷、恶心、呕吐、呼吸减慢。严重者可出现意识模糊、意识丧失、大小便失禁等。

2. 临床分型

按临床表现和生命体征变化分为3型。
1）血管抑制型：以血压下降为主，可不伴心率的减慢。
2）心脏抑制型：以心率减慢为主，可不伴血压的明显变化。
3）混合型：血压下降和心率减慢同时出现，此型患者迷走神经张力增高的症状明显加重，伴有大汗、恶心、呕吐，重者可出现晕厥、意识障碍，甚至休克。

3. 诊断标准

血管迷走神经反射常见于心脏介入手术，迷走神经反射最短可在手术后30秒内发生，早期识别、及时救治，可迅速缓解症状，避免后遗症，否则可能导致严重后果。因此在短时间内正确判断血管迷走神经反射的发生至关重要。血管迷走神经反射的诊断标准为：

1）血压迅速下降，<90/60mmHg。

2）心率减慢，<50 次/分钟。

3）面色苍白、皮肤湿冷、大汗、打哈欠、全身虚脱。

4）恶心、呕吐。

5）胸闷、憋气、呼吸困难。

6）严重者视物模糊，大小便失禁。

4. 鉴别诊断

1）急性心脏压塞：常在介入手术中或术后 24 小时内发生。患者主要表现为术后突发胸痛、胸闷、大汗，血压进行性下降，心脏听诊心率增快、心音弱而遥远，严重者可出现端坐呼吸、呼吸浅快、烦躁不安、面色苍白、嘴唇发绀、四肢发凉等，甚至出现意识障碍、低血容量性休克。床旁心脏彩超可以快速诊断心脏压塞。

2）急性左心衰竭：患者表现为突发的呼吸困难、面色苍白、大汗、咳嗽、咳粉红色泡沫痰，可伴有持续性的低血压（收缩压<90mmHg），呼吸频率加快，可达 30～50 次/分钟，听诊可闻及两肺布满哮鸣音及湿啰音，病情加重时可出现心源性休克等表现。

3）低血糖反应：患者主要表现为心悸、出汗、胸闷、头晕等。床旁快速检测血糖，糖尿病患者血糖浓度低于 3.9mmol/L，非糖尿病患者血糖浓度低于 2.8mmol/L，需结合患者血糖水平。及时补充葡萄糖后症状可逐渐好转。

4）造影剂过敏反应：轻度造影剂过敏患者表现为胸闷、气短、恶心、呕吐、面部潮红等，伴有局部荨麻疹、皮肤瘙痒；重度造影剂过敏患者表现为剧烈呕吐、大面积皮疹、喉头水肿、呼吸困难、血压下降、面色苍白、发绀等过敏性休克表现。

（三）紧急处理与护理配合

1. 抢救原则

1）去除诱因，纠正迷走神经反射。

2）急救的同时查明引起血管迷走神经反射的诱因，包括：

（1）精神紧张、恐惧。

（2）拔鞘管造成疼痛。

（3）血容量不足。

（4）禁饮禁食时间过长。

（5）憋尿或留置尿管放尿过多。

（6）使用血管扩张药物。

2. 对症处置

1）保持呼吸道通畅，患者一旦发生血管迷走神经反射，立即使其去枕平卧、头偏向一侧，防止呕吐物引起呛咳及窒息，床旁备好吸痰用物、负压吸引装置。

2）立即建立静脉双通道，保证通道通畅。

3）立即安置心电监护，急救过程中全程严密监测患者的心率、血压、面色、意识变化、尿量等，必要时留置尿管。若病情进一步加重，必要时请麻醉科、血管外科等相关科室协助救治。

4）药物治疗：

（1）快速静脉输入平衡盐、血浆代用品、低分子右旋糖酐等液体，扩充血容量，维持有效循环血容量。

（2）对于血压正常、心率减慢的血管迷走神经反射患者，可静脉注射阿托品0.5～1mg。

（3）对于血压下降明显（收缩压<80mmHg）者，可静脉注射多巴胺5～20mg。

（4）若未缓解，可重复给药，血压如果持续偏低，可静脉持续微泵泵入多巴胺，维持正常血压。

（5）对于呕吐严重者肌内注射10mg盐酸甲氧氯普胺，以减轻呕吐反应。

5）给予氧气吸入：持续低流量低浓度氧气吸入，血氧饱和度维持在95％～100％。

6）如果此时正在进行压迫止血，需适当减轻按压力度，减轻疼痛刺激。

7）心电图检查：明确有无心肌缺血。

8）心理护理：安慰患者并消除其焦虑心理。

（四）恢复判断标准

1）血压恢复至收缩压90～120mmHg，舒张压60～90mmHg。

2）心率>60次/分钟。

3）神志清楚，精神状态良好，面色红润。

4）四肢温暖，皮肤干燥，末梢循环改善。

（五）预防措施

加强围术期管理可有效预防血管迷走神经反射的发生。具体包括：

1．术前管理

1）健康教育：

（1）饮食指导。指导患者术前适量进食易消化食物，进食量为平常量的60％～70％，切忌进食过多；避免长时间禁食，避免患者出现血容量不足、低血糖反应等情况，视患者心功能和水肿情况指导适量饮水。

（2）睡眠指导。保障患者术前一晚充足睡眠，视患者情况给予帮助睡眠的药物。

（3）导管室环境准备。调整室内温湿度，保证患者舒适，必要时可播放轻音乐，减少其紧张感，保护患者隐私，特别是女性患者。

2）心理护理：

（1）医护人员应耐心解答患者和家属的疑问，介绍手术成功的实际案例，消除患者负面情绪，避免患者术中过度紧张。

（2）术前良好、有效的沟通可提高患者对介入手术的依从性。

2. 术后管理

1）指导患者在术后 4 小时内避免大量饮水，饮水量和进食总量不超过 2000ml，以免引起胃肠道突然扩张造成膀胱过度充盈，导致尿潴留，留置导尿第一次放尿不超过 500ml，避免引起血管迷走神经反射。

2）拔除股动脉鞘管过程中，建立静脉通道并保证通道通畅，拔管后 30 分钟，避免剧烈活动，持续心电监护，密切监测患者血压、心率、意识、面色及心电图等，询问有无恶心、呕吐等不适感。

3）对于精神紧张、对疼痛敏感的患者，拔除股动脉鞘管前，局部注射利多卡因，减轻拔管时疼痛。拔管过程中与患者交流，询问有无不适感，分散患者注意力，消除紧张心理。拔管动作宜轻柔、忌粗暴。拔管时注意保护患者隐私。

4）对于术前有心动过缓症状的患者，可预先安置临时起搏器，预防术中或术后出现血管迷走神经反射，导致严重心律失常的发生。

【前沿进展】

PCI 后血管迷走神经反射风险评估如下：

1）风险预警：术前充分评估患者，密切关注已知危险因素，进行预见性处理，危险可能发生的时机有拔除股动脉鞘管时、穿刺部位发生血肿时、对疼痛刺激敏感时、精神紧张时。

2）风险评分模型：已知危险因素包括首次 PCI、女性、股动脉穿刺、高血压、前降支有≥2 枚以上支架，具体分值见表 8-3-8，总分 11 分。

表 8-3-8　PCI 后血管迷走神经反射发生风险评分模型

危险因素	分值（分）
首次 PCI	1
女性	2
股动脉穿刺	6
高血压	1
前降支有≥2 枚以上支架	1

3）风险评分分级：风险评分模型的评分越高，风险越大。根据得分可分为四级，Ⅰ级（0 分），Ⅱ级（1~7 分），Ⅲ级（8~9 分），Ⅳ级（10~11 分）。评分≥8 分以上即为发生血管迷走神经反射的高危人群，见表 8-3-9。

表 8-3-9　PCI 后血管迷走神经反射发生风险评分分级

风险分级	评分结果（分）	人群分类
Ⅰ级	0	非高危人群
Ⅱ级	1~7	低危人群
Ⅲ级	8~9	高危人群
Ⅳ级	10~11	极高危人群

【知识拓展】

血管迷走神经反射相关定义如下。

1）迷走神经：为第 10 对脑神经，属于混合脑神经，具有感觉性、运动性及植物性 3 种性质，主要通过分泌胆碱能、乙酰胆碱等神经递质来调控机体相应的功能。迷走神经是分布范围最广、最长的脑神经，在人体中有着非常重要的作用，若迷走神经出现损伤，将导致机体众多系统功能失调，严重影响患者生命安全。

2）迷走神经兴奋：迷走神经兴奋表现为血压下降、心率减慢、血管扩张、胃肠蠕动加快、平滑肌痉挛（引起腹痛），患者还会出现恶心、呕吐等症状。当迷走神经过度兴奋时，患者可出现面色苍白、大汗淋漓、呕吐、心动过缓、血压降低，甚至昏厥、抽搐、心律失常，严重者可心脏停搏等，称为迷走神经兴奋综合征。

3）迷走神经抑制：迷走神经抑制可引起呼吸道平滑肌和胃肠道平滑肌松弛，患者可出现胃胀、腹胀等相应的临床表现。同时，迷走神经被抑制时会对心脏产生不同的作用，患者可出现心率增快等临床表现。

4）反射性晕厥：血管迷走神经反射是引起反射性晕厥最常见的原因，反射性晕厥的发生时机、诊断和主要表现如下。

（1）发生时机：直立姿势（站立或坐着）、情绪不稳定、疼痛等可引发反射，引起低血压和心动过缓。

（2）诊断：主要根据详细的病史、体格检查和目击者观察叙述进行诊断。

（3）主要表现：以出汗、发热、恶心、面色苍白为典型特征，与血管降压性低血压和（或）不适当的心动过缓相关，随之而来的往往是疲劳。老年患者可能缺乏典型特征。

5）降低迷走神经反射的方法如下。

（1）颈动脉窦按摩法：患者取仰卧位，按摩一侧颈动脉窦，先按摩右侧，再按摩左侧，每次 5~10 秒，切忌双侧同时按摩。采取此法前应充分评估患者基本情况，对于合并颈动脉硬化、狭窄的老年患者，颈动脉窦按摩法非常危险，有可能导致患者发生卒中。

（2）深吸气后屏息，再用力做呼气动作。

（3）交替压迫眼眶，青光眼患者禁压。

（4）刺激咽部引发恶心。

（5）尽量使头后仰或躯体前弯。

（6）用力吹膨胀困难的气球。

（黄丹）

第九章　心血管病患者的心理护理

异常的心理状态与疾病的关系密切，心血管病中的原发性高血压、原发性低血压、冠心病、冠状动脉痉挛、阵发性心动过速、原发性心动过缓、功能性期前收缩和心脏神经症等与心理状态相关。

近年来，大量研究证明心血管状态和心理状态相关，心理活动主要涉及交感神经过度兴奋与迷走神经抑制，以及下丘脑－垂体－肾上腺轴和免疫状态异常。国内外众多心脏协会组织相继提出，对于心血管病患者和心血管病高风险个体，医护人员应常规评估心理和精神健康状况。实现全生命周期的心血管健康管理，以疾病为中心向以健康为中心转化，无论是从学科发展的角度，还是从心血管病防控的角度，都需要更加重视心理健康。

大量研究资料表明，抑郁和焦虑是心血管病发病和预后不良的影响因子。关注心血管病患者的心理状态不仅可为患者提供安慰和温暖，同时可能有助于控制疾病进展和减少医疗成本。

第一节　心血管病患者心理特点

心脏是人体重要器官，一旦患有心血管病，就意味着生命安全受到威胁，因此患者的心理可能会受到影响。心血管病患者常伴发各种心理问题，其中常见的是抑郁、焦虑、恐惧、紧张、失眠等。

一、常见心理问题

（一）焦虑、抑郁

焦虑、抑郁是心血管病患者常见的不良心理表现，是患者不能维持自身与社会的平衡所导致的后果，心血管病患者由于生活质量受到严重的影响，心理负担较重。有些患者常因为担心发生心脏相关事件而不敢出门。由于疾病反复发作，患者易产生各种顾虑，导致情绪紧张、易激动、好发脾气、心胸狭窄，患者常常愁眉不展，寡言少语，有时唉声叹气、无精打采、多愁善感，对治疗失去信心，身体呈现虚弱无力的状态。焦虑和抑郁会阻碍患者的行为改善，影响患者接受治疗的效果。

《在心血管科就诊患者心理处方中国专家共识（2020 版）》中谈到，焦虑和抑郁是心血管病发病和预后的不良预测因子。国内相关研究选取冠状动脉综合征患者 672 例，随访 1 年，发现相比于单纯冠状动脉综合征患者，冠状动脉综合征合并焦虑或抑郁的患者 1 年内发生非致死性心肌梗死和再住院的风险分别增加约 2 倍和 5 倍，焦虑、抑郁共病个体的相关风险分别增加约 6 倍和 14 倍，到急诊就诊次数和 1 年内医疗费用明显增加。

焦虑和抑郁状态经常伴发于体内有植入式心律转复除颤器的患者，其处于随时被电击的风险中，焦虑、抑郁的发生率接近 20%；充血性心力衰竭患者由于自主活动受到限制，生活质量严重下降，一项 Meta 分析表明，保守估计该类人群抑郁的发生率为 20%。由此可见，焦虑、抑郁的发生与心血管病关系紧密。

（二）恐惧

由于病情加重，医疗中的特殊检查、特殊护理及周围环境的刺激，患者心理承受能力变得低下，从而导致不安、恐惧、惊慌，日常生活难以自理，依赖性增强，陷入困境难以解脱，有的甚至进行了后事安排。

（三）猜疑

表现为毫无根据地怀疑别人，对他人言行爱刨根问底，闷闷不乐，对周围的事情非常敏感，常把病情看得比较重，超出医护人员交代的范围，怀疑他人隐瞒病情，把一些没有关联的事情扯到自己身上，生套病症，并进行无故的病情联想，导致身体倦怠、精神恍惚、身心疲惫。

（四）拮抗

心血管病患者治疗过程中常常需要改变生活方式，比如调整饮食、戒烟、戒酒、加强活动等。临床上部分心血管病患者对于疾病没有正确的认识，过分低估疾病的危险，或者认识到了但不愿意正视疾病，对自身的病情不在乎，不相信医生的诊断，不遵守医嘱，对可以改变的危险因素没有改变的意愿和行动，奉行"享乐第一"，生病了也照常大吃大喝，不把医生的劝解当回事，尤其在病情好转后，自行停药、减量等。

（五）睡眠障碍

睡眠障碍是心血管病患者中非常普遍的现象。徐维芳等研究发现，门诊患者中心血管病患者失眠症的发生率为 57.8%，高血压、冠心病、心律失常、高血压和冠心病并存及其他心血管病患者失眠症发生率分别为 53.9%、56.3%、53.2%、63.0% 和 54.3%。而心力衰竭患者睡眠障碍发生率可能更高，为 30%~80%。Nasir 等及 Liu 等研究结果显示，有 66%~92.5% 的心力衰竭患者存在睡眠质量问题。魏云云等调查显示，52.9% 心力衰竭患者存在睡眠障碍。而睡眠质量较差的心力衰竭患者发生心脏相关事件的可能性是睡眠质量良好人群的 2.5 倍。与此同时，睡眠质量差的心血管病患者认知能力和生活质量更低，更大可能合并焦虑或抑郁等不良心理问题，治疗效果和预后较差，将耗费更多的医疗资源。

二、与心血管病有关的行为模式

有研究者提出"A型行为"或"A型性格",认为此种性格与冠心病密切相关。A型行为者的主要特点如下:

1) 过分努力地工作,有雄心和强烈的竞争意识。总是处于压力下,从来不满足于工作的进度,总是试图在短时间内完成尽可能多的工作。

2) 对过去的成就总不满意,不断地为自己确立新的更高的奋斗目标,并为此不懈地努力,宁愿牺牲娱乐和家庭生活。

3) 没有耐心,对人常怀有敌意。

实验室研究还发现这类人的胆固醇、甘油三酯、去甲肾上腺素等水平都很高,因此患冠心病的概率很高。

在生活节奏不断加快的当今社会中,A型行为者的人数逐渐增多,且行动迅速、办事效率高、工作认真负责、一丝不苟、对自己要求严格等,都是现代社会所要求的适宜行为,受到社会的赞许和肯定。所以A型行为在社会发展中必然进一步得到强化,最终造就出越来越多的A型行为者。

与之相反,B型行为者则表现为从容不迫,悠闲自得,稳重,随遇而安,对人较随和,较少侵犯性。大量研究表明,A型行为者的冠心病发生率是B型行为者的3倍。有研究者认为A型行为者中的心肌梗死患者接受了行为治疗后,其精神状况能得到改善,复发率可以明显降低。

C型行为者往往具有克制自己情感的特点,他们不善于发泄,并长期处于孤独、矛盾、抑郁、失望中,这种状态会导致一些不良生活方式,如吸烟、饮食习惯差、久坐等。这些生活方式又会导致冠心病相关的传统高危因素,如肥胖、高血压、高胆固醇血症、糖尿病等。因此,C型行为者因其不良的生活方式也易患心血管病。

三、CCU患者的心理特点

CCU主要收治心血管病患者,而且多是老年患者,他们往往合并多系统疾病。这类患者进入CCU后,由于疾病导致的不适、陌生的环境、医护人员严肃的表情和复杂的操作等,常会出现睡眠紊乱,甚至谵妄。

谵妄的常见临床表现为意识模糊、言语错乱、答非所问、失眠、烦躁、幻觉、过度兴奋,可能导致患者自行拔除输液管、吸氧管及监护装置。谵妄状态呈阵发性,昼轻夜重,患者恢复正常后对以上行为均不能忆起。对于CCU的老年患者,可常规进行谵妄的评估。

第二节　心血管病患者心理评估

一、心理评估的内容

心理评估是心理护理的第一步,护士可以通过观察法、访谈法、调查法或心理测验法对患者做综合的信息收集,通过分析,发现患者现存或潜在的心理问题。可结合病史的评估,收集患者以下资料。

(一)一般资料

性别、年龄、职业、文化程度、民族、婚姻状况等,是否有酗酒、吸毒、药物滥用史,是否有农药等有毒物质的接触史,疾病史。

(二)生理因素

患者本次所患疾病的情况,患者亲属的心理行为问题。

(三)心理功能

在良好的护患关系的基础上,护士可以通过观察法、访谈法、调查法或心理测验法等对个体的认知功能、情感状态、意志和行为表现等进行评估。

1. 认知功能

认知功能包括感觉、知觉、记忆、思维、想象等。护士可通过观察法、访谈法评估患者是否存在认知功能障碍。观察患者言谈的语速是否正常,言谈形式和逻辑是否正常,言谈的内容是否符合事实。根据个体的文化程度,评估个体在一般常识、专业知识、计算力、理解力、综合分析能力及抽象概括能力等方面的智力水平。评估个体对周围环境和自我状态的认识程度。

2. 情感状态

评估个体情感反应的强度、持续时间和性质,确定情感的产生是否正常,是否易于起伏波动,有无与环境不适应的情感,是否存在情感障碍。常见的情感障碍可表现为心境障碍,如焦虑、抑郁、恐惧、欣快等;情感异常,如易激惹、情感爆发、情感淡漠、病理性激情等;也可表现为情感体验与个体其他心理活动或环境不协调,即情感协调性异常,如情感倒错等。

3. 意志和行为表现

个体的意志在主动性、目的性、协调性等方面有异常,称为意志障碍。意志障碍可有病态的自信和固执的行为等意志增强的表现;也可有缺乏主动性、进取性等意志减弱的表现；还可有缺乏计划和要求、生活被动等意志缺乏的表现。行为是个体复杂的随意运动，如果行为动作和言语活动明显增多，称为精神运动性兴奋；如果明显减少，则称为精神运动性抑制。

（四）社会功能

社会功能可体现个体的社会适应状态，主要包括个体的生活自理能力、角色功能、人际交往能力、现实检验能力等。社会功能的缺陷或不全，可直接影响个体的心理健康状况。

（五）心理社会因素

心理社会因素主要包括患者在面临压力或困难情境时的应对情况，发病前是否有重大生活变故，人格特点，社会支持情况等。

（六）其他因素

其他因素包括个体的生活习惯、宗教信仰等。

二、常见心理问题评估方法

（一）焦虑、抑郁评估

心血管病患者中，常见的心理问题是焦虑和抑郁，对于每一位住院或在门诊就诊的患者，都有必要进行焦虑或抑郁的评估。

根据《在心血管科就诊患者心理处方中国专家共识（2020 版）》的建议，筛查心理问题可以分三步。

第一步：可在诊疗同时或诊前候诊时，采用"三问法"或"二问法"初步筛出可能有问题的患者。"三问法"如下：①是否睡眠不好，已经明显影响白天的精神状态或需要用药；②是否心烦不安，对以前感兴趣的事情失去兴趣；③是否有明显身体不适，但多次检查都没有发现能够解释器质性心血管病的原因。3 个问题中如果有 2 个回答是，符合精神障碍的可能性为 80％左右。"二问法"采用《患者健康问卷 2 项（PHQ-2）》（表 9-2-1）和《广泛焦虑问卷 2 项（GAD-2）》（表 9-2-2）进行筛查，两表分数合计均为 6 分，当任意 1 个表评分大于 3 分时，建议进一步采用情绪状态自评量表进行筛查。

表 9-2-1　PHQ-2 评估量表

条目	完全不会 （0分）	几天 （1分）	一半以上天数 （2分）	几乎每天 （3分）
1. 做事提不起劲或没有兴趣				
2. 感到心情低落、沮丧或绝望				

注：该量表评估患者过去两周的情况。

表 9-2-2 GAD-2 评估量表

条目	完全不会 （0分）	好几天 （1分）	超过一周 （2分）	几乎每天 （3分）
1. 感觉紧张，焦虑或急切				
2. 不能够停止或控制担忧				

注：该量表评估患者过去两周的情况。

第二步：进一步评估。推荐采用《患者健康问卷9项（PHQ-9）》（表 9-2-3）、《广泛焦虑问卷7项（GAD-7）》（表 9-2-4），躯体症状较多时推荐采用《躯体化症状自评量表》或《患者健康问卷15项（PHQ-15）》。评估标准：PHQ-9 和 GAD-7 评分：<5分正常，5~9分轻度，10~14分中度，15~19分中重度，20分及以上重度；躯体化症状自评量表评分：<30分正常，30~39分轻度，40~59分中度，60分及以上重度；PHQ-15 评分：0~4分为无躯体症状，5~9分为轻度躯体症状，10~14分为中度躯体症状，15~30分为重度躯体症状。

GAD-7、PHQ-9 的内容简单、患者容易理解和接受、花费时间少、对焦虑或抑郁诊断敏感性与特异性较高，被世界卫生组织推荐，适用于评估综合医院心内科门诊患者精神心理状态。

表 9-2-3 PHQ-9 评估量表

条目	完全不会 （0分）	几天 （1分）	一半以上天数 （2分）	几乎每天 （3分）
1. 做事提不起劲或没有兴趣				
2. 感到心情低落、沮丧或绝望				
3. 入睡困难，睡眠不安或睡眠过多				
4. 感觉疲倦或没有活力				
5. 食欲不振或吃太多				
6. 觉得自己很糟，或觉得自己很失败，或让自己或家人失望				
7. 专注事物有困难，例如阅读报纸或看电视时				
8. 动作或说话速度缓慢到别人已经察觉，或正好相反，烦躁或坐立不安、动来动去的情况更胜于平常				
9. 有不如死掉或伤害自己的念头				

注：该量表评估患者过去两周的情况。

表 9-2-4 GAD-7 评估量表

条目	完全不会 （0分）	好几天 （1分）	超过一周 （2分）	几乎每天 （3分）
1. 感觉紧张，焦虑或急切				
2. 不能够停止或控制担忧				
3. 对各种各样的事情担忧过多				
4. 很难放松下来				
5. 由于不安而无法静坐				
6. 变得容易烦恼或急躁				
7. 感到似乎将有可怕的事情发生而害怕				

注：该量表评估患者过去两周的情况。

第三步：详细询问病史。量表只是筛查工具，不是诊断工具，对于筛查超过临界分值的患者需要进一步进行临床诊断性晤谈才能做出诊断。详细询问患者病史，了解现病史、既往病史及用药情况，有助于总结出躯体症状反复而不能很好解释的原因。询问日常生活中的普通症状，如食欲、进食、大小便、睡眠问题等，也有助于提示情绪问题。适当问及情绪困扰（如遇事紧张或难以平复、兴趣活动缩窄等），有助于弄清症状发生的情绪背景，给患者提供机会梳理各种症状与情绪波动的关系。识别患者的自主神经功能紊乱表现，包括出冷汗、四肢乏力、面色苍白、肢体颤抖、恶心、便意或尿急等。

（二）睡眠状态评估

在病史采集过程中，针对有睡眠障碍的患者可进一步采用相关量表对睡眠状况进行深入评估。

1）匹兹堡睡眠质量指数（Pittsburgh sleep quality index，PSQI）量表适用于评估睡眠障碍患者和精神障碍患者的睡眠质量，同时也适用于一般人睡眠质量的评估。该量表用于评估患者最近 1 个月的睡眠质量。得分越高，表示睡眠质量越差。受试者完成量表需要 5~10 分钟，详见表 9-2-5。

表 9-2-5 匹兹堡睡眠质量指数（PSQI）量表

项目	评分			
	0 分	1 分	2 分	3 分
1. 近 1 个月，晚上上床睡觉通常是_____点				
2. 近 1 个月，从上床到入睡通常需要_____分钟				
3. 近 1 个月，通常早上_____点起床				
4. 近 1 个月，每夜通常实际睡眠_____小时（不等于卧床时间）				
5. 对下列问题请选择 1 个最适合您的答案。近 1 个月，因下列情况影响睡眠而烦恼：				

项目	评分			
	0分	1分	2分	3分
1) 入睡困难（30分钟内不能入睡）	无	<1次/周	1~2次/周	≥3次/周
2) 夜间易醒或早醒	无	<1次/周	1~2次/周	≥3次/周
3) 夜间去厕所	无	<1次/周	1~2次/周	≥3次/周
4) 呼吸不畅	无	<1次/周	1~2次/周	≥3次/周
5) 咳嗽或鼾声高	无	<1次/周	1~2次/周	≥3次/周
6) 感觉冷	无	<1次/周	1~2次/周	≥3次/周
7) 感觉热	无	<1次/周	1~2次/周	≥3次/周
8) 做噩梦	无	<1次/周	1~2次/周	≥3次/周
9) 疼痛不适	无	<1次/周	1~2次/周	≥3次/周
10) 其他影响睡眠的事情 如有，请说明：_____	无	<1次/周	1~2次/周	≥3次/周
6. 近1个月，总的来说，您认为自己的睡眠质量	很好	较好	较差	很差
7. 近1个月，您用药物催眠的情况	无	<1次/周	1~2次/周	≥3次/周
8. 近1个月，您常感到困倦吗	无	<1次/周	1~2次/周	≥3次/周
9. 近1个月，您做事情的精力不足吗	没有	偶尔有	有时有	经常有

2) 失眠严重程度指数（the insomnia severity index，ISI）量表：该量表可测量患者失眠的严重程度，由入睡困难、睡眠维持困难、早醒、对睡眠的满意度、睡眠问题对日间功能的干扰、睡眠问题引起的损害和睡眠问题引起的焦虑程度7个条目组成。2010年我国学者将其改良引进，采用 Likert 5 级评分法，每个条目0~4分，总分0~28分，分数越高表明失眠越严重，0~7分为无临床意义的失眠；8~14分为轻度失眠；15~21分为中度失眠；22~28分为重度失眠，详见表9－2－6。

表 9－2－6　失眠严重程度指数（ISI）量表

项目	评分				
	0分	1分	2分	3分	4分
1. 描述您最近（最近2周）失眠问题的严重程度：					
1) 入睡困难	无	轻度	中度	重度	极重度
2) 睡眠维持困难	无	轻度	中度	重度	极重度
3) 早醒	无	轻度	中度	重度	极重度
2. 您对当前睡眠模式的满意度	很满意	满意	一般	不满意	很不满意

项目	评分				
	0分	1分	2分	3分	4分
3. 您认为您的睡眠问题在多大程度上干扰了您的日间功能（如日间疲劳、处理工作和日常事务的能力、注意力、记忆力、情绪等）	没有干扰	轻微	有些	较多	很多干扰
4. 您的失眠问题对您的生活质量有多大程度的影响或损害	没有	一点	有些	较多	很多
5. 您对自己当前睡眠问题有多大程度的担忧/沮丧	没有	一点	有些	较多	很多

（三）谵妄评估

针对谵妄的评估工具有 10 多种，综合医院使用最多的是意识模糊评定法（confusion assessment method，CAM）的简本（4 个条目），其全版本有 11 个条目。根据 CAM 还拓展出专门用于重症监护病房（ICU）的重症监护意识模糊评定法（CAM-ICU），特别便于连续评定术后或病情严重、住在 ICU 的患者（表 9-2-7）。老年人的精神心理状态与认知功能关系密切，建议对 65 岁以上老年心血管病患者进行认知功能评价，简易精神状态检查量表（mini-mental state examination，MMSE）是认知功能检查常用的一个量表，评分标准：27~30 分为正常，分数<27 分提示有认知功能障碍。

表 9-2-7　ICU 患者意识模糊评估单（CAM-ICU）

特征与检查方法	阳性标准	如阳性在这里打√
特征 1：意识状态急性改变或波动。意识状态是否与其基线状况不同？在过去的 24 小时内，患者的意识状态是否有任何波动？患者是否在镇静评分量表、格拉斯哥昏迷量表或既往谵妄评估得分上表现出波动	任何问题答案为"是"	□
特征 2：注意力障碍。采用数字法检查注意力。跟患者说，我要给您读 10 个数字，任何时候当您听到数字"8"，就捏一下我的手。然后用正常的语调朗读数字（6859838847），每个数字间隔 3 秒。当读到数字"8"患者没有捏手或读到其他数字患者做出捏手动作，计为 1 个错误	错误数>2 个	□
特征 3：意识水平改变。如果镇静评分量表的实际得分不是清醒且平静（0 分）则提示阳性	RASS 评分不为 0 分	□

特征与检查方法	阳性标准	如阳性在这里打√
特征4：思维混乱。 1. 是非题。 (1) 石头是否能浮在水面上？ (2) 海里是否有鱼？ (3) 1斤是否比2斤重？ (4) 您是否能用榔头钉钉子？ 回答错误一道题计为一个错误。 2. 执行指令。 跟患者说，伸出这几根手指（检查者在患者面前伸出2根手指），然后说，现在用另一只手伸出同样多的手指（这次检查者不做示范）。如果患者只有一只手能动，第二个指令改为要求患者再增加一个手指。如果患者不能成功执行全部指令，计为1个错误	错误数>1个	□

注：特征1、特征2、特征3均为阳性或特征为4阳性表示CAM-ICU阳性，CAM-ICU阳性提示谵妄存在。

第三节　常用心理护理技术

高血压、冠心病、心力衰竭等心血管病均为慢性病，对于心血管病患者的心理护理，重要的是帮助患者适应疾病，应对疾病带来的心理社会问题。个体心理支持是最基本的手段，常用的心理支持手段有倾听、同理、安慰与开导、解释、建议与指导等。

一、倾听

（一）倾听的定义

倾听是在对方讲话的过程中，听者同时利用视觉和听觉，接受和理解对方思想、信息及情感的过程。倾听不仅仅要用耳朵去感知患者所讲述的内容，更要用心去探索、去发现，在患者言语和非言语的表达中领悟到潜台词、话外音。当患者自觉或不自觉地避重就轻时，护士还要从其谈话中了解到主要问题。因此，护士必须善于倾听，倾听时必须有言语或非言语的反应，鼓励并引导患者倾诉。

倾听是心理干预过程的基本环节，也是心理干预工作中的基本技术。倾听有利于护士产生信任和亲切感。因此，倾听是每一位护士从事护理工作必须掌握的基本技术。

（二）倾听的技巧

倾听的技巧包括言语和非言语方法，如关注、重述、重读、询问、情感反应等。

1. 关注

在倾听过程中，护士的非言语活动起着重要作用，目光接触、身体语言、空间距离，甚至沉默等都是传递信息的重要方式。护士运用非言语关注时，一是要让患者有被关注感，感觉护士正在注视着他，在倾听他的诉说，从而促进他自我表达；二是在听的同时也给予适当的非言语反应，如点头、微笑，用表情或动作，特别是面部表情表示理解或惊讶，使患者产生"护士重视我说的话"的感觉。

2. 重述

重述是指护士全部或部分复述患者所表述的内容。重述的方法有：
（1）复述，把患者的话重复说一遍，但不加任何判断。
（2）改述，将患者的话用自己的语言重新叙述，但要保持原意，且要突出重点。
（3）澄清，将患者一些模糊的、不完整或不明确的叙述弄清楚。
（4）总结，用简单、概括的方式将患者的话再叙述一遍。
需要注意的是，重述不可过度使用，否则会产生"鹦鹉学舌"的效果。

3. 重读

护士对患者所表达内容中认为重要的字或词以强调的语气进行重复，其作用主要是引导患者注意其忽略或未说清的部分，促使其对此再作出详细的说明，同时也可以表明护士对患者谈话中关键词语的注意，能够使谈话向纵深方向发展。

4. 询问

询问就是通常我们说的提问，有两种方式：一种是开放式询问，护士可用"是什么""为什么""怎么样"等词向患者提问，患者必须以较详细的语言来回答。开放式询问能引导患者对某些内容进行深入阐述，迫使患者就某些内容作出进一步思考。另一种是封闭式询问，护士用"是不是""对不对""有没有"等词提问，患者只需简单地作出肯定或否定回答。用封闭式询问可控制咨询过程，使交谈范围缩小，集中到主题上来。但不能过多使用封闭式询问，使用过多就会剥夺患者充分表达自己的机会。心理护理过程中，开放式询问的谈话时间一般占70%，封闭式询问的谈话时间一般占30%。

5. 情感反应

情感反应是指护士对患者表达的情感进行反应。在谈话中，患者以言语或非言语方式表述问题时总是伴随一定的情感，并通过一定的方式表现出来。护士在倾听时，了解其情感所包含的意义十分重要，可依此作出较为合理的反应。

二、同理

（一）同理的定义

同理（empathy）指侦察和确认他人的情绪状态并设身处地去体会对方的心境和心理历程。

（二）同理他人的过程

同理他人分为以下两个阶段：

1. 侦察和确认阶段

这是同理的第一个阶段，在护理领域，是指识别和确认患者的感受。这一层面强调的是知觉技巧，要求护士根据患者的语言和非语言线索来确认患者的情绪状态。敏锐地察觉伴随语言行为的非语言活动是护士了解患者感受的先决条件。

2. 适当的反应

这个阶段强调适当的反应。适当的反应主要是为了让患者知道如下几方面内容。

（1）护士了解所发生的事情。

（2）护士了解患者的心理感受。

（3）护士愿意听患者继续讲下去。

（4）护士愿意给予安慰和帮助。

同理让患者觉得你虽然不是患者自己，但是，你懂患者的心、了解他的意思、知道他的感受。当一个护士具有同理心时，会让患者有一种真正被理解的感觉。

三、安慰与开导

安慰与开导是一种常识性的心理干预手段，在临床护理中经常被应用，指个体通过语言和非言语行为向怀有消极心理的个体传达理解、支持和鼓励，引导其积极向上的过程。对于护士来说，恰当的安慰与开导能较快地消除患者的消极情绪，取得理想的治疗效果。需要注意的是，良好的护患关系是安慰与开导的基础，因时因地的安慰与开导必须与患者的治疗需求结合起来，而不是泛泛地进行。实施安慰与开导要求护士要有丰富的医学、社会学、心理学、伦理学、哲学等方面知识和较好的协调能力。总之，安慰与开导是护士综合素质和职业操守的表现，是责任和义务的表现。

（一）亲近微笑法

患者在接受各种治疗后会或多或少感到恐惧、悲观，并希望得到更多的关心和指点。这时护士应选择与医疗无关的内容同患者聊天，同时护士应与患者近距离接触，可坐在患者床旁握着患者的手来缓解患者的消极情绪，微笑着用眼神观察患者的心理变化。

（二）宣泄鼓励法

性格内向、较难交往的患者，常常会陷入消极低沉、萎靡不振甚至悲观绝望的不良情绪中。护士应引导他们正确对待疾病，并为其制造宣泄情感的机会。宣泄之后，患者情绪上得到释放，进而可以摆脱精神压力。护士的支持和鼓励可使他们不断增强与疾病斗争的信心和决心，并有意识地进行自我心理调整。同时护士应当不失时机地鼓励患者正确认识疾病，使其勇敢面对现实，摆脱精神压力，坚定与病魔斗争的信念，积极配合治疗，走向康复之路。

（三）开导指导法

在整个医学治疗过程中，患者往往会产生各种复杂的心态，加之每个人的人生观、价值观、心理素质、性格、修养也不相同，所以患病后所产生的心理变化也不尽相同，护士要从患者的语言、行为特点去发现其内心活动，并给予必要的关怀，使患者做好自我调节，在正确指导下，了解疾病的基础知识及发展趋势，争取尽快康复。

四、解释、建议和指导

解释、建议和指导的目的是帮助患者、家属解除疑惑，是以患者为中心，实行人性化服务的方法之一，在护理中有重要地位。在临床实践中，护士在实施各项护理治疗操作前后都应向患者和家属解释、建议和指导，合理的解释、建议和指导可以使患者、家属了解医护人员实施救治的目的，解除思想顾虑，配合治疗护理，避免护患纠纷，提高治疗效果及患者的满意度。

（贺莉）

第十章　心血管病患者的营养支持与管理

第一节　饮食与心血管病危险因素

不良生活方式是导致心血管病的主要因素之一，会促进心血管病的发生与发展。高血压、血脂异常、糖尿病、肥胖等是心血管病的危险因素，而我国居民偏爱高盐、高脂、高糖饮食，致使高血压、血脂异常、糖尿病和肥胖人数快速增加，进而导致我国心血管病发病率升高。健康的生活方式包括合理膳食、适当运动，通过控制高血压、血脂异常、糖代谢异常和肥胖等心血管病的主要危险因素，降低临床心血管事件发生风险。

一、血压

2019 年数据显示我国高血压患病总数约 2.45 亿人，高血压是我国居民心血管病发病率和死亡率不断增加的首要因素。减少钠盐摄入可以使需要药物治疗的高血压人数减少 50%，卒中死亡人数减少 22%，冠心病死亡人数减少 16%。我国高血压主要发病危险因素是高钠、低钾膳食，膳食中钾的摄入能适当降低血压，增加钾摄入量可使正常人收缩压/舒张压下降 1.8/1.0mmHg，使高血压患者收缩压/舒张压下降 4.4/2.5mmHg。钠盐的摄入量与血压水平、高血压患病率均呈正相关，世界卫生组织推荐钠盐摄入量< 5g/d，而 2020 年我国家庭人均每日烹调用盐 9.3g。

二、血糖

慢性高血糖状态是动脉粥样硬化性血管病（ASCVD）的主要危险因素，糖化血红蛋白每增加 1%，心血管病发病风险增加 11%~16%。高糖类食物可引起甘油三酯（TG）、总胆固醇（TC）、低密度脂蛋白（LDL-C）含量升高，高密度脂蛋白（HDL-C）含量降低，特别是高能量、缺乏维生素的膳食可导致 TG 升高明显，明显促进动脉粥样硬化的发生与发展。建议高血糖患者摄入低糖食物，可选择全麦、全谷食物，每日必须进食蔬菜，以蔬菜的茎和叶为主。高碳水化合物摄入（供能>70%）及低碳水化合物摄入（供能<40%）均可能增加死亡风险，碳水化合物供能占 50%~55%较为适合。

三、血脂

血脂指标主要包括 TC、LDL-C、TG 及 HDL-C，血脂异常作为心血管病的主要危险因素越来越受到重视，TC 每下降 1%，冠心病的发病率就可下降 2%。日常生活中可通过非药物途径，如控制饮食、增加体力活动、减肥等调整血脂，有研究显示通过控制饮食能使 TC 下降 5%～10%。

（一）脂肪

1. 饱和脂肪酸

脂肪摄入量过多，尤其是饱和脂肪酸（SFA）摄入过多可升高血液中 TG、TC 和 LDL－C 水平。SFA 主要存在于畜禽肉类中，《中国居民膳食指南（2016）》建议，每天摄入畜禽肉类 40～75g，红肉（如猪、牛、羊肉）摄入量不宜过多，膳食中 SFA 的能量＜摄入总能量的 10%。

2. 反式脂肪酸

反式脂肪酸主要存在于氢化植物油（如起酥油、人造奶油）及其制品（如酥皮糕点、人造奶油蛋糕、植脂末）、各类油炸/油煎食品、高温精炼的植物油中。反式脂肪酸摄入过多不仅可升高 LDL－C 水平，而且还可降低 HDL－C 水平，使 TC/LDL－C 比值增高，易导致动脉粥样硬化，增加冠心病患病风险。推荐尽可能地减少氢化植物油及其制品的摄入，特别是心血管病患者及高危人群，建议膳食中反式脂肪酸的能量＜摄入总能量的 1%。

3. 不饱和脂肪酸

单不饱和脂肪酸（MUFA）和多不饱和脂肪酸（PMUFA）有降低 TC 和 LDL－C 水平的作用。油酸是唯一的 MUFA，主要存在于茶油、橄榄油、菜籽油和坚果中。多食用 MUFA 有利于维持血脂正常，例如地中海地区居民食用橄榄油居多，即使脂肪摄入多但人群 TC 水平低，心血管病发病率、死亡率低。有研究建议 MUFA 每日提供的能量占摄入总能量的 13%～15%。PMUFA 包括 $n-6$ 和 $n-3$ 多不饱和脂肪酸。$n-6$ 多不饱和脂肪酸主要是亚油酸，在葵花籽油、玉米油、豆油中含量丰富。$n-3$ 多不饱和脂肪酸主要来自植物油的 α－亚麻酸和鱼及鱼油中的 EPA 和 DHA。EPA 和 DHA 有较强的降低 TG 水平、升高 HDL－C 水平效果，对预防冠心病有一定的作用。建议 PMUFA 每日提供的能量占摄入总能量的 7%～10%。烹调油宜选择菜籽油、玉米油、葵花籽油、橄榄油等植物油，并交替使用，每天摄入量不超过 20g。

（二）胆固醇

TC 主要来源于外源性 TC 和内源性 TC，外源性占 30%～40%。肉类（包括红肉、加工肉制品及海鲜）对 TC 的贡献约占 42%，其中鸡蛋约占 25%。每日每增加 300mg 的 TC 摄入，冠心病发病风险增加 17%、全因死亡增加 18%。我国心血管病发病率呈上升趋势，需加强控制高胆固醇饮食。有研究结果显示，每日 TC 摄入量减少 200mg 可使血 TC 水平降低约 4mg/dL（0.1mmol/L），目前我国成人 TC 平均摄入量已达

266.3mg/d，ASCVD 中低危人群建议每日 TC 摄入量<300mg/d；对于 ASCVD 高危或血 TC 水平升高的人群，每日 TC 摄入量应<200mg/d。

（三）植物甾醇

植物甾醇主要来源于植物油脂和植物性食物（如米糠油、玉米油、芝麻油、蔬菜、水果、豆类、坚果及谷物），其通过抑制 TC 的吸收可降低 TC 水平，每日摄入 1.5～2.4g 植物甾醇可使机体减少吸收膳食中 30%～60%的 TC，降低 LDL-C 水平。植物甾醇与脂肪酸通过酯化反应或转酯化反应生成植物甾醇酯，广泛应用于人造奶油、涂抹油和冰激凌等产品中，同时可减少乳化剂的使用。植物甾醇经饱和工艺转化为植物甾烷醇，再与脂肪酸甲酯进行酯化反应生成植物甾烷醇酯。建议植物甾烷醇酯摄入量≤5g/d（孕妇和<5 岁儿童不宜食用）。植物甾醇摄入量≤2.4g/d（不包括婴幼儿食品）。植物甾醇酯摄入量≤3.9g/d（不包括婴幼儿食品）。

四、肥胖

肥胖是由遗传、运动减少及摄入能量过多共同导致的，肥胖人群多存在脂类代谢紊乱、脂肪合成过多等问题，大量研究发现，减重 5%～10%可降低血压，且血压随体重降低幅度增加可进一步下降。减重同时还有助于降低 LDL-C 和血糖水平，降低心血管病发病风险。体质量指数（BMI）平均每增加 10kg/m²，收缩压男性升高 17mmHg、女性升高 14mmHg。减重目标是使 BMI<24kg/m²，腰围≤90/85cm（男性/女性）。

第二节　心血管病患者的营养支持与护理

心血管病营养治疗的目标是控制血脂、血压、血糖和体重，在减少心血管病危险因素的同时，增加保护因素。营养治疗和咨询是营养支持与护理的首要步骤，包括客观的营养评估、筛查，科学的营养干预。

一、营养评估

营养评估是确定营养风险或营养不良的有效方式，通过膳食调查、人体测量、临床检查、实验室检查及多项综合营养评估方法，医护人员可判定人体营养状况，确定营养不良的类型和程度，为营养支持与护理提供基础。

（一）评估内容

1. 一般资料

一般资料包括性别、年龄、病史、膳食调查、精神病史、用药史、日常生活功能。

2. 人体测量

人体测量包括身高、体重、BMI、肱三头肌皮褶厚度、上臂肌围。

3. 体格检查

体格检查包括肌肉、皮肤、毛发、水肿情况、维生素及微量元素缺乏体征、必需氨基酸缺乏体征。

4. 实验室检查

实验室检查项目包括人血白蛋白、氮平衡、肌酐清除率、肾小球滤过率、免疫功能等。

（二）评估工具

1. 营养风险筛查量表

1）NRS-2002营养风险筛查量表（表10-2-1）：用于年龄18~90岁患者。评分由三部分组成，包括疾病严重程度、营养状况和年龄，总分为7分。当患者NRS-2002得分≥3分时，提示患者可能存在营养不良风险，应转诊至营养科会诊，制订针对患者的营养支持方案。

表10-2-1　NRS-2002营养风险筛查量表

得分		描述
疾病严重程度	无（0分）	正常营养状态，正常营养需要量
	轻度（1分）	营养需要量轻度增加。慢性阻塞性肺疾病急性发作或伴有并发症者；肝硬化急性发作或有并发症者；其他慢性疾病急性发作或有并发症者；髋骨骨折者；血液透析者；实体恶性肿瘤者
	中度（2分）	营养需要量中度增加。腹部大手术者；脑卒中者；重症肺炎者；血液恶性肿瘤患者
	重度（3分）	营养需要量重度增加。颅脑损伤者；骨髓移植者；APACHE评分大于10分的ICU患者
营养状况	无（0分）	正常营养状态
	轻度（1分）	3个月内体重丢失＞5%；最近1个星期食物摄入量为正常需要量50%~75%
	中度（2分）	2个月内体重丢失＞5%；最近1个星期食物摄入量为正常需要量25%~50%
	重度（3分）	1个月内体重丢失＞5%；最近1个星期食物摄入量为正常需要量25%以下；BMI<18.5kg/m²；人血白蛋白<35g/L
年龄	0分	年龄<70岁
	1分	年龄≥70岁

2）Stamp 儿童营养不良筛查量表（表 10-2-2）：用于年龄<18 岁患者，评分由三部分组成，包括疾病风险、营养摄入和生长发育，其总分为 9 分。年龄>5 岁的患儿采用 5～19 岁青少年生长标准年龄 BMI Z 值（BAZ）；年龄<5 岁的患儿采用 0～5 岁儿童生长标准年龄 BMI Z 值（WAZ）；如果最终分数>4 分，则说明具有营养高风险，应转诊至营养科会诊，制订针对患者的营养支持方案。

表 10-2-2 Stamp 儿童营养不良筛查量表

	得分	描述
疾病风险	0 分	无；小手术（门诊性小手术）；诊断性操作/检查
	2 分	可能存在（单一食物过敏；唇腭裂；精神疾病；乳糜泻；胃食管反流；呼吸道合胞病毒感染；心脏病；饮食习惯和行为问题；糖尿病；小手术等）
	3 分	绝对存在（多种食物过敏；先天性代谢异常；治疗中的肿瘤；肝脏疾病；烧伤创伤；克罗恩病、肾病；肠衰竭；吞咽障碍；大手术）
营养摄入	0 分	饮食正常
	2 分	最近减少/进食少
	3 分	无摄入
生长发育	0 分	Z 值（-2, 2）
	1 分	Z 值（-3, -2] 或 [2, 3）
	3 分	Z 值≤-3 或≥3

3）老年患者微型营养评价量表（MNA-SF）（表 10-2-3）：用于年龄>90 岁老年患者，评价患者的食量、体重、活动能力、心理等方面，总分为 14 分，≤7 分为营养不良；8～11 分为存在营养不良风险；≥12 分为营养状况良好。营养不良患者应转诊至营养科会诊，制订营养支持方案。

表 10-2-3 MNA-SF 评价方法

	得分	描述
3 个月内食量变化	0 分	严重减少
	1 分	中度减少
	2 分	没有改变
3 个月内体重变化	0 分	下降>3kg
	1 分	下降 1～3kg
	2 分	下降<1kg
	3 分	没有改变

得分		描述
活动能力	0分	需长期卧床或坐轮椅
	1分	可以下床或离开轮椅，但不能外出
	2分	可以外出
3个月内心理变化	0分	有
	2分	无
精神心理问题	0分	严重痴呆和抑郁
	1分	轻度痴呆
	2分	没有精神心理问题
BMI	0分	$<19kg/m^2$
	1分	$19kg/m^2 \leqslant BMI < 21kg/m^2$
	2分	$21kg/m^2 \leqslant BMI < 23kg/m^2$
	3分	$\geqslant 23kg/m^2$
不能取得BMI时测量小腿围	0分	小腿围<31cm
	3分	小腿围≥31cm

2. 人体成分测量指标

判断患者的体质、体脂情况，常通过测量 BMI、肱三头肌皮褶厚度、上臂肌围确定。

1）BMI。BMI=体重（kg）/身高^2（m^2），BMI 评价标准见表 10-2-4。

表 10-2-4　我国 BMI 评价标准

等级	BMI（kg/m²）	等级	BMI（kg/m²）
正常	18.5～23.9	轻度营养不良	17.5～18.4
超重	24.0～27.9	重度营养不良	16.0～17.4
肥胖	≥28	重度营养不良	<16

2）肱三头肌皮褶厚度（TSFT）。被测者自然站立，被测手臂部分充分暴露，上臂自然下垂，测量者于被测量手臂侧从肩峰至尺骨鹰嘴突之间中点上 2cm 做标记，以左手拇指、食指、中指将该点皮肤连同皮下组织提捏，在拇指下方用压力 $10g/mm^2$ 皮褶厚度计，连续测量 3 次，取平均值。男性平均值为 12.5mm，女性为 16.5mm。以实测值/平均值的百分比评价体脂情况，肱三头肌皮褶厚度评价标准见表 10-2-5。

表 10-2-5　肱三头肌皮褶厚度评价标准

肥胖	正常	体脂轻度减少	体脂中度减少	体脂重度减少
>120%	90%～120%	80%～90%	60%～80%	≤60%

3）上臂肌围（MAC）。上臂自然下垂时测量其中点处周长。男性平均值 27.5mm，女性平均值 25.8mm。以实测值/平均值的百分比评价营养情况，上臂肌围评价标准见表 10-2-6。

表 10-2-6　上臂肌围评价标准

正常	轻度营养不良	中度营养不良	重度营养不良
>90%	80%～90%	60%～80%	≤60%

3. 实验室检查指标

人血白蛋白正常值：35～55g/L；轻度营养不良患者人血白蛋白：28～35g/L；中度营养不良患者人血白蛋白：21～28g/L；重度营养不良患者人血白蛋白：<21g/L。

二、心血管病患者的营养支持途径

营养支持的常见途径包括肠内营养（EN）、全胃肠外营养（PN）。肠内营养是经胃肠道提供代谢需要的营养物质及其他营养要素，不仅有供给营养的作用，且能改善肠黏膜的屏障功能，在实际应用中肠内营养的效果要明显优于全胃肠外营养支持。肠内营养方式包含口服营养液、营养粉等，营养液及营养粉需营养师个体化配制。全胃肠外营养支持采用输注营养液的方式进行营养支持，静脉营养液由医院静脉药物配制中心集中配制，在静脉输入过程中患者比较容易发生导管感染等并发症。

中华医学会肠外肠内营养学会对于肠内营养、全胃肠外营养支持方式的推荐如下：

1）营养不良或有营养不良风险的成年患者才有临床营养支持的适应证。

2）连续 5～10 天无法经口摄食达到营养需要的重症患者，应当给予营养支持。

3）有营养不良风险的腹部创伤或手术后患者要先考虑肠内营养支持，其次为全胃肠外营养支持。

4）轻至中度急性胰腺炎患者不常规推荐使用临床营养支持，重症急性胰腺炎先考虑经空肠置管的肠内营养支持，只有在患者无法耐受肠内营养支持时，才考虑给予全胃肠外营养支持。

5）头部创伤患者应及时开始临床营养支持，肠内营养与全胃肠外营养支持方式均可。

6）急性期肠瘘及短肠综合征患者，应予全胃肠外营养支持。

第三节 心血管病患者的膳食建议与饮食管理

一、心血管病预防膳食建议

《健康中国行动（2019—2030 年）》专门强调合理膳食是健康的基础，并将实施合理膳食行动列为健康中国行动的重点专项任务之一。合理膳食的原则是：增加新鲜蔬菜、全谷物、粗杂粮等，用单不饱和脂肪酸替代多不饱和脂肪酸，减少烹饪、调味品用盐（包括食盐、酱油及酱制品），进食含有较少胆固醇和钠的食物，将加工肉食品的摄入量降到最低，避免摄入反式脂肪酸。合理膳食有助于改善肥胖、高胆固醇血症、糖尿病和高血压等。中国营养学会建议的中国居民平衡膳食模式强调食物多样化，并注意营养均衡，建议居民日常通过合理膳食来预防心血管病，相关膳食建议见表 10-3-1。

表 10-3-1 预防心血管病的膳食建议

食物种类	膳食建议
谷薯类	每天摄入 250~400g，粗细搭配，常吃杂粮、杂豆，如玉米、小米、燕麦、红小豆、绿豆等
蔬菜与水果类	每天摄入≥500g，包括每天摄入新鲜蔬菜 300~500g，深色蔬菜应占一半；每天摄入新鲜水果 200~500g，不以果汁代替
鱼类	每天摄入≥300g（300~525g），建议采用煮、蒸等非油炸烹饪方式
肉类	每天摄入畜禽类 40~75g，红肉（如猪、牛、羊肉类）摄入不宜过多
蛋类	每周吃鸡蛋 3~6 个，同时注意每天胆固醇摄入不宜过多
大豆及坚果类	每天食用大豆 25g（相当于南豆腐 125g 或豆腐丝 50g）。坚果类适量，每周 50~70g
奶类及乳制品	每天喝液态奶 150~300g（常见袋装牛奶为 180ml，盒装为 250ml）
茶	适量饮茶，每月茶叶消耗量为 50~250g，绿茶为宜
含糖饮料	不喝或少喝含糖饮料
盐	每天摄入钠盐<5g（不超过啤酒瓶一平盖），烹饪时少放盐，少吃腌制食品、黄酱、腐乳等
食用油	每天不超过 20g，多选用菜籽油、玉米油、葵花籽油、豆油、亚麻籽油、茶油和橄榄油等，并交替使用
复合维生素及脂肪酸	不建议单独服用膳食补充剂预防心血管病。孕妇等特殊人群服用膳食补充剂前请咨询医生

二、心血管病患者饮食管理

（一）高血压患者的饮食管理

高血压患者饮食管理重点是限制食盐摄入、限制总热量和营养均衡，这有利于降低舒张压、收缩压及 LDL－C 水平。降压饮食（dietary approaches to stop hypertension, DASH）指饮食中摄入足够的蔬菜、水果、低脂（或脱脂）奶，以维持足够的钾、镁、钙等离子的摄取，并尽量减少饮食中油脂（特别是富含饱和脂肪酸的动物性油脂）的摄入。DASH 可使高血压患者收缩压/舒张压降低 11.4/5.5mmHg，一般人群可降低 6.7/3.5mmHg。

1. 适当限制钠盐摄入

高血压患者的饮食关键点是减盐。患者每日食盐摄入<5g，每天减少 70～80mmol/L 钠摄入量，收缩压/舒张压可降低 4.8/1.9mmHg，正常人血压可降低 2.5/1.1mmHg。除减少食盐外，还要减少使用含钠的调味品（酱油、味精、鱼露等），减少加工类食物（糕点、火腿、罐头等）的摄入。增加食谱中蔬菜、水果、低脂乳制品、鱼、全谷类食物、纤维类食物、富含钾和其他矿物质食物的比重，膳食纤维可以降低钠盐吸收，增加钠离子排出，抑制血压升高。

2. 相对增加钾盐摄入

钾能对抗钠的不利作用，提高钾摄入量可使正常人收缩压/舒张压下降 1.8/1.0mmHg，使高血压患者血压下降 4.4/2.5mmHg。一般主张从天然食物中摄入钾，如蔬菜和水果，每日摄入钾 3.5～4.7g。

3. 控制摄入总能量及控制体重

肥胖人群血液中的胰岛素水平较高，高胰岛素对交感神经功能可产生刺激，引起血管收缩，增大血管外周阻力，引起人体血压升高。减重的根本原则是建立能量"负平衡"，在保证每天所需热量的基础上采用低能量膳食，控制能量摄入。超重和肥胖者，根据体重按 20～25kcal/kg 计算每天的摄入量，将每天膳食中的能量减少 15%～30%，以减少脂肪为主，同时减少谷类，但不改变谷类食物占比。三大营养要素供能比例为脂肪 10%～20%，蛋白质 10%～15%，碳水化合物 55%～60%。减重应循序渐进，通常以每周减重 0.5～1.0kg、6 个月至 1 年减重 5%～10%为宜。

4. 戒烟并限制饮酒

吸烟使高血压发病风险增加 12%～14%，研究显示限制饮酒与血压下降显著相关，对于酒精摄入量大（每日酒精摄入量>24g）的高血压患者，减少酒精摄入可显著降低血压。酒精摄入量平均减少 67%，收缩压/舒张压可分别下降 3.31/2.04mmHg。《中国居民膳食指南（2016）》建议每日酒精摄入量男性不超过 25g，女性不超过 15g。

（二）动脉粥样硬化、冠心病、高血脂患者的饮食管理

在我国人群中，与动脉粥样硬化性心血管病关系最为密切的 LDL-C 水平近几年显著升高，LDL-C≥4.14mmol/L 者达 8.1%，≥3.4mmol/L 者达 26.3%，仅约 39% 的人 LDL-C 水平处于理想水平（≤2.6mmol/L）。高血脂为代谢性疾病的一种，患者血液黏稠度高，循环速度缓慢，脂类物质逐渐沉积，导致动脉粥样硬化斑块形成。对于血脂异常的患者需要限制摄入过多饱和脂肪酸、胆固醇，对 TC 和 LDL-C 水平升高的患者需要避免饱和脂肪酸的摄入，增加膳食纤维的摄入。

1. 限制脂肪摄入

ASCVD 一级预防中的饮食建议为限制脂肪摄入，限制饱和脂肪酸及反式脂肪酸的摄入，增加水果、蔬菜、谷薯类及鱼类摄入。膳食中脂肪提供的能量＜摄入总能量的 30%，其中饱和脂肪酸提供的能量＜摄入总能量的 10%，反式脂肪酸提供的能量＜摄入总能量的 1%。摄入充足的多不饱和脂肪酸（总量的 6%~10%）：$n-6/n-3$ 多不饱和脂肪酸比例适宜（5%~8%/1%~2%），即 $n-6/n-3$ 比例达到（4~5）∶1。适量使用植物油，每人每天 25g，每周食用鱼类＞2 次，每摄入鱼肉 150~200g 相当于摄入 200~500mg EPA 和 DHA。素食者可以通过摄入亚麻籽油和坚果获取 α-亚麻酸。提倡从自然食物中摄取 $n-3$ 多不饱和脂肪酸。适量摄入单不饱和脂肪酸，其提供的能量占总能量的 10% 左右。适量选择富含油酸的茶油、玉米油、橄榄油、米糠油等烹调用油。

2. 控制胆固醇摄入

ASCVD 中的低危人群建议每日胆固醇摄入量＜300mg，对于高危或血胆固醇水平升高的人群，每日胆固醇摄入量应＜200mg，限制富含胆固醇的动物性食物的摄入，如肥肉、动物内脏、鱼子、鱿鱼、墨鱼、蛋黄等。

3. 控制糖类摄入

膳食中宜选择复合糖类，避免单糖、双糖的摄入，复合糖类提供的能量应占总能量的 60%~70%。可在膳食中多食用谷物、蔬菜、水果等代替精致糖。习惯摄入高糖饮料的患者可采用低卡路里甜味饮料替代，其提供甜味的同时可避免热量摄入过多。肥胖者、糖尿病患者则要限制主食，可多食用粗粮、新鲜蔬菜和水果，包括全谷类、绿叶蔬菜、豆类等。

4. 摄入充足维生素和微量元素

多食用新鲜蔬菜，特别是深色蔬菜，其富含胡萝卜素和维生素 C。蔬菜富含膳食纤维，食用可增加饱腹感，同时减少胆固醇的吸收。水果中富含大量果胶、维生素 C，能量较低，其中山楂还含有黄酮类物质，有扩张冠状动脉的作用，多聚黄烷有降压强心的作用。海藻类如海带、紫菜等含有蛋氨酸及钾、镁、铜、碘等微量元素，但蛋氨酸摄入过量易导致肝脏功能减退和血管粥样硬化，因此不宜食用过多。

5. 控制体重及总能量

控制总能量摄入，每餐食不过量，限制能量摄入能够显著降低体重。超重、肥胖个体应当使 BMI 达到或接近 $24kg/m^2$，要养成平衡膳食的良好习惯，还需要注意进食的时间及频率，保持合理的膳食结构，有助于预防心血管病，保持心血管健康。合理膳食的基本要点是低能量、低脂肪、低盐，避免饮用含糖饮料，减少甜食摄入，适量摄入优质蛋白质和含复杂碳水化合物的食物（如谷类），增加新鲜蔬菜和水果在膳食中的比重。蛋白质、碳水化合物和脂肪提供能量应分别占总能量的 15%～20%、60%～65% 和 25% 左右。对于超重的患者，每天膳食中的能量应减少 15%～30%，其中以减少脂肪供能为主，同时减少谷类，但不改变谷类食物占比。

6. 戒烟限酒

研究发现，饮酒会增加脑卒中、心房颤动和心力衰竭的发生风险。

（三）慢性心力衰竭患者的营养管理

慢性心力衰竭患者，由于体循环长期不畅、肠道功能差以及利尿剂的应用，可能出现电解质紊乱逐渐加重与维生素和微量营养素的缺乏。心力衰竭患者分解代谢速度加快 10%～20%，患者静息代谢率增加，并且随着疾病严重程度的加重而显著提高。慢性心力衰竭患者的营养管理既要控制体重增长，又要防止营养不良发生，同时要为机体提供充足营养。

1. 限制总能量

心力衰竭患者的能量需求取决于目前的干重（无水肿情况下的体重）、活动受限程度及心力衰竭的严重程度，一般给予 25～30kcal/kg（理想体重）。活动受限的超重和肥胖患者，必须减重到适当体重，以免增加心肌负荷，因此，对于肥胖患者，应选择低能量平衡饮食，并确保患者没有营养不良。同时避免摄入产气多、刺激性食物（如辣椒、豆浆、牛奶、浓茶、咖啡等）。

2. 少量多餐，增加膳食摄入量

心力衰竭患者由于心排血量的减少，胃肠道动脉灌注不足，血流量减少，使患者易出现腹胀、饱腹感；肺循环淤血导致血氧饱和度降低，加剧了消化道黏膜的缺血、缺氧。建议患者少量多餐，每日进餐 5～6 次，食物应以软、烂、细为主，以易于消化，应避免胃肠道充盈过度，因其会增加心脏负荷，诱发心力衰竭加重及心律失常。

3. 限制水的摄入

《中国心力衰竭诊断和治疗指南 2018》不推荐轻度或稳定期心力衰竭患者严格限钠和限水，但 NYHA 心功能 III～IV 级心力衰竭患者应限制钠摄入，严重低钠血症（血钠 <130mmol/L）患者水摄入量应 <2000ml/d。体内循环淤血、水钠潴留患者每日液体摄

入量应控制在 1500ml 内,最多不超过 2000ml,并保持出入量负平衡,每天约 500ml;严重肺水肿者负平衡应为每天 1000~2000ml,肺循环淤血、水肿消退后逐渐恢复至出入量大致平衡。难治性终末期心力衰竭患者通常有明显的水钠潴留,推荐每天保持出入量负平衡 500~1500ml。

4. 适当限钠补钾

《中国心力衰竭诊断和治疗指南 2018》提出限钠(<3g/d)有助于控制 NYHA 心功能Ⅲ~Ⅳ级心力衰竭患者的淤血症状和体征。心力衰竭急性发作伴有容量负荷过重的患者,要限制钠摄入,<2g/d。一般不主张严格限制钠摄入和将限钠膳食扩大到轻度或稳定期心力衰竭患者。心力衰竭患者由于钾摄入不足、丢失增加或使用利尿剂等可出现低钾血症,应适当增加摄入含钾量高的食物,如深色蔬菜、蘑菇、紫菜、红枣、香蕉等。

5. 低脂饮食

因脂肪产能高,且不利于消化,在胃内潴留时间较长,饱腹感较强,过多的脂肪会抑制胃酸分泌,影响消化,建议心力衰竭患者适量摄入 $n-3$ 多不饱和脂肪酸,食用富含 $n-3$ 多不饱和脂肪酸的鱼类和鱼油可以降低 TG 水平,预防心房颤动,甚至有可能降低心力衰竭病死率。建议每天从海鱼或鱼油补充剂中摄入 $1g$ $n-3$ 多不饱和脂肪酸。

6. 摄入优质蛋白质

建议摄入的优质蛋白质应占总蛋白质的 2/3 以上,建议摄入蛋白质 1.0g/(kg·d),心力衰竭严重时建议 0.8g/(kg·d)。可选择摄入鱼肉、鸡蛋清等富含优质蛋白质的食物。

7. 适当补充维生素及微量元素

限制饮食可能导致心力衰竭患者营养素摄入不足,可能导致钙、镁、锌、铁、维生素 D、维生素 E、维生素 K 及叶酸等的缺乏。钙与心肌收缩性密切相关,适当补充钙在心力衰竭治疗中具有积极作用,利尿剂的使用会伴随电解质的异常代谢,镁的浓度过低易诱发地高辛中毒。因此要均衡膳食,多食新鲜蔬菜、山楂、草莓、香蕉、梨等可以保护心肌功能、增加机体抵抗力的食物。

8. 戒烟限酒

吸烟、过量饮酒可增加心肌梗死及心力衰竭风险,特别是酒精性心肌病患者更应戒酒。

(晏婷)

第十一章 心脏康复

第一节 心脏康复与二级预防

心脏康复 （cardiac rehabilitation，CR） 是一门融合生物医学、运动医学、营养医学、心身医学和行为医学的专业防治课程，其以医学整体评估为基础，将心血管病预防管理措施系统化、结构化、数字化和个体化，通过建立包含五大核心处方 [药物处方、运动处方、营养处方、心理处方 （含睡眠管理） 和戒烟限酒处方] 的综合模型干预危险因素，为心血管病患者提供关于生理、心理和社会的全面和全程管理。心脏康复与二级预防 （secondary prevention） 密不可分。

我国目前尚未将心脏康复纳入心血管病治疗临床路径，《中国心脏康复与二级预防指南 （2018 版）》根据欧美国家临床路径与我国国情，建议心脏康复临床路径可分为 6 个步骤，见图 11-1-1。

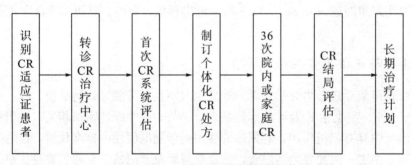

图 11-1-1 心脏康复 （CR） 标准流程

一、心脏康复的适应证和禁忌证

（一） 适应证

1） 心肌梗死。

2） 稳定型心绞痛。

3） 冠状动脉旁路移植术 （CABG）。

4） 经皮冠状动脉腔内血管成形术 （PTCA）。

5）由收缩或舒张功能障碍引起的稳定型心力衰竭（心肌病）。

6）心脏移植术后。

7）外周动脉疾病。

8）确诊糖尿病、血脂异常、高血压或肥胖的冠状动脉疾病高危人群。

9）基于内科医生的推荐和康复团队的共识，能从有计划的运动和（或）耐心的教育中获益的其他患者。

（二）禁忌证

1. 绝对禁忌证

1）安静时心率<40 次/分钟或>130 次/分钟。

2）静息收缩压>200mmHg 或<80mmHg。

3）血氧饱和度≤90％。

4）安静时呼吸频率>40 次/分钟或<5 次/分钟，$FiO_2 \geq 60\%$，$PEEP > 10cmH_2O$。

5）体温>38.0℃。

6）72 小时内体重变化>1.8kg。

7）随机血糖水平<3.5mmol/L 或>20mmol/L。

8）安静时心电图上可以明确观察到心肌缺血证据。

2. 相对禁忌证

1）不稳定型心绞痛发作。

2）导致血流动力学不稳定的恶性心律失常。

3）疑似或确诊的主动脉夹层动脉瘤、动脉夹层手术前。

4）感染性休克及脓毒血症。

5）重度瓣膜病变手术前或心力衰竭急性期。

6）临床医生认为运动可导致神经系统恶化、运动系统疾病或风湿性疾病。

7）患者不愿意配合。

二、心脏康复阶段分期

（一）Ⅰ期心脏康复（院内康复）

Ⅰ期心脏康复是为住院的心血管病患者提供的心脏康复和预防服务，在发病后4～7 天即可开始，以生命安全和回归正常生活为目标，为Ⅱ期心脏康复提供全面完整的病情信息和准备。对于符合心脏康复适应证的住院患者，建议在此阶段完成心脏康复转诊，同时心脏康复医护人员完成与患者的首次接触，完成首次心脏康复评估和指导，评估患者出院后活动风险，指导患者出院后日常活动，同时提供出院后医学运动处方。

（二）Ⅱ期心脏康复（院外早期康复或门诊康复）

Ⅱ期心脏康复是心脏康复治疗的核心阶段，既是Ⅰ期心脏康复的延续，也是Ⅲ期心脏康复的基础，出院后即可开始，一般在出院后 1~3 周开始，持续 3~6 个月的运动训练，以回归职场回归社会为目标。

Ⅱ期心脏康复采用个体化病例管理模式，通过对每位患者的综合评估，制订个性化危险因素干预目标。以患者为中心，在设定目标时充分考虑患者的意愿和接受能力，与患者达成一致的短期和长期目标。对于符合心脏康复适应证的门诊患者，发病后 1 年内应转诊接受心脏康复治疗。

（三）Ⅲ期心脏康复（院外长期康复）

Ⅲ期心脏康复是为发病 1 年后的患者在院外提供的预防和康复服务，是Ⅱ期心脏康复的延续。维持阶段为发病后 6 个月至整个生命周期，以健康生活习惯养成、危险因素控制和健康管理方式构建为目标。

三、心脏康复内容

心脏康复是一项全程、全面、持续性的医疗服务，它主要包括生活方式的改变、双心健康、循证用药、生活质量的评价以及职业康复。

1）系统评估：包括初始评估、阶段评估和结局评估，是实施心脏康复的前提和基础。

2）循证用药：控制心血管危险因素。

3）改变不健康生活方式：主要包括戒烟、合理饮食和科学运动。

4）情绪和睡眠管理：关注心理状态和睡眠质量对生活质量和心血管病预后的影响。

5）健康教育：指导患者学会自我管理是心脏康复的终极目标。

6）提高生活质量：回归社会，回归职场。

四、护士在心脏康复中的作用

心脏康复工作应由医生、护士、药剂师、营养师、康复治疗师、心理治疗师等不同的工作人员共同完成，在整个康复小组中护士发挥着重要作用。护士在心脏康复护理中需要接待患者，评估患者病情（如测量心率、心律、血压，进行心电图检测等），协调康复小组的不同成员，执行康复运动处方、营养处方，进行心理护理、用药指导、健康宣教等工作，完成随访和医疗急救等工作。护士是心脏康复的"纽带"，心脏康复护士不仅要掌握本专业护理知识，还要熟悉康复运动医学、营养学、药剂学、临床心理学等相关学科知识，以便更好地完成心脏康复护理工作。目前心脏康复在我国还处于推广阶段，心血管病康复时间长、健康宣教内容多，充分发挥护士在心脏康复中的作用，对于更快、更好地进行心脏康复和加强规范化管理具有十分重要的意义。

第二节　危险因素评估与五大处方

中国康复医学会心血管病专业委员会根据心脏康复的内涵，提炼出 5 大处方概念，即运动处方、营养处方、药物处方、戒烟限酒处方和心理处方。危险因素评估是制订个体化心脏康复处方的前提，通过评估，了解患者的整体状态、危险分层及影响其治疗效果和预后的各种因素，从而为患者制订急性期和慢性期最优化治疗策略，实现全面、全程的医学管理。

一、危险因素评估

所有患者在接受心脏康复治疗前都要进行综合评估，评估内容包括病史、症状、体征、用药情况、心血管病危险因素及常规辅助检查，相关检查包括静息心电图、超声心动图（判断心腔大小、左室射血分数）和血液检查（监测血脂、血糖、心肌损伤标志物），具体见表 11-2-1。

表 11-2-1　心脏康复患者危险因素评估

项目	内容
病史	与本次心血管病相关的诊断、并发症、合并症及疾病史
体格检查	心肺功能评估。 肌肉骨骼系统功能评估，特别是四肢和腰部
静息心电图	了解有无静息心电图 ST-T 段改变、严重心律失常等
用药情况	包括药物种类、名称、剂量和次数
心血管病危险因素	不可纠正的危险因素：年龄、性别、心血管病家族史。 可纠正的危险因素： 1）吸烟情况，包括一手烟和二手烟。 2）高血压病史及血压控制情况。 3）血脂异常病史及控制情况：6~8 周血脂谱，包括总胆固醇、低密度脂蛋白胆固醇、高密度脂蛋白胆固醇、甘油三酯。 4）饮食结构，特别是饱和脂肪酸、胆固醇和热量的摄入量。 5）身体构成：体重、身高、BMI、腰围、腰臀比、体脂含量。 6）糖尿病病史和血糖控制情况，空腹血糖、糖化血红蛋白水平。 7）体力活动状态：运动情况、最喜欢的运动形式、每日静坐时间。 8）心理社会功能评估：抑郁、焦虑情况，精神病家族史。 9）其他问卷资料，如调查是否有睡眠障碍和睡眠呼吸暂停
运动能力	运动试验：心肺运动试验、6 分钟步行试验
心肌损伤标志物	血肌钙蛋白浓度
超声心动图	心腔大小、左室射血分数

二、心脏康复/二级预防的五大处方

（一）运动处方

运动康复是心脏康复的重要组成部分，心脏康复专业人员在综合评估基础上依据患者的身体状态评估运动康复的危险分层，从而制订运动康复处方。制订运动处方的目的是指导患者提高心肺耐力，改善心肌缺血和心功能，提高日常生活能力和生活质量，降低再发心血管事件和早期死亡的风险。

1. 危险分层

危险分层是制订运动处方的参考依据，所有心血管病患者在接受心脏康复治疗前都要进行危险分层。通过对患者进行危险分层，评估运动中发生心血管事件的风险，进而帮助患者制订个体化的运动方案和确定运动监护级别，最大程度保证患者运动中的安全，降低运动风险。目前主要的危险分层方法由美国医师学会卫生及公共政策专业委员会提出，其根据有无血管重建后并发症、左室射血分数、肌钙蛋白水平、有无心律失常、有无心理障碍等指标，提出了心血管病患者发生心血管事件的危险分层方法，具体见表 11-2-2。

表 11-2-2　心血管病患者发生心血管事件的危险分层

危险分层	运动或恢复期的症状及心电图改变	心律失常	血管重建后并发症	心理障碍	左室射血分数	功能储备（METs）	肌钙蛋白水平	经皮冠状动脉介入治疗（PCI）
低危	无心绞痛症状或心电图缺血改变	无休息或运动引起的复杂心律失常	血管再通且无并发症	无心理障碍	＞50%	≥7.0	正常	择期 PCI，单支病变
中危	中度运动或恢复期出现心绞痛或心肌缺血	休息或运动时未出现复杂室性心律失常	无心源性休克或心力衰竭	无严重心理障碍	40%～49%	5.0～7.0	正常	急诊 PCI，部分血运重建等
高危	低水平运动或恢复期出现心绞痛或心肌缺血	休息或运动时出现复杂室性心律失常	合并心源性休克或心力衰竭	严重心理障碍	＜40%	≤5.0	升高	急诊 PCI、部分血运重建等

注：每一项低危指标都符合时为低危，存在任何一项高危指标即为高危，不符合高危或低危则为中危。

2. 运动处方内容

根据患者的健康情况、体力、心血管功能状态和危险分层，结合患者学习、工作、生活环境和运动喜好等特点制订运动处方，运动处方内容应体现运动频率（frequency）、运动强度（intensity）、运动形式（type）、运动时间（time）、运动量（volume）、渐进性（progression）（FITT-VP）原则。

1）运动频率：运动频率可以决定锻炼的效果。心血管病患者若想要取得运动效果并得以维持，运动频率应为每周 3～4 次。病程、病期是决定运动频率的主要因素，重症患者运动频率不宜过高，轻症患者运动频率则可适当增加。

2）运动强度：运动强度是运动处方中一个重要的因素，是保障安全、疗效的关键。目前运动强度的评估有四种方法：最大耗氧量法、心率储备法、自觉劳累程度评分法及代谢当量法（MET）。

（1）最大耗氧量法：通过心肺运动试验测得最大耗氧量，需要特别的设备和专业的测试人员，且存在一定的风险。

（2）心率储备法：临床最为常用的方法，即目标心率＝（最大心率－静息心率）×运动强度（％）＋静息心率。

（3）自觉劳累程度评分法：多采用 Borg 评分表，见表 11－2－3，推荐运动强度为11～14分，但该评分易受心理、情感状态、环境条件、运动模式和年龄等因素影响，建议作为确定运动强度的辅助手段。

表 11－2－3 Borg 评分表

自觉劳累程度	Borg 评分（分）
非常非常轻	6～8
很轻	9～10
轻	11～12
有点用力	13～14
用力	15～16
很用力	17～18
非常用力	19～20

（4）代谢当量法（MET）：指相对于安静休息时身体的能量代谢水平，表现为单位时间能量消耗量。<3.0METs 的身体活动为低强度，3.0～5.9METs 的为中等强度，6.0METs 及以上的为高强度。该方法将清醒状态下、处于坐位或倚靠体位下，强度≤1.5 METs 的身体活动定义为静态行为。可采用运动当量快速判断表间接地判断运动强度（表 11－2－4），即通过简单询问患者力所能及的运动，从而大致确定患者 MET 所处范围，进而选择与患者代谢当量相符的运动量及运动方式。

表 11－2－4 运动当量快速判断表

你是否能够完成以下内容	METs
照顾自己	1
吃饭、穿衣或者上厕所	2
以 2～3km/h 的速度在平地步行 1～2 个街区	3
在家里做轻度体力劳动，如扫地或者洗碗	4
爬一层楼梯或者攀登一座小山	5
以 4km/h 的速度在平地步行	6
跑一小段距离	7
在住宅周围进行重体力劳动，如刷地板或挪动重家具	8
参加适度的娱乐活动，如打高尔夫球、打保龄球、跳舞、网球双打、投篮或射门	9

续表11-2-4

你是否能够完成以下内容	METs
参加紧张的运动，如游泳、网球、足球、篮球或滑雪	10

相关指南建议患者从50%的最大耗氧量或最大心率开始进行运动，逐渐达到80%的最大耗氧量或最大心率。运动强度必须适合患者的预期运动目标，理想的强度应该既能产生预期的效果，又不会导致不适、不良反应或使患者厌倦，一般在50%～80%最大耗氧量。

3）运动形式：运动形式主要包括有氧运动和无氧运动。有氧运动通常是安全的，以大肌群节律性运动为首选，包括快走、慢跑、游泳、骑自行车、跳广场舞等形式，出院后1个月内建议以步行为主。无氧运动包括静力训练（如杠杆、哑铃等）、抗阻运动（如健身器械、弹力带）等。心脏康复中的运动形式以有氧运动为主，无氧运动作为补充。低危运动风险患者可进行游泳、骑脚踏车等稍微剧烈的运动；中危运动风险患者推荐手摇车、老年医疗体操等运动；高危运动风险患者则推荐以被动运动为主，或者卧位踏车及坐位老年有氧操等。习惯久坐的人开始进行身体活动时应从低强度、短时间开始，循序渐进。

4）运动时间：运动时间应遵循循序渐进的原则，逐步延长。心血管病患者的每次运动时间通常为10～60分钟，最佳运动时间为30～60分钟，不宜超过90分钟。运动前应有5～10分钟的热身活动，运动后有至少5分钟的放松活动。对于刚发生心血管事件的患者，从每天10分钟开始，逐渐增加运动时间，最终达到每天30～60分钟。

5）运动量：运动的获益与运动量密切相关，运动量通常定义为每周运动训练消耗的能量。对于有氧运动，运动量由运动频率、运动强度、运动类型（运动形式）和运动时间（总持续时间）决定。在有氧运动中，通常以每周消耗能量的千卡数作为运动量的一种计算方式。对于一般人群，相关指南建议每周至少有1000kcal（1kcal≈4.184kJ）运动量以维持机体健康。对于心血管病患者来说，心脏康复的目标是提高心肺运动耐力和延缓动脉粥样硬化的进展，建议每周至少消耗1500kcal的能量。另一种计算运动量的方法是计算运动过程中每分钟或每小时的代谢当量，一般以活动强度（MET）与时间（min或h）的乘积表示，每周的运动量一般表达为（MET·h）/7d或（MET·min）/7d。

6）渐进性方案：对于心血管病患者，无论是有氧运动还是无氧运动，在运动处方中往往被低估和最不完善的组成部分是在运动治疗过程中如何增加运动量。对从事心脏康复的专业人员来讲，这是临床操作实践中最困难、最容易被忽视的部分，也是体现心脏康复运动处方个性化和个体化的关键。美国心肺康复学会提出关于运动量渐进性方案的具体建议如下：

（1）为每个患者制订个性化渐进性运动方案。

（2）每周对运动方案进行1次调整。

（3）一般来说，每次只对运动处方的1项内容（如运动时间、运动频率、运动强度）进行调整。

（4）每次增加有氧运动 1~5 分钟，直到达到目标值。

（5）每次增加 5%~10% 的运动强度和持续时间，一般耐受性良好。

（6）建议首先增加有氧运动持续时间至目标值，然后增加运动强度和（或）运动频率。

3. 运动处方的制订

1）院内康复：住院患者开始运动康复的指征包括过去 8 小时内没有新发/再发胸痛，肌钙蛋白水平无进一步升高，没有出现新的心力衰竭失代偿征兆（静息时呼吸困难伴湿啰音），过去 8 小时内没有新的、明显的心律失常或心电图动态改变，静息心率 50~100 次/分钟，静息收缩压/舒张压 90~150/60~100mmHg，血氧饱和度>95%。院内康复程序具体见表 11-2-5。

表 11-2-5 院内康复程序

步骤	METs	活动类型
第 1 天	1~2	被动运动；缓慢翻身，坐起；床边椅子坐立；床边坐便
第 2 天	2~3	床边坐位热身；床旁行走
第 3 天	2~3	床旁站立热身；大厅走动 5~10 分钟，2~3 次（初次需陪护）
第 4 天	3~4	站立热身；大厅走动 5~10 分钟，3~4 次；上 1 层楼梯或固定踏车训练；坐位淋浴

住院患者停止运动指征：运动时心率增加>20 次/分钟；舒张压≥110mmHg；与静息时比较收缩压升高>40mmHg，或收缩压下降>10mmHg；出现明显的室性、房性心动过速，二度或三度房室传导阻滞；心电图有 ST 段改变；存在不能耐受运动的症状，如胸痛、明显气短、心悸和呼吸困难等。

2）院外康复：主要分为三个步骤。第一步：准备活动，即热身运动，多采用低水平有氧运动和静力拉伸，持续 5~10 分钟。目的是放松和伸展肌肉，提高关节活动度和心血管的适应性，帮助患者为高强度锻炼做准备，通过逐渐增加肌肉组织的血流量和关节的活动度来降低运动损伤的风险。第二步：训练阶段，包含有氧运动、抗阻运动和柔韧性运动等，总时间为 30~60 分钟。其中，有氧运动是基础，抗阻运动和柔韧性运动是补充。第三步：放松运动，放松运动是运动训练必不可少的一部分。逐渐降低运动强度，可以保证血液的再分布，减少关节和肌肉组织的僵硬和酸痛，避免静脉回流突然减少导致运动后低血压和晕厥。放松方式可以是慢节奏有氧运动的延续，也可以是柔韧性训练，根据患者病情可持续 5~10 分钟，病情越重放松运动的持续时间宜越长。

4. 注意事项

1）严格操作规范，避免和减少运动康复过程中的风险。在运动过程中，要遵守以下操作规范：

（1）在开始运动康复之前需向患者详细介绍运动处方内容。

（2）患者每次运动康复的前、中、后都要给予评估。

（3）准备心脏急救应急预案。所有参加心脏康复的医护人员需定期接受心脏急救训练，定期参与病例讨论。

（4）运动场地需备有心电监护和心肺复苏设备，包括心脏电除颤仪和急救药物。

2）正确判断并及时处理患者的不适反应，并教会患者识别可能的危险信号。除制订正确的运动处方和医护人员的指导外，还应密切观察患者运动中的表现。运动中有如下症状时，应马上停止运动，如胸痛，有放射至臂部、耳部、颌部、背部的疼痛，头晕目眩，过度劳累，气短，出汗过多，恶心呕吐，脉搏不规则，严重心律失常等。如停止运动后上述症状仍持续，特别是停止运动 5~6 分钟后，心率仍增加，应进一步观察和处理。

3）每次运动都要做好充分的准备活动和及时的整理活动。通过充分的准备活动，调动神经兴奋性，降低肌肉黏滞性，克服内脏惰性，增加协调性，防止骨折和肌肉拉伤等运动性损伤。通过及时、充分的整理活动，加速机体疲劳的解除。尽量选择全身性体育活动，以避免某一肢体或器官负荷过重，尽量避免过分用力的动作，尤其对有动脉硬化的老年人，应避免造成血压骤然升高的动作，如头朝下、突然前倾、低头弯腰过快等。应经常了解活动后的脉搏、血压反应，记录健身运动前后及晨起的脉搏和血压变化、食欲和睡眠情况等，便于进行自我评估，并应进行定期体检。

（二）营养处方

膳食营养是影响心血管病的主要因素之一，心血管病与膳食因素密切相关。过多地摄入能量以及饱和脂肪酸、反式脂肪酸、胆固醇、钠盐、酒精将显著增加心血管病发生风险。而科学合理的膳食可以有效降低心血管病发生风险，合理的膳食是预防和治疗心血管病的基石。

1. 营养治疗原则

医学营养治疗（MNT）是心血管病综合防治的重要措施之一，与药物治疗、手术治疗一样，在疾病的康复中发挥重要作用。MNT 涉及对患者全面的营养评估、准确的营养诊断、科学的营养干预及系统的营养监测。营养治疗的目标是控制血脂、血压、血糖和体重，减少心血管病危险因素的同时，增加保护因素。总原则为食物多样化，粗细搭配，平衡膳食。

2. 营养处方的制订

1）"4A 原则"：

（1）评价（assessment）。对患者日常饮食和食物摄入情况进行评价。

（2）询问（ask）。通过询问进一步了解患者的想法和理念，了解改变不良生活方式的障碍。

（3）劝告（advice）。对患者进行指导，鼓励从现在做起，循序渐进，逐渐改变不良生活方式。

（4）随访（arrangement）。为了加强依从性，要定期随访，巩固已获得的成果，并设定下一目标。

2）处方制订步骤：

（1）评估。通过膳食回顾法或食物频率问卷，了解、评估每日的总能量、总脂肪、饱和脂肪、钠盐和其他营养素摄入水平，饮食习惯，行为方式，身体活动水平，运动功能状态等。

（2）制订个体化膳食营养处方。根据评估结果，针对饮食和行为习惯中存在的问题，制订个体化营养处方。

（3）膳食指导。根据营养处方和个人饮食习惯，制订食谱；选择健康膳食；指导行为改变，纠正不良饮食行为。

（4）健康教育。对患者及其家庭成员进行健康教育，使其确立自己的膳食目标，并知道如何完成；了解常见食物中盐、脂肪、胆固醇和能量的含量和各类食物的营养价值及特点，了解食品营养标签的意义，科学运动。

3. 注意事项

对于不同疾病，其营养处方有各自的特点，膳食指导和生活方式调整应根据个体的实际情况考虑，针对不同危险因素进行排序，循序渐进，逐步改善。如高脂血症、动脉粥样硬化和冠心病患者更应注意适当减少碳水化合物的摄入；急性心肌梗死患者要了解其用药情况、血钠和血钾水平、肾功能及补液量，注意维持电解质平衡；慢性心力衰竭患者，营养处方中应保证优质蛋白质占到总蛋白质的 $1/2 \sim 2/3$，每日液体摄入量为 $1000 \sim 1500$ml。

（三）药物处方

药物处方是心脏康复的基础，药物处方管理是心脏康复中的重要内容，通过药物处方管理实现药物疗效最大化是心脏康复的重要内容之一。

1. 遵循原则

心脏康复药物处方管理应遵循如下原则：①遵循相关指南建议给予规范化药物处方；②选择个体化用药方案；③关注药物的相互作用和不良反应；④关注药物对运动耐力的影响；⑤提高患者的服药依从性；⑥发挥临床药师的作用。

2. 药物处方的制订

心脏康复医护人员需掌握并及时更新心血管病药物治疗相关指南核心内容，熟练掌握心血管病危险因素控制目标、心血管保护药物的选择和治疗靶目标。定期评估患者的体重、血糖、血脂、血压等心血管病危险因素；评估患者对药物的认知程度。心血管保护药物包括阿司匹林、氯吡格雷（替格瑞洛）、β受体阻滞剂、他汀类药物、血管紧张素转换酶抑制剂、血管紧张素受体脑啡肽酶抑制剂。主要心血管危险因素的控制目标及相关药物见表 11-2-6。

表 11-2-6 主要心血管病危险因素的控制目标及相关药物

危险因素	控制目标及相关药物
血脂异常	LDL-C<2.6mmol/L（100mg/dL）（高危患者）；<1.8mmol/L（70mg/dL）（极高危患者，包括 ACS 或冠心病合并糖尿病）。 TG<1.7mmol/L（150mg/dL）。 非 HDL-C<3.3mmol/L（130mg/dL）（高危患者）；<2.6mmol/L（100mg/dL）（极高危患者）。 他汀类药物是降低胆固醇的首选药物，应用中等强度他汀类药物后 LDL-C 未达标时，可加用依折麦布 5~10mg/d，口服
高血压	理想血压：<120/80mmHg，血压控制目标值：<140/90mmHg，如耐受，可进一步将血压控制到 120~130/70~80mmHg，身体健康的老年人可将血压控制到 130~140/70~80mmHg，体弱老年人放宽到 150/90mmHg。 所有患者接受健康生活方式指导，注意发现并纠正睡眠呼吸暂停；冠心病或心力衰竭合并高血压患者首选 β 受体阻滞剂、ACEI/ARB，必要时加用其他种类降压药物
糖尿病	糖化血红蛋白≤7.0%
心率	冠心病患者静息心率应控制在 55~60 次/分钟。 控制心率的药物首选 β 受体阻滞剂美托洛尔、比索洛尔、卡维地洛。 伊伐布雷定用于应用 β 受体阻滞剂后窦性心律>70 次/分钟的慢性稳定型心绞痛患者
BMI 和腰围	BMI 维持在 18.5~23.9kg/m²；腰围控制在男性≤90cm、女性≤85cm

注：LDL-C 为低密度脂蛋白胆固醇；ACS 为急性冠状动脉综合征；TG 为甘油三酯；HDL-C 为高密度脂蛋白胆固醇；ACEI 为血管紧张素转换酶抑制剂；ARB 为血管紧张素Ⅱ受体拮抗剂。

3. 注意事项

1) 个体化用药方案：制订个体化用药方案应考虑患者需要使用的药物类别、剂量、应达到的靶目标和是否能够达到靶目标。建议根据相关指南及患者的病情、并发症和生命体征等选择药物；根据治疗靶目标及患者年龄、性别、体重和既往用药史等调整药物剂量。

2) 关注药物安全性和药物相互作用：心脏康复医护人员应关注药物不良反应的主动管理，指导患者掌握药物常见不良反应，以便尽早发现不良反应，避免药源性不良后果。充分了解患者的合并用药情况，不同种类的药物间容易存在相互作用，可能导致药效降低和不良反应增加。

3) 关注药物对运动耐量的影响：运动耐量是功能状态的评价指标，是目前已知的与心血管病患者预后相关性最强的预测因素，独立于传统危险因素（左室射血分数、BNP、心力衰竭病史、高血压、血脂异常、糖尿病等）。运动耐量每提高 1MET，全因死亡风险下降 12%，同时显著提高患者的生活质量和心理状态，最大限度恢复社会功能。因此，药物处方中除强调坚持使用改善预后的药物外，应关注提高运动耐量的药物，进一步改善患者的预后和生命质量。

4) 提高患者的服药依从性：向患者介绍坚持药物治疗的必要性及停止药物治疗的

后果，通过规律随访了解药物的不良反应，了解患者对药物的认识误区，了解患者的经济状态。同时运用 Morisky 用药依从性量表评估患者的用药依从性（表 11-2-7），量表满分为 8 分，共 8 项，每项表示按时、按量服药即得 1 分，得分<6 分为依从性差，得分 6~8 分为依从性中等，得分 8 分为依从性良好。根据患者存在的问题调整药物治疗方案，可以显著提高治疗依从性。

表 11-2-7 Morisky 用药依从性量表

项目	选项				
1. 您是否有时忘记服药？	□是				□否
2. 在过去的 2 周内，您是否有一天或几天忘记服药？	□是				□否
3. 当您觉得症状加重或出现其他症状时，您是否未告知医生而自行减少药量或停止服药？	□是				□否
4. 当您外出旅行或长时间离家时，您是否有时忘记随身携带药物？	□是				□否
5. 昨天您服药了吗？	□是				□否
6. 当您觉得自己的血压已经得到控制时，您是否停止过服药？	□是				□否
7. 您是否觉得要坚持治疗计划很困难？	□是				□否
8. 您觉得要记住按时按量服药很困难吗？	□从不	□偶尔	□有时	□经常	□所有时间

（四）戒烟限酒处方

此处主要叙述戒烟处方。烟草依赖是一种慢性疾病，是较严重的公共卫生问题之一。吸烟已经被明确证实是导致冠心病、动脉硬化性外周血管疾病和脑卒中的重要原因，吸烟可以使首次发生心肌梗死的时间提前 10 年，急性心肌梗死发病风险增加 7 倍，冠状动脉支架植入术后血栓形成风险增加 1.5 倍，术后死亡相对风险增加 1.76 倍，发生心肌梗死的相对风险增加 2.08 倍，猝死相对风险升高 3 倍以上。吸烟是导致心血管病发生的重要危险因素，戒烟是能够挽救生命的有效手段，可有效降低心血管病的发生率并降低死亡率。戒烟应在药物治疗方案实施之前启动。

1. 处方评估

开具戒烟处方前，需要评估患者吸烟情况，主要评估其是否存在烟草依赖及烟草依赖程度。尼古丁依赖程度可根据国际通用的尼古丁依赖程度评估表（FTND）来评估，具体见表 11-2-8。该量表得分范围为 0~10 分，不同得分代表的依赖程度分别是：0~2 分为极低，3~4 分为低，5 分为中，6~7 分为高，8~10 分为极高。当 FTND 得分≥6 分时，诊断为尼古丁高度依赖，患者戒烟后复吸的可能性较大，戒断症状会比较明显。临床医生在门诊或住院诊疗中，应常规询问患者吸烟史和被动吸烟情况，或使用呼出气一氧化碳检测仪判断患者是否吸烟（$<10^{-6}$判断为未吸烟）。对于吸烟患者，应询问吸烟年限、吸烟量和戒烟的意愿，评估烟草依赖程度，记录在病历上或录入信息系统。在病历中标明吸烟患者戒烟所处的阶段，并明确诊断其是否存在"尼古丁依赖综合征"，为吸烟患者提供戒烟咨询和戒烟计划。

表 11-2-8 尼古丁依赖程度评估表

评估内容	0分	1分	2分	3分
晨起后多长时间吸第一支烟（分钟）	>60	31~60	6~30	≤5
在禁烟场所是否很难控制吸烟需求	否	是	—	—
哪一支烟最不愿意放弃	其他时间	晨起第一支烟	—	—
吸烟量（支/天）	≤10	11~20	21~30	>30
晨起第1个小时是否比其他时间吸烟多	否	是	—	—
卧病在床时是否仍吸烟	否	是	—	—

2. 戒烟处方的制订

1）戒烟宣教：面对吸烟患者，需用明确、清晰的态度建议患者戒烟，任何时候都可介入，包括接诊时、冠状动脉介入和冠状动脉旁路移植术前后、发生急性心脏事件后。经常开展科普讲座和撰写科普文章，营造控烟氛围。医护人员要以身作则，不吸烟，尤其不可在患者面前吸烟。

2）心理干预和行为支持：

（1）戒断症状的识别。戒断症状是烟草依赖的主要表现，包括戒烟后出现烦躁不安、易怒、焦虑、情绪低落、注意力不集中、失眠、心率降低、食欲增加、体重增加、口腔溃疡、咳嗽流涕等。停止吸烟后1天内可出现戒断症状，在戒烟后最初14天症状强烈，大约1个月后减弱，可能持续长达6个月。

（2）戒断症状的处理。不要留存卷烟、打火机和其他吸烟用具，在过去习惯吸烟的地方和场所放置一些警示牌；通过替代物来释放压力，可使用一些替代品帮助缓解戒断症状，如口香糖、牙签等；建立一整套健康的生活方式，清淡饮食，多吃水果、蔬菜；保证睡眠，增加体育锻炼；戒烟期间应避免饮酒、喝浓茶等；辅助戒烟药物有助于缓解戒断症状。

（3）戒烟后体重增加的处理。戒烟后体重增加是导致戒烟失败的重要原因，其机制包括心理因素和生物学因素。一般在戒烟过程中体重会增加3~4kg，因此要注意控制饮食，增加运动量。

（4）随访和复吸处理。出院后2个月内是患者复吸的高发时间，随访是戒烟干预的重要内容。指南建议随访至少6个月，随访频率为戒烟日之后的第1周、第2周、第1个月、第3个月、第6个月，总随访次数不少于6次。随访形式包括戒烟门诊复诊、电话、短信或邮件等。

3）药物治疗：医护人员应当鼓励每一位有戒烟意愿的吸烟者接受医学咨询和指南

建议的药物治疗。药物结合行为干预疗法可以改善生理依赖，减轻戒断症状，提高戒烟成功率。基于戒断症状对心血管系统的影响，首先建议接受冠状动脉介入治疗、冠状动脉旁路移植术的吸烟患者及心肌梗死的吸烟患者使用戒烟药物辅助戒烟（一线戒烟药物有盐酸伐尼克兰、盐酸安非他酮、尼古丁替代剂），以减弱神经内分泌紊乱对心血管系统的损害。

3. 注意事项

1）所有患者避免暴露在工作、家庭和公共场所的烟雾环境中。

2）尼古丁咀嚼剂和舌下含片必须在餐后或饮用酸性饮料15分钟后使用，气道高反应性吸烟者应避免使用吸入剂和鼻喷剂。

3）用药期间如患者出现精神神经症状（如血管神经性水肿和超敏反应）时，应立即停药，同时给予相应治疗。

（五）心理处方

心理处方包括情绪管理和睡眠管理。由于对疾病的恐惧、担心失去家庭和社会的支持，以及长期患病丧失劳动能力或治疗带来的经济负担过大，心血管病患者常伴有明显或隐匿的心理问题。而伴发的心理问题可反过来对心血管病的发生、发展及康复产生显著的影响，导致原有疾病进展、加重，生活质量下降，使患者再发心血管事件的风险及病死率均显著升高。抑郁和焦虑是心血管病患者常见的心理问题，是心血管病发病和预后不良的预测因子，持续的焦虑和抑郁可通过多种途径促进心血管病的发生和发展。

睡眠时间及质量与心血管病的发病率、死亡率关系密切。同时睡眠质量和焦虑、抑郁有着互相影响的关系，焦虑的情绪会影响睡眠，而失眠者大多有抑郁的症状，间接导致心血管病的发病风险增高。临床上医护人员通过问诊可了解患者对自身睡眠质量的评价，了解患者的睡眠行为，纠正患者不正确的失眠认知和不正确的睡眠习惯。

1. 情绪管理

1）心理评估：心血管病的临床诊疗节奏快，对患者的情绪体验难以逐一了解，因此，心理问题筛查尤为重要。可通过问诊了解患者的一般情绪反应，再进一步使用心理筛查自评量表，常见心理筛查自评量表见第九章第二节。

2）处方制订：

（1）认知行为治疗。认知行为治疗是一组通过改变思维、信念或纠正不良行为来改变不正确认知，达到消除不良情绪或纠正不良行为目的的短暂心理治疗方法。

①纠正错误认知：包括帮助患者认识自动化思维，纠正错误认知，提出积极想法；帮助患者建立求助动机，建立良好医患关系。

②运动疗法：运动对心血管病的益处已被医学界证实，患者对运动的恐惧是产生焦虑、抑郁情绪的原因之一，因此，应通过运动疗法逐步帮助患者恢复正常运动能力，研究显示，运动疗法不仅可以改善情绪状态，同时可改善心血管病的预后。

③减压疗法：腹式呼吸、肌肉放松、冥想和生物反馈对帮助解决心律失常、心力衰竭和心脏移植患者的生理、心理问题卓有成效。

（2）药物治疗。一线用药：选择性5-羟色胺再摄取抑制剂（SSRIs）、苯二氮䓬类药物（地西泮、艾司唑仑、氯硝西泮、劳拉西泮、阿普唑仑等）、复合制剂（氟哌噻吨美利曲辛）。用药过程中与患者有效沟通药物的性质、作用、可能的不良反应及对策，增加患者治疗的依从性。

常用药物注意事项：

①有躯体化症状、惊恐发作、中度以上焦虑或抑郁的患者，应在认知行为治疗基础上，考虑使用抗抑郁药物，同时关注与心血管病药物之间的相互作用。

②逐步增加剂量至最低有效剂量，使出现不良反应的可能性降到最低。

③如足量使用抗抑郁药物治疗6~8周无效，应重新评估病情，若考虑换药，首先考虑换作用机制不同的药物。

④治疗持续时间一般在3个月以上，症状完全缓解1个月后考虑减药。具体疗程目前尚无统一标准，需根据具体病情决定，强调治疗时程要足够，以减少复发。

⑤加强随访，建议使用处方药物1~2周后电话随访一次，随访内容包括药物治疗效果、药物治疗不良反应、是否停药。

⑥使用SSRIs时应关注QT间期。

2. 睡眠管理

1）睡眠评估：处理失眠时应注意确定失眠原因，患者失眠可能同时具有多种原因，包括心血管病引起的各种症状，冠状动脉缺血，药物影响，心血管手术后不适症状，因疾病引发的焦虑、抑郁，睡眠呼吸暂停以及其他原因。推荐采用匹兹堡睡眠质量评定量表客观评价患者的睡眠质量，该量表目前被广泛用于患者睡眠质量的自评，详见第九章第二节。

2）处方制订：

（1）药物治疗。患者在发生失眠的急性期要尽早使用镇静催眠药物，原则为短程、足量、足疗程，用药顺序如下：苯二氮䓬类（安定、阿普唑仑、艾司唑仑、劳拉西泮等）、非苯二氮䓬类（吡唑坦、佐匹克隆、扎来普隆等）、具有镇静作用的抗抑郁药物。一种镇静催眠药物疗效不佳时可并用两种镇静催眠药物。每种药物都尽量使用最低有效剂量。

常用药物注意事项：

①长期使用苯二氮䓬类药物会产生药物依赖，突然停药可引起戒断反应，建议连续使用不超过4周，逐渐减量停药。因其易引起呼吸抑制，有呼吸系统疾病者要慎用。

②使用非苯二氮䓬类药物，部分老年患者可能出现入睡前幻觉（视幻觉为主）。

（2）睡眠呼吸暂停的处理。对高度怀疑有阻塞性睡眠呼吸暂停低通气综合征（OSAHS）的患者（特征：匹兹堡睡眠质量评定量表提示肥胖、血压控制差、白天嗜睡、短下颌等），采用多导睡眠监测仪或便携式睡眠呼吸暂停测定仪了解患者夜间缺氧程度、睡眠呼吸暂停时间及次数。对于睡眠呼吸暂停低通气指数（apnea hypopnea index，AHI）≥15 次/小时，或 AHI<15 次/小时但白天嗜睡等症状明显的患者，建议采用持续气道或双水平气道正压通气治疗。

（孙丽莎）

参考文献

［1］ 陈灏珠. 实用心脏病学［M］. 5 版. 上海：上海科学技术出版社，2016.

［2］ 陈敏华，梁萍，王金锐. 中华介入超声学（全 2 册）［M］. 北京：人民卫生出版社，2017.

［3］ 葛均波，徐永健，王辰. 内科学［M］. 9 版. 北京：人民卫生出版社，2018.

［4］ 葛均波. 心血管病学进展（2017）［M］. 北京：中华医学电子音像出版社，2018.

［5］ 国家心血管病中心. 中国心血管健康与疾病报告［M］. 北京：科学出版社，2020.

［6］ 何亚荣，郑玥，周法庭，等. 2020 年美国心脏协会心肺复苏和心血管急救指南解读——成人基础/高级生命支持［J］. 华西医学，2020，35（11）：1311-1323.

［7］ 金星星，关海旺，马小欣. 无导线心脏起搏器和传统心脏起搏器术后并发症的荟萃分析［J］. 心电与循环，2020，39（3）：236-241.

［8］ 经食管超声心动图临床应用中国专家共识专家组. 经食管超声心动图临床应用中国专家共识［J］. 中国循环杂志，2018，33（1）：11-23.

［9］ 李海燕，胡鑫. 心血管专科护士培训手册［M］. 北京：化学工业出版社，2021.

［10］ 李艳兵，张建军.《2019 美国心脏协会心肺复苏与心血管急救指南：高级心血管生命支持重点更新》解读［J］. 中国临床医生杂志，2021，49（1）：21-24.

［11］ 梁萍，于晓玲，张晶. 介入超声学科建设与规范［M］. 北京：人民卫生出版社，2018.

［12］ 刘海江，胡敏. 全科医生手册［M］. 北京：化学工业出版社，2020.

［13］ 刘月姣.《中国居民营养与慢性病状况报告（2020 年）》发布［J］. 中国食物与营养，2020，26（12）：封 2.

［14］ 沈世华，李建卫，吴松松，等. 超声引导下心包穿刺置管引流术的应用价值［J］. 医学影像学杂志，2017，27（4）：640-642.

［15］ 史云聪，郭艺芳. 2 型糖尿病和动脉粥样硬化性心血管病的关系［J］. 心血管病学进展，2020，41（5）：485-490.

［16］ 王水伶，白晓瑜. 实用心血管内科护理手册［M］. 北京：化学工业出版社，2019.

［17］ 王友丽. 抢救心源性休克患者的护理体会［J］. 中国医药指南，2020，18（18）：249-250.

［18］ 心脏骤停后目标温度管理共识专家组. 心脏骤停后目标温度管理专家共识［J］. 中华急诊医学杂志，2016，25（8）：1000-1006.

[19] 杨惠云，杨蓉. ICU 专科护理［M］. 北京：人民卫生出版社，2020.

[20] 杨剑，蒋朱明，于康，等. 营养不良评定（诊断）标准沿革及目前存在问题的思考［J］. 中华外科杂志，2019，57（5）：331-336.

[21] 姚静，王旭. 中心静脉置管在心脏内科重症监护室患者中应用［J］. 护理实践与研究，2018，15（6）：49-50.

[22] 尤黎明，吴瑛. 内科护理学［M］. 4 版. 北京：人民卫生出版社，2006.

[23] 游桂英，方进博. 心血管内科护理手册［M］. 2 版. 北京：科学出版社，2015.

[24] 余正春. 急性心肌梗死并发心源性休克的治疗进展［J］. 心血管病学进展，2016，37（4）：441-446.

[25] 张波，桂莉. 急危重症护理学［M］. 4 版. 北京：人民卫生出版社，2017.

[26] 张松. 心源性休克诊治进展及指南解读［J］. 医学研究杂志，2017，46（10）：1-3，17.

[27] 张献娜，陶京，蒋朱明，等. 全球（营养）领导人发起的营养不良（GLIM01.027）评定（诊断）标准共识归纳了 SGA（01.030）缺陷及再次明确营养筛查为第一步［J］. 中华临床营养杂志，2019，27（6）：393-394.

[28] 中国高血压联盟《动态血压监测指南》委员会. 2020 中国动态血压监测指南［J/OL］. 中国医学前沿杂志（电子版），2021，13（3）：34-51.

[29] 中国心脏联盟晕厥学会直立倾斜试验专家组. 直立倾斜试验标准操作流程中国专家推荐意见［J］. 中国循环杂志，2016，31（8）：807-808.

[30] 中国医药信息学会心脏监护专业委员会，中国医药技术市场协会心脏监护技术专业委员，中国医药生物技术协会心电学分会，等. ISHNE-HRS 动态心电图远程监测 2017 专家共识［J］. 临床心电学杂志，2018，27（2）：81-101.

[31] 中国营养学会. 中国居民膳食指南（2016）：科普版［M］. 北京：人民卫生出版社，2016.

[32] 中华护理学会静脉输液治疗专业委员会. 临床静脉导管维护操作专家共识［J］. 中华护理杂志，2019，54（9）：1334-1342.

[33] 中华急诊医学教育学院，北京市心肺脑复苏重点实验室，首都医科大学附属北京朝阳医院急诊医学临床研究中心，等. 中国高血压急症诊治规范［J］. 中国急救医学，2020，40（9）：795-803.

[34] 中华医学会，中华医学会杂志社，中华医学会全科医学分会，等. 心脏骤停基层诊疗指南（实践版·2019）［J］. 中华全科医师杂志，2019，18（11）：1042-1046.

[35] 中华医学会放射学分会心胸学组，《中华放射学杂志》心脏冠状动脉多排 CT 临床应用指南写作专家组. 心脏冠状动脉 CT 血管成像技术规范化应用中国指南［J］. 中华放射学杂志，2017，51（10）：732-743.

[36] 中华医学会核医学分会，中华医学会心血管病学分会. 核素心肌显像临床应用指南（2018）［J］. 中华心血管病杂志，2019，47（7）：519-527.

[37] 中华医学会心血管病学分会，中国康复医学会心脏预防与康复专业委员会，中国老年学和老年医学会心脏专业委员会，等. 中国心血管病一级预防指南［J］. 中

华心血管病杂志，2020，48（12）：1000－1038.

[38] 中华预防医学会，中华预防医学会心脏病预防与控制专业委员会，中华医学会糖尿病学分会，等．中国健康生活方式预防心血管代谢疾病指南［J］．中国循环杂志，2020，35（3）：209－230.

[39] 朱斌，王永霞．超声引导下心包穿刺置管引流术治疗心包积液 12 例疗效观察［J］．中国循证心血管医学杂志，2016，8（9）：1124，1126.

［40］ Berger S，Raman G，Vishwanathan R，et al．Dietary cholesterol and cardiovascular disease：a systematic review and meta－analysis［J］．Am J Clin Nutr，2015，102（2）：276－294.

［41］ Buszkiewicz K，Greberski K，Luczak M，et al．Progressive cardiac tamponade and right ventricular free wall perforation as complications after dual－chamber pacemaker implantation－a case report［J］．Pol Merkur Lekarski，2021，49（289）：54－56.

［42］ Bonow R O，Mann D L，Zipes D P，等．BRAUNWALD 心脏病学：心血管内科学教科书［M］．9 版．陈灏珠译．北京：人民卫生出版社，2016.

［43］ Carson J A S，Lichtenstein A H，Anderson C A M，et al．Dietary cholesterol and cardiovascular risk：a science advisory from the American Heart Association［J］．Circulation，2020，141（3）：e39－e53.

［44］ Cetin E H O，Cetin M S，Könte H C，et al．Coronary sinus diameter to inferior vena cava diameter ratio in the diagnosis of cardiac tamponade：a novel approach［J］．J Comput Assist Tomogr，2020，44（4）：599－604.

［45］ Cote C L，Baghaffar A，Tremblay P，et al．Incidence of tamponade following temporary epicardial pacing wire removal［J］．J Card Surg，2020，35（6）：1247－1252.

［46］ Duncan M S，Freiberg M S，Greevy R A Jr，et al．Association of smoking cessation with subsequent risk of cardiovascular disease［J］．JAMA，2019，322（7）：642－650.

［47］ Flint N，Siegel R J．Echo－guided pericardiocentesis：when and how should it be performed?［J］．Curr Cardiol Rep，2020，22（8）：71.

［48］ GBD 2016 Alcohol Collaborators．Alcohol use and burden for 195 countries and territories，1990－2016：a systematic analysis for the Global Burden of Disease Study 2016［J］．Lancet，2018，392（10152）：1015－1035.

［49］ Kamada K，Wakabayashi N，Ise H，et al．Routine postoperative computed tomography is superior to cardiac ultrasonography for predicting delayed cardiac tamponade［J］．Int J Cardiovasc Imaging，2020，36（7）：1371－1376.

［50］ LeBlanc E S，Patnode C D，Webber E M，et al．Behavioral and pharmacotherapy weight loss interventions to prevent obesityrelated morbidity and mortality in adults：updated evidence report and systematic review for the US

Preventive Services Task Force [J]. JAMA，2018，320 (11)：1172−1191.

[51] Luis S A, Kane G C, Luis C R, et al. Overview of optimal techniques for pericardiocentesis in contemporary practice [J]. Curr Cardiol Rep，2020，22 (8)：60.

[52] Maisch B, European Society of Cardiology. Progress or regress or both? ESC Guidelines on pericardial diseases 2015 [J]. Herz，2015，40 (8)：1061−1069.

[53] Mons U, Müezzinler A, Gellert C, et al. Impact of smoking and smoking cessation on cardiovascular events and mortality among older adults：meta − analysis of individual participant data from prospective cohort studies of the CHANCES consortium [J]. BMJ，2015，350：h1551.

[54] Poredos P, Spirkoska A, Lezaic L, et al. Patients with an inflamed atherosclerotic plaque have increased levels of circulating inflammatory markers [J]. J Atheroscler Thromb，2017，24 (1)：39−46.

[55] Rottner L, Reissmann B, Schleberger R, et al. Management of acute complications during electrophysiological procedures [J]. Herzschrittmacherther Elektrophysiol，2020，31 (4)：381−387.

[56] Stremmel C, Scherer C, Lüsebrink E, et al. Treatment of acute cardiac tamponade：a retrospective analysis of classical intermittent versus continuous pericardial drainage [J]. Int J Cardiol Heart Vasc，2021，32：100722.

[57] Tehrani B N, Truesdell A G, Psotka M A, et al. A standardized and comprehensive approach to the management of cardiogenic shock [J]. JACC Heart Fail，2020，8 (11)：879−891.

[58] Thiele H, Ohman E M, Desch S, et al. Management of cardiogenic shock [J]. Eur Heart J，2015，36 (20)：1223−1230.

[59] Vinck E E, Garzón J C, Peterson T, et al. Tension hydrothorax：emergency decompression of a pleural cause of cardiac tamponade [J]. Am J Emerg Med，2018，36 (8)：1524. e1−1524. e4.

[60] Xu X Y, Meng X H, Ma F S. Delayed cardiac tamponade following catheter ablation of frequent premature ventricular complexes：a case report [J]. BMC Cardiovasc Disord，2020，20 (1)：359.

[61] Yetter E, Brazg J, Del Valle D, et al. Delayed cardiac tamponade：a rare but life−threatening complication of catheter ablation [J]. Am J Emerg Med，2017，35 (5)：803. e1−803. e3.